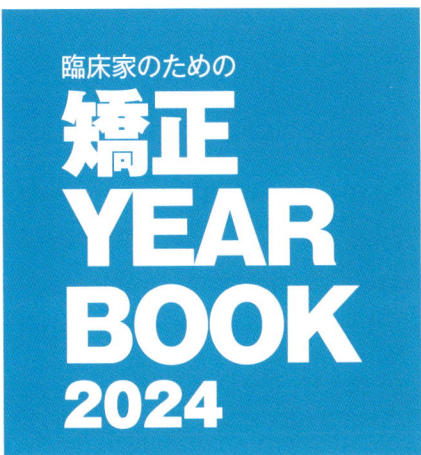

臨床家のための
矯正
YEAR
BOOK
2024

別冊 the **Quint**essence ザ・クインテッセンス

ORTHODONTICS YEARBOOK

クインテッセンス出版：編

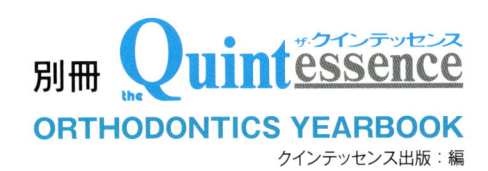

JN200720

成人の過蓋咬合を考える

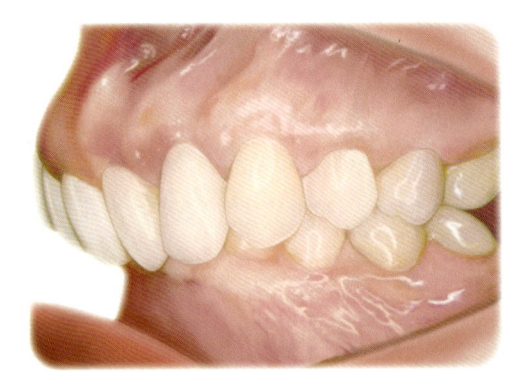

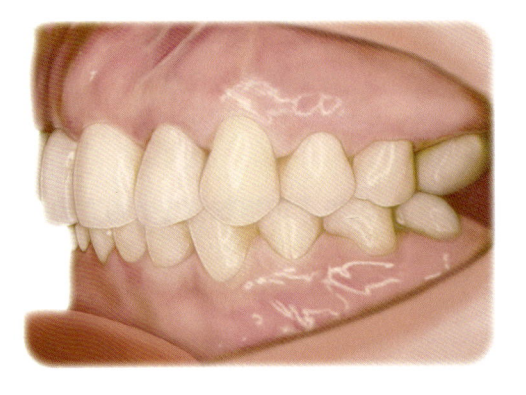

クインテッセンス出版株式会社　2024

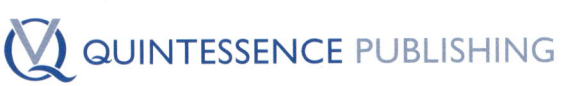
QUINTESSENCE PUBLISHING

Berlin | Chicago | Tokyo
Barcelona | London | Milan | Paris | Prague | Seoul | Warsaw
Beijing | Istanbul | Sao Paulo | Zagreb

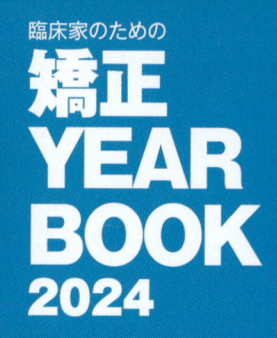

臨床家のための
矯正 YEAR BOOK 2024

CONTENTS

020

028

038

048

058

068

078

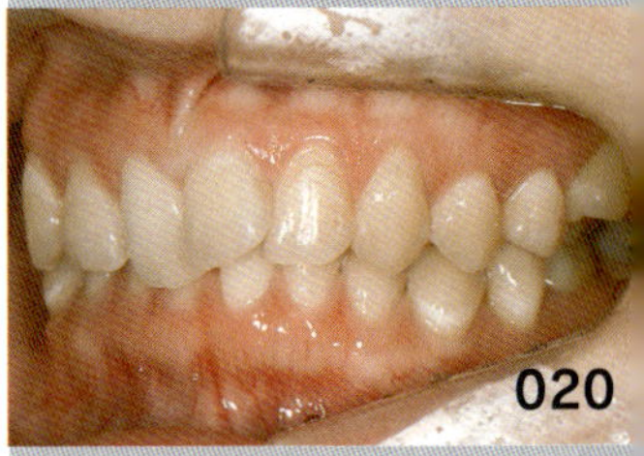

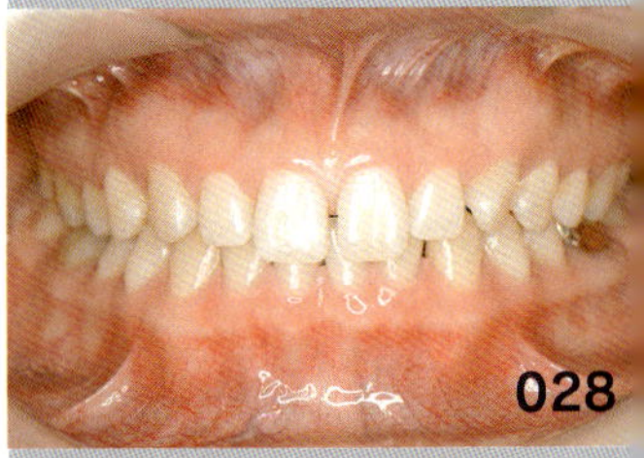

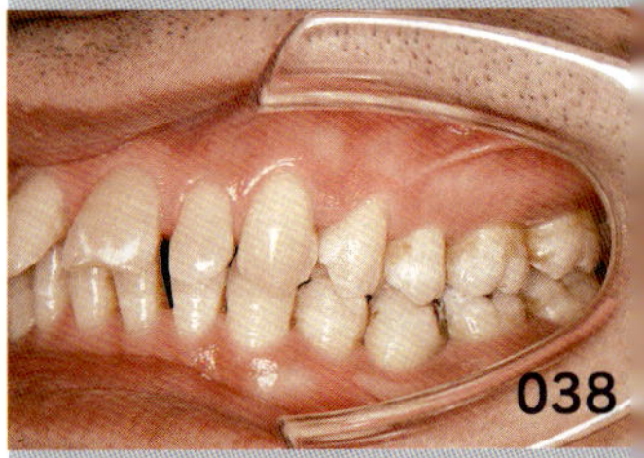

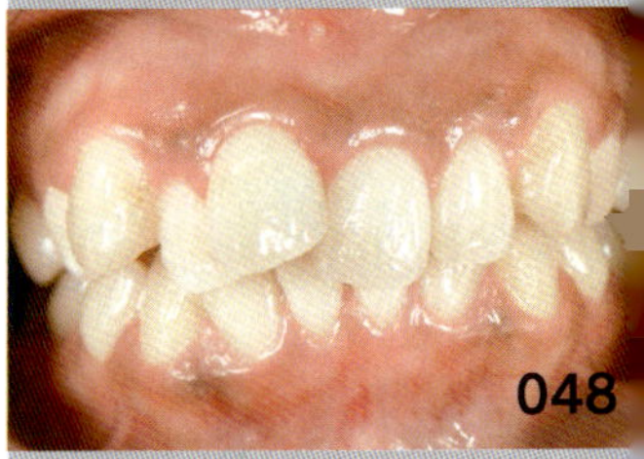

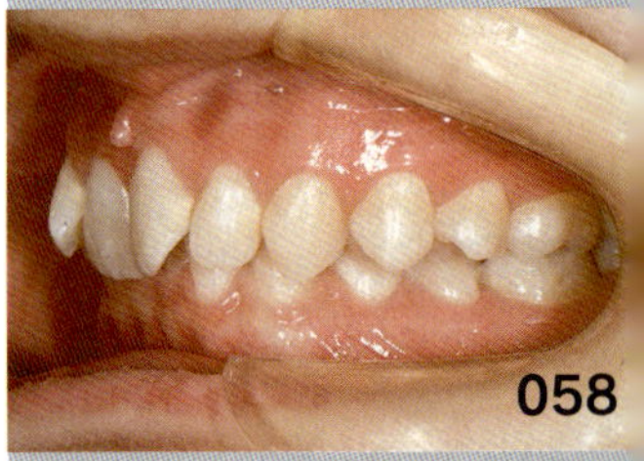

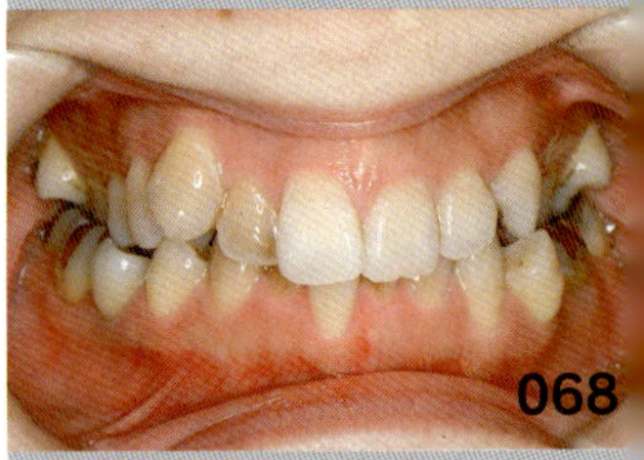

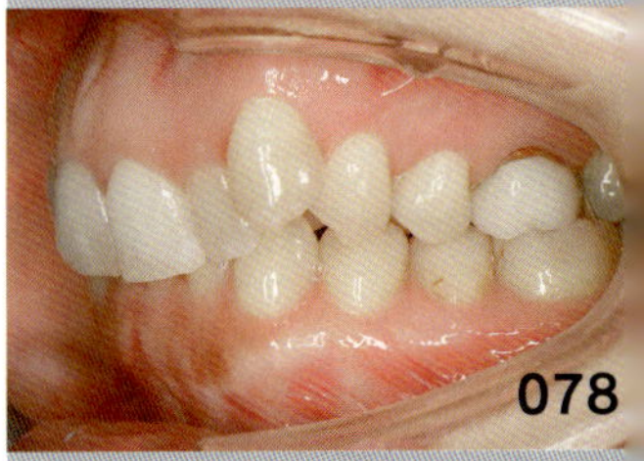

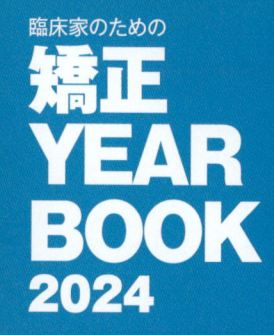

臨床家のための
矯正
YEAR
BOOK
2024

執筆者一覧（五十音順・敬称略）

池田和己（東京都開業　ヒルサイドビュー矯正歯科）

大川加奈子（新潟大学医歯学総合病院矯正歯科）

尾島賢治（東京都開業　スマイルイノベーション矯正歯科）

加治彰彦（東京都開業　半蔵門ファミリア矯正歯科）

片山　朗（岡山県開業　かたやま矯正歯科クリニック）

小林正治（新潟大学名誉教授）

坂本輝雄（東京都勤務　銀座並木通りさゆみ矯正歯科デンタルクリニック81）

佐藤廉也（宮城県開業　五橋デンタルクリニック）

杉山晶二（東京都開業　杉山矯正歯科）

筒井武男（福岡県開業　筒井歯科・矯正歯科医院）

中嶋　亮（東京都開業　銀座矯正歯科）

沼部幸博（日本歯科大学生命歯学部歯周病学講座）

根岸慎一（日本大学松戸歯学部歯科矯正学講座）

林　宏己（千葉県開業　林歯科矯正歯科医院 ）

藤巻秀敏（新潟県開業　城内歯科医院）

水野高夫（長野県開業　水野矯正歯科医院）

Loveleena Mehta（Dental Surgeon, Periodontist, Department of Periodontology, Post Graduate Institute of Dental Sciences, Pt. B.D.Sharma University of Health Sciences, Rohtak, Haryana, India）

Nishi Tanwar（Professor, Department of Periodontology, Post Graduate Institute of Dental Sciences, Pt. B.D. Sharma University of Health Sciences, Rohtak, Haryana, India）

Rajinder Kumar Sharma（Senior Professor and Head, Department of Periodontology, Post Graduate Institute of Dental Sciences, Pt. B.D. Sharma University of Health Sciences, Rohtak, Haryana, India）

Rekha Sharma（Senior Professor and Head, Department of Orthodontics and Dentofacial Orthopaedics, Post Graduate Institute of Dental Sciences, Pt. B.D. Sharma University of Health Sciences, Rohtak, Haryana, India）

Ritika Arora（Assistant Professor, Department of Periodontology, Post Graduate Institute of Dental Sciences, Pt. B.D. Sharma University of Health Sciences, Rohtak, Haryana, India）

Shikha Tewari（Senior Professor, Department of Periodontology, Post Graduate Institute of Dental Sciences, Pt. B.D. Sharma University of Health Sciences, Rohtak, Haryana, India）

翻訳者一覧（五十音順・敬称略）

宮下邦彦（東京都開業　宮下矯正歯科医院）

掲載企業一覧（五十音順）

株式会社アソインターナショナル

エンビスタジャパン株式会社　オームコ

ソルベンタム合同会社

株式会社プロシード

株式会社RAY JAPAN

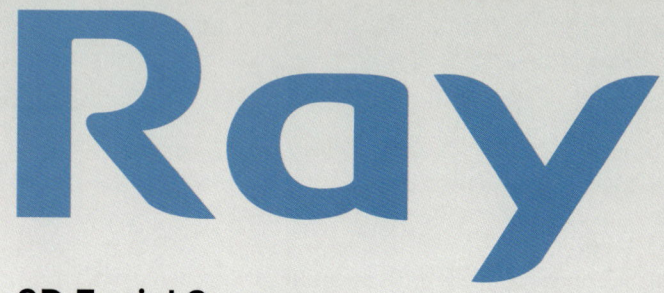

Ray

3D Facial Scanner.
Face Driven Solution opens the door to infinite possibilities

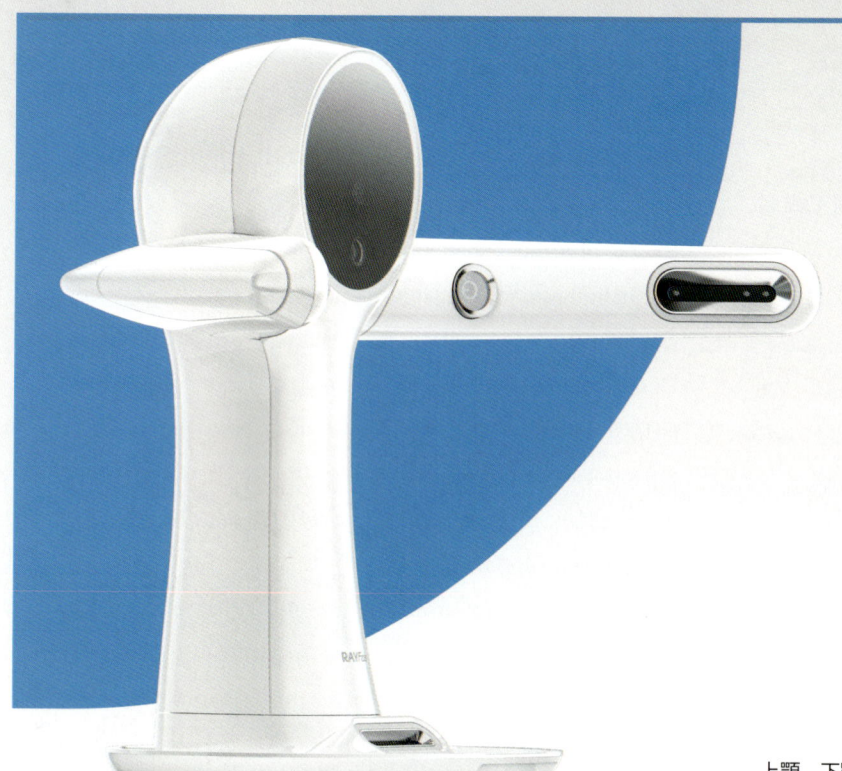

RAY*Face*

3D Facial Scanner

ワンショット

撮影時間たったの 0.5 秒

6 つのカメラ搭載

矯正治療、審美補綴、インプラント治療、小児治療、

義歯治療など様々な歯科治療へ活用可能

AI テクノロジー搭載

Facial データに IOS、CT データを自動マッチング

簡単にデンタルアバター（仮想患者）を構築

独自のクラウドシステム RAYteams を活用したデータ連携

RAYFusion（オートセグメンテーション）

CT の DICOM データを STL 化

上顎、下顎、サイナス、気道、下顎管、歯牙歯根、各データを詳細に分類

RAY PreMiere

One Scan, All the Detail
RAYSCAN Cephalometric

パノラマ

独自の AMF 技術によりノイズの少ない高画質を抽出

7 段階表現と 10 種類のエッジ加工のカスタマイズ可能

CT

最大撮影範囲 18x16 ／ Endo モード 4x3 搭載

広範囲から詳細でかつ高画質な撮影が可能

インプラントシミュレーションソフト、気道解析ソフト通常搭載

セファロ

ワンショットセファロ：撮影時間 0.3 秒、FPD により高画質な画像を取得可能

スキャンセファロ：撮影時間 4 〜 18 秒、診査診断に適した高画質な画像を抽出

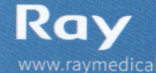

Ray
www.raymedical.jp

メールでのお問い合わせはこちら

東京本社　〒105-0011東京都港区芝公園2-3-6PMO浜松町II 2F T.03-5829-9935 / F.03-5829-9936 / E.info@raymedical.jp
大阪CSセンター　〒541-0051大阪府大阪市中央区備後町3-1-2reA･bldg 5F T.06-6836-7505 / F.06-6836-7405
福岡CSセンター　〒810-0044福岡県福岡市中央区六本松2-2-5Storefont T.09-791-5605 / F.092-791-5606

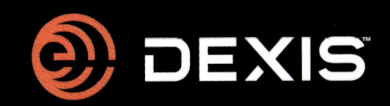

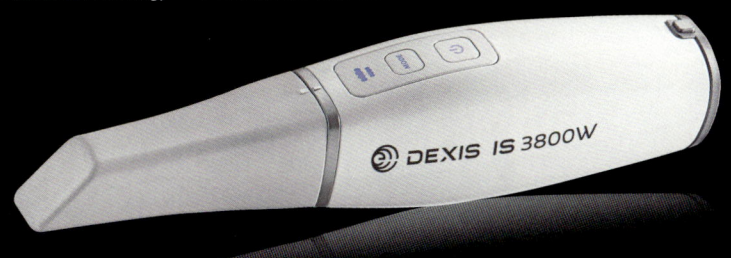
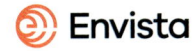

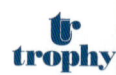
TROPHYPAN SUPREME 3D ―トロフィーパン スープリーム 3D―

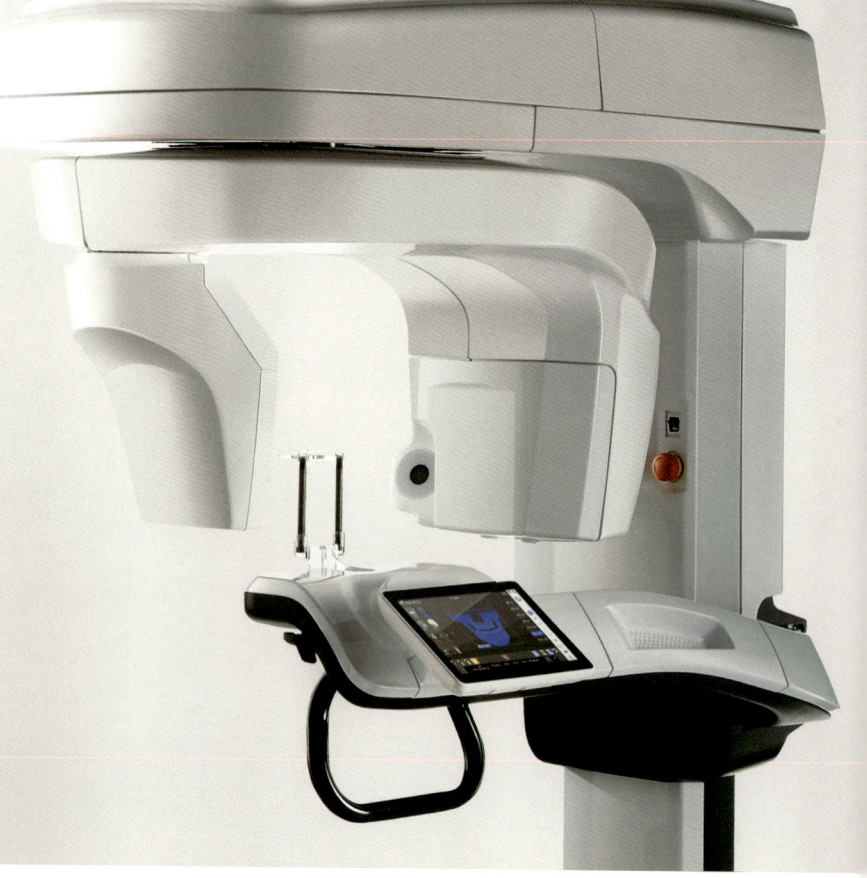

What is different? It is SUPREME.

これまで以上にシンプルに
これまで以上にスマートに
診査診断を強力サポート

診査診断・コミュニケーションの更なる向上を目指して、治療前と治療後の、同様条件での撮影が可能に。

Patient Positioning Memory

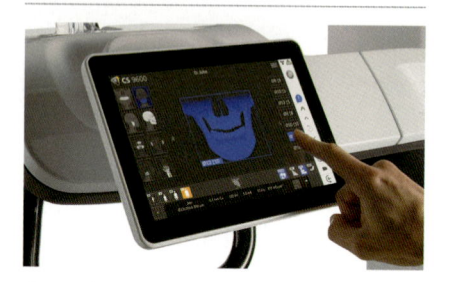

位置づけを再現する

パノラマや3D撮影時にパラメータや位置づけの高さを記憶させると次回撮影時に同様の条件を再現できます。

Axial Scout Shot

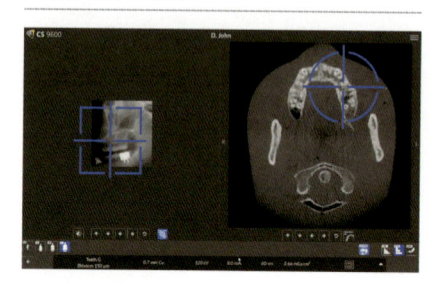

ダイレクトに決める

3Dの位置づけは側方だけでなく水平断面の実像でダイレクトに撮影領域を決定できます。

Metal Artifact Reduction technology

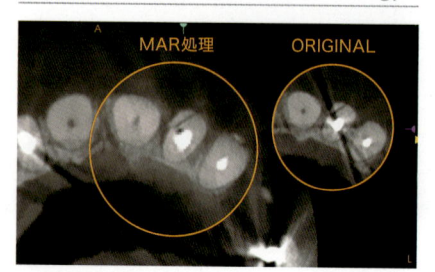

MAR

トロフィー社独自のメタルアーチファクト除去 アルゴリズムがSUPREMEな画像処理を実現。処理をしていないオリジナル画像とMAR画像を同一画面上にて閲覧できます。

Face Scan

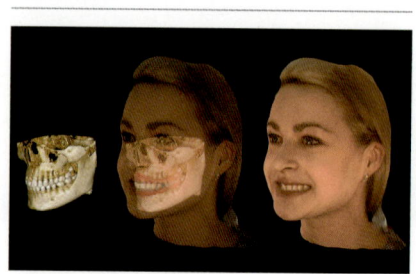

フェイススキャン*

顔貌の立体画像と3D画像をマッチングできます。

※こちらは「フェイススキャン*」および「トロフィー PDIP*」を使用して構成された画像です。　＊オプションの機能となります。

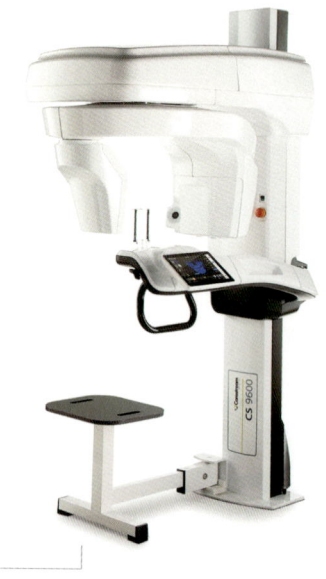

KOSHIKAKE（オプション）
設置イメージ

一般的名称：デジタル式歯科用パノラマ・断層撮影X線診断装置 / アーム型X線CT診断装置 販売名：トロフィーパン スープリーム3D 認証番号231ACBZX00008000（管理 特管 設置）製造販売元：株式会社エム・ディ・インスツルメンツ 茨城県稲敷郡阿見町大字吉原字鎌田3262-3

販売元： 株式会社ヨシダ 〒110-8507 東京都台東区上野7-6-9　コンタクトセンター　TEL.0800-170-1180

巻頭トピックス

成人矯正と歯周病
歯周 − 矯正治療の原則

沼部幸博[*]，加治彰彦[*,*1]

[*]日本歯科大学生命歯学部歯周病学講座
代表連絡先：〒102-8159　東京都千代田区富士見1-9-20
[*1]東京都開業　半蔵門ファミリア矯正歯科
連絡先：〒102-0083　東京都千代田区麹町1-6-6　プルミエ麹町ビル3F

Orthodontic Treatment in Adults and Periodontitis : A Fundamental Principles for Perio-orthodontic Treatment

Yukihiro Numabe, Akihiko Kaji

はじめに

歯列不正には歯周病への罹患前から存在する歯列不正と歯周病や習癖などにより引き起こされる歯列不正がある．とくに歯周炎患者ではその病態のステージが上がるほど，歯の動揺や位置移動による歯列不正が生じ，歯のフレアアウトなどの審美障害や発音障害，不正咬合により引き起こされる2次性咬合性外傷など，歯周組織の破壊促進などが生じやすくなる．よって患者の審美性回復への希望や病態改善の必要性から，歯周治療の一環として矯正治療が必要となることがある．そしてそれらは歯周病を背景とした歯列不正や外傷性咬合，歯周治療の遂行に必要な口腔内の環境改善を目的として行われる歯の動的移動治療であることから，歯周-矯正治療（perio-orthodontic treatment）と呼ばれる[1]．

本稿では最初に歯周病患者への矯正治療に関して

1. 矯正力付与の前には歯周病の病原因子を排除する．

2. 矯正治療中，治療後もプラークコントロールの水準を維持する．

3. 歯周病を有さない患者との矯正治療への反応の差を十分考慮する．

図1　歯周-矯正治療の原則.

の総論を述べ，次に症例を供覧する．

歯周 − 矯正治療の原則と目的

矯正治療の歯周組織に及ぼす影響や歯周病患者に対する矯正治療の考え方については，かなり以前から先人による明確な解答がある（図1）[2~7]．歯周-矯正治療の目的は，歯列の改善によるプラークコントロールの向上と外傷性咬合の除去による歯周治療の的確な遂行を実現することと，それによる治療効果の向上，さらに歯周治療終了後の良好な長期的予後獲得である（図2）．適応症と禁忌症についても理解する必要があり（図3），とくに治療で歯周組織の安定が得られた部位では矯正力は歯周組織に大きく影響しないものの[8]，歯周炎罹患歯は残存歯周組織の量が減少していることには留意し，矯正力は時として外傷力として作用する危険性も考慮し，付与する矯正力は歯の動揺度やデンタルエックス線画像上での歯槽骨の残存量などを十分に配慮して決める必要がある．また，矯正力の固定源が歯に求められない場合には，インプラントなどを利用することがあるが，いずれにしても良好なプラークコンロトール水準の維持が不可欠である．

歯周 − 矯正治療の時期

治療開始時期に関しては，歯周治療の流れにおいて（図4），主に歯周病の病原因子の除去を目的とし

1. 歯列不正が原因でプラークコントロールが困難となっている部位に関し，患者または術者が的確な口腔衛生管理を行いやすい環境を整え，長期の歯周組織の安定を図るために行う．
2. 歯列不正が原因で早期接触，咬頭干渉などの咬合異常で2次性咬合性外傷が生じている場合に，歯軸の改善を図り外傷性咬合を除去する．
3. 歯列不正が原因で垂直的または水平的食片圧入が生じている場合に，食片圧入の原因となる歯軸の傾斜や接触点の改善を図る．
4. 歯周炎や外傷性咬合で破壊された歯槽骨形態の改善を促すため，隣在歯との歯槽骨吸収レベルが不整な場合，歯にアップライト，挺出，圧下などの適切な矯正力を加え，歯槽骨のレベリングを行う．
5. 歯周治療にともなう審美障害や発音障害の軽減．
6. 最終補綴の口腔機能回復治療において作製する義歯，ブリッジなどの永久固定装置の複雑化の回避や装着後の良好な予後の獲得．

図2　歯周 - 矯正治療の目的．

適応症
1. 歯周治療と矯正治療に関する理解が得られている．
2. 現段階の歯列の状態に応じたプラークコントロールが行われており，水準の維持が可能である．
3. 歯周治療により歯肉の炎症が消失または低く抑えられている．
4. 矯正力に対応できる量の歯周組織（歯槽骨など）が残存している．
5. 歯肉など軟組織喪失の危険性がない．
6. 目的とする矯正治療に必要な固定源が確保できる．

禁忌症
1. 歯周治療に関する理解が得られず，矯正治療を優先させる希望を持っている．
2. プラークコントロールが不良であり，現状で改善の余地がある．
3. 歯肉に強度の炎症がある．
4. 歯周炎が重度で歯周組織の破壊が進み，歯槽骨の残存量が少なく，歯の動揺が著しい．
5. 高度な歯肉退縮を促進する危険性がある．
6. 目的とする矯正治療に必要な固定源が存在しない．

図3　歯周 - 矯正治療の適応症と禁忌症．

て行われる歯周基本治療や歯周外科手術後の再評価後となる．よってその多くは炎症が消失した環境下で口腔機能の改善を図るために補綴（永久固定）や口腔インプラント治療などを行うステージである口腔機能回復治療の一環として行われる（*図4*）．

しかし，前述のように治療を円滑に進めるためにプラークコントロールのしやすい環境作りや外傷性咬合の除去を早期に行う必要性が求められる場合には，歯周基本治療のステージで炎症のコントロールを十分に行いながら，限られた範囲内での矯正治療（限局矯正または部分矯正）を行うことがある．この段階では，いわゆるプロビジョナルレストレーションや即時義歯などの歯周治療用装置との併用も視野に入れるが，炎症のコントロールが不十分であると矯正力が外傷力として作用する危険性があり，一般的な方法ではない．

なお，歯周外科治療を含めた歯周治療後に矯正治療を開始した場合と，基本治療と平行して矯正治療を行い，その後に歯周外科治療を行った場合の臨

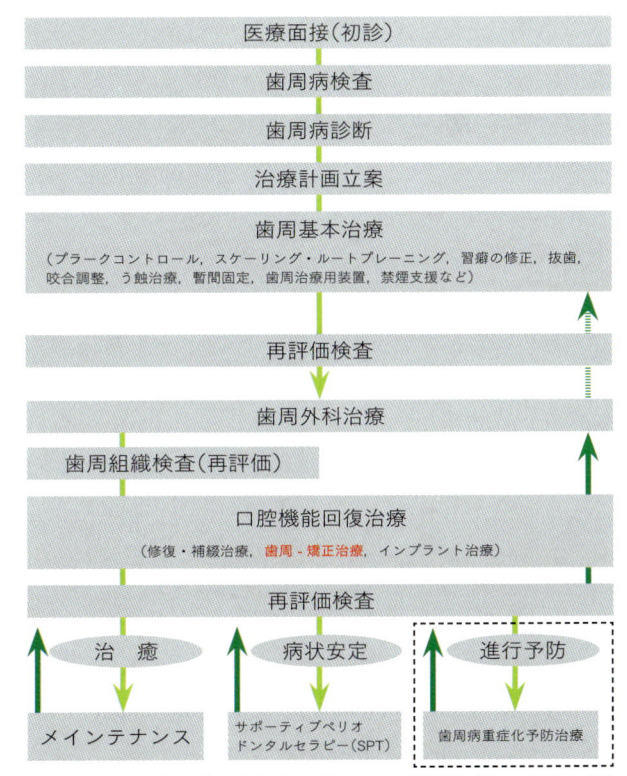

図4　歯周治療の流れ（参考文献1より引用改変）．なお，進行予防の点線囲みは，保険診療に導入された新たな継続管理の考え方で，歯周病の進行を抑制するために行う．

床成績を比較したRCT(ランダム化比較試験)の結果,双方の治療効果に差がなく,後者では治療期間が短く済んでいることを報告しているものがあるが,この場合もプラークコントロールの徹底が試験期間中に図られ,炎症のコントロールがなされている[9].

　歯周基本治療では,まず患者とのインフォームドコンセントを確立する.歯列の叢生をともなう歯周炎患者は主訴として審美性の改善を求めていることが多いが,治療の順番とその理由について十分に説明し,理解を得ておく必要がある.そして基本として,まず初診時の歯列の状態でプラークコントロールを徹底し,あわせてスケーリングおよびルートプレーニング(SRP)で歯石や汚染されたセメント質を除去して歯肉縁下の環境改善を図り,さらに咬合調整で外傷性咬合因子を除去または極力軽減させる.再評価検査により炎症因子が除去されたことを示す歯周ポケットの深さ(PPD:Probing pocket depth)の減少やプロービング時の出血(BOP:Bleeding on probing)の改善を確認後,良好な場合は矯正力の付与を計画する.SRPに関しては一度で効果が得られない場合,繰り返し行う場合がある.

　歯周外科手術のステージでは,繰り返しのSRPでは改善しない深い歯周ポケットや複雑な歯槽骨の吸収形態をもつポケットに対する対応をする.そして再評価により改善を確認した後,矯正力の付与を計画する.

　歯周基本治療や歯周外科治療で病原因子を取り除き,再評価にて病態の治癒・改善を確認後に移行するのが口腔機能回復治療のステージで,ここに歯周-矯正治療が含まれる(図4).これには失われた口腔の機能を回復するため,計画される補綴装置の作製(永久固定),インプラント治療などが含まれるが,それらに先立ち矯正治療は行われる.歯周治療後に歯に動的矯正力をかける時期についての見解は分かれているが,近年,骨縁下欠損に対する歯周組織再生療法後の矯正治療は4週後でも開始できる[10]とする報告もなされている.

　メインテナンス,歯周病安定期治療(SPT:Supportive periodontal therapy)のステージでは,通常の矯正治療と同じく動的治療後の後戻り防止のための保定が必要となる.歯周炎患者の場合は残存歯周

組織の量も少ないため,矯正治療後,長期の保定期間が必要となる.また,補綴装置による永久固定を行った場合でも,全顎的な咬合関係,歯と歯周組織の状態変化に注意し,プラークコントロールの悪化による炎症の再発と咬合関係の変化による咬合性外傷の再発にも十分留意する.矯正治療は歯周組織に対し,炎症や歯肉退縮などをもたらすとのシステマテックレビュー[4]もあり,矯正治療中は,より歯周組織の変化を注視する必要がある.

矯正歯科で行う歯周 − 矯正治療の症例

　58歳女性で,前歯部の叢生を主訴に来院した患者の症例を供覧する.長年矯正したかったが,仕事が忙しかったため,相談ができなかったとのことであった.当院(加治)の近くに居住しており,ホームページをみて来院した.かかりつけ一般歯科医はなく,歯科受診は3年前に詰め物が取れた際に受診したのが最後であった.全身的には健康であるが,甲状腺疾患治療薬を初診時服用していた.

　初診時の口腔内写真を図5に示す.3|は小学校高学年時に八重歯だという理由で抜歯され,|4は5年前に骨粗鬆症薬を服用するようになって脱落したとのことであった.上下顎前歯部に中程度の叢生が認められ,上下顎側方歯群が経年的に近心傾斜したことが疑われる.|5と|6の間は他の部位に比べて歯ブラシなどによる清掃が困難であった.

　初診時のデンタルエックス線画像(図6)および歯周組織検査表(図7)を示す.デンタルエックス線画像より,全顎的に中程度の歯槽骨レベルの減少が認められた.歯周組織検査からPPD 4 mm以上のポケットが7|7に認められるものの他の部位に深いポケットは認めなかった.Ⅰ度の分岐部病変を下顎左右大臼歯頬側に認め,|3 5に動揺度1を認めた.BOPは15.4%と比較的低値であった.|4の喪失原因は不明確であり,全顎的PPDと歯槽骨吸収の状況からこの患者の歯周炎を,ステージⅡグレードB,軽度歯周炎と診断した.

　上顎前歯の近心傾斜が認められるものの,口唇閉鎖は可能であった.残存歯に関しては歯周組織検査の結果から抜歯となると予測される歯は認められ

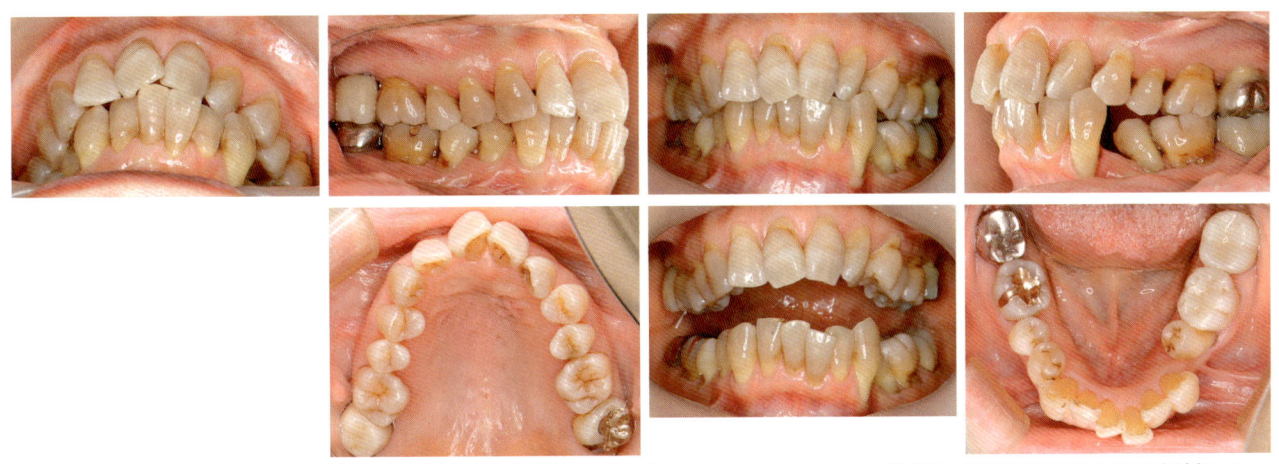

図5　初診時口腔内写真．上下顎前歯部の叢生と┌5の過度の近心傾斜が認められる．上下顎側方歯群が経年的に近心傾斜したことが疑われる．³|₄は喪失している．

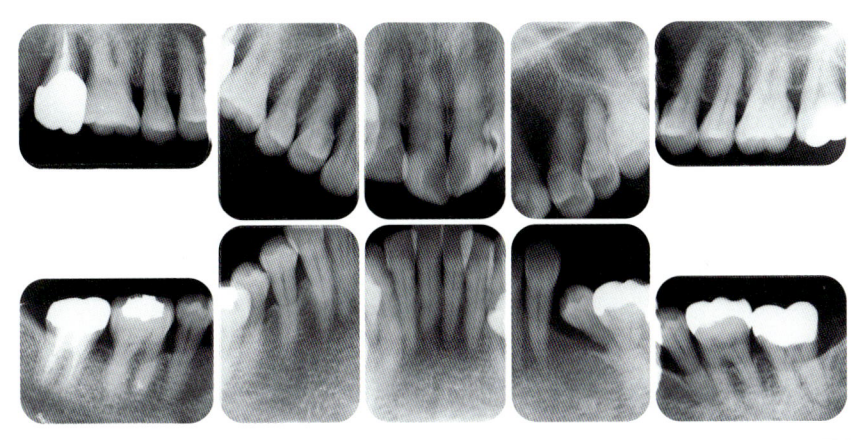

図6　初診時デンタルエックス線画像．全顎的に中程度の歯槽骨レベル減少が認められる．

図7　初診時歯周組織検査表．7|7を除いて4mm以上のポケットは認めなかった．分岐部病変Ⅰ度を下顎左右大臼歯頰側に認めた．┌3 5に動揺度1を認めた．BOPは比較的低値であった（15.4%）．

ステージ：初診時　BOP(＋)率：15.4%(24部位)															
動揺度		0	0	0	0	0	0	0	0	0		0	0	0	0
根分岐部病変															
PPD　B 　　　P		2 2 2 4 2 3	3 2 2 2 1 1	2 1 1 2 1 2	2 1 2 2 1 1	2 1 2 1 1 1	2 1 1 1 1 1	1 1 1 1 1 1	2 1 2 1 1 1	1 1 2 1 1 1		2 1 2 1 1 1	2 2 2 1 1 1	2 2 2 2 2 2	2 3 4 2 2 5
．	8 8	7 7	6 6	5 5	4 4	3 3	2 2	1 1	1 1	2 2	3 3	4 4	5 5	6 6	7 7	8 8
PPD　L 　　　B		2 2 2 1 2 2	2 2 1 2 1 1	2 1 1 2 1 1	1 1 1 2 1 1	1 1 1 1 1 1	1 1 1 1 1 1	1 1 1 2 1 2	1 1 2 2 1 2	1 1 2 2 1 2		1 1 1 2 1 1	1 1 2 1 1 1	1 3 2 2 3
根分岐部病変		Ⅰ	Ⅰ											Ⅰ	Ⅰ
動揺度		0	0	0	0	0	0	0	0	0	1			1	0

BOP：Bleeding on probing（プロービング時の出血），PPD：Probing pocket depth（歯周ポケットの深さ）．青色でハイライトされた歯は喪失歯を示す．

なかったこと，また叢生の程度から，非抜歯で行うこととした．最終的に┌5を可及的にアップライトし，隣接する┌3との間のスペースは閉鎖することとした．患者に対しては┌5の傾斜の程度が強く，支持歯槽骨の量が少ないことから，矯正治療中に予後不良となる可能性があることをあらかじめ伝えて了承を得た．

初診時歯周組織検査の際にプラーク付着が確認されたため，患者に対してはプラークスコアが20%より低値となり，現状よりもさらに歯周組織が健全とならない限り矯正治療は開始できないことを伝え，次回来院時以降，本格的な歯周基本治療を開始することとなった．

歯周基本治療としてプラークコントロール，スケーリング，スケーリング・ルートプレーニング（SRP）を計画し，プラークスコアの改善，歯肉の炎症（BOP）の改善，PPDの改善を目標とした．

初回の染出しによるプラークスコアとその際行った歯周組織検査表を*図8*に示す．患者本人の矯正治療に対するモチベーションは高かったものの，プラークスコアが比較的高かった（45.2%）．患者に

ステージ：基本治療開始時　BOP（＋）率：8.3%（13部位）　PCR：45.2%

図8　歯周基本治療開始時の染め出しによるプラークスコアとその際の歯周組織検査表．プラークスコアが比較的高く，主に隣接部にプラークの残存が認められた．

PCR：Plaque control record（プラーク染色液によって染め出された歯面の割合，プラークスコア）

ステージ：動的矯正治療開始時　BOP（＋）率：1.3%（2部位）　PCR：14.4%

図9　4回目の染め出しによるプラークスコアとその際の歯周組織検査表．ブラッシング指導によりとくに歯間ブラシの使用法の上達によりプラークスコアが初回に比べて低下し（14.4%），BOPも1.3%と低下した．

対しては，通常の歯ブラシの効果的な使用方法に加え，隣接部のプラークが多かったことから，歯間ブラシを大きさによって使い分けること，歯間ブラシを歯間部に対して角度を変えて挿入し，効果的にプラークを除去する方法を指導した．指導に際しては患者の理解度を確認しながら，情報過多となり消化不良とならないよう心がけた．その後，約1か月ごとに追加で3回の染め出しをともなうブラッシング指導を行い，最終的にプラークスコアが14.4%となった（プラークスコアの推移：45.2%→42.3%→29.8%→14.4%）．初診時に比べてさらなる歯周組織の改善が認められたため（図9），矯正治療開始の判断を下した．

図10に上顎にマルチブラケット装置を装着した際の口腔内写真を示す．7|遠心に5mmの出血をともなうポケットが存在していたが，当該歯は当面積極的に移動させる歯ではないことから装置を装着せず，患者に対しては当該歯遠心部へワンタフトブラシを入念に当てるよう指導した．上顎にブラケットを装着してから3か月後に下顎にもブラケットを装着し

た．患者のセルフケアは良好で，矯正治療の来院時には毎回スケーリングなどのプロフェッショナルケアを実施した．また，矯正装置装着中も適宜プロービングなどにより歯周組織が悪化していないかモニタリングを行った（図11）．

大きく近心傾斜した5|に関しては，はじめニッケルチタンワイヤーを用いて弱い力である程度アップライトを行った．その後，より効率的なアップライトを期待してTMAワイヤーを屈曲したものを装着し，顎間ゴムを使用した（図12）．

動的矯正治療開始から16か月後に良好な静的および機能的咬合関係が確立されたため，ブラケットを除去した（図13）．上下顎前歯部にはワイヤー固定式保定装置を装着するとともに，上下顎にバキュームフォームタイプの可撤式保定装置を装着した．可撤式保定装置は当面の間，飲食・ブラッシング時以外の使用を指示した．5|にはブラケット除去時に動揺度2が認められたため，咀嚼時の当該部の違和感を軽減する目的で，3|，5|，6|間に直接レジンを流し込み暫間固定を行った（G-FIX，ジーシー）．

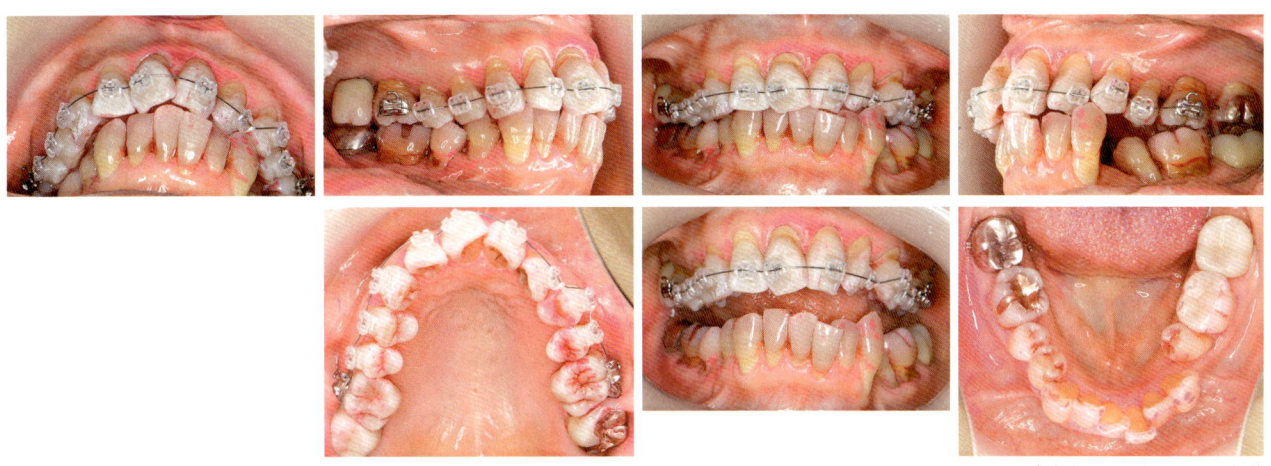

図10　上顎にブラケットを装着した際の口腔内写真．プラークスコアが20％を切ったこと，BOPもほぼ消失し，積極的に移動対象となる歯のPPDが4mm以下となっていることからブラケットを装着した．

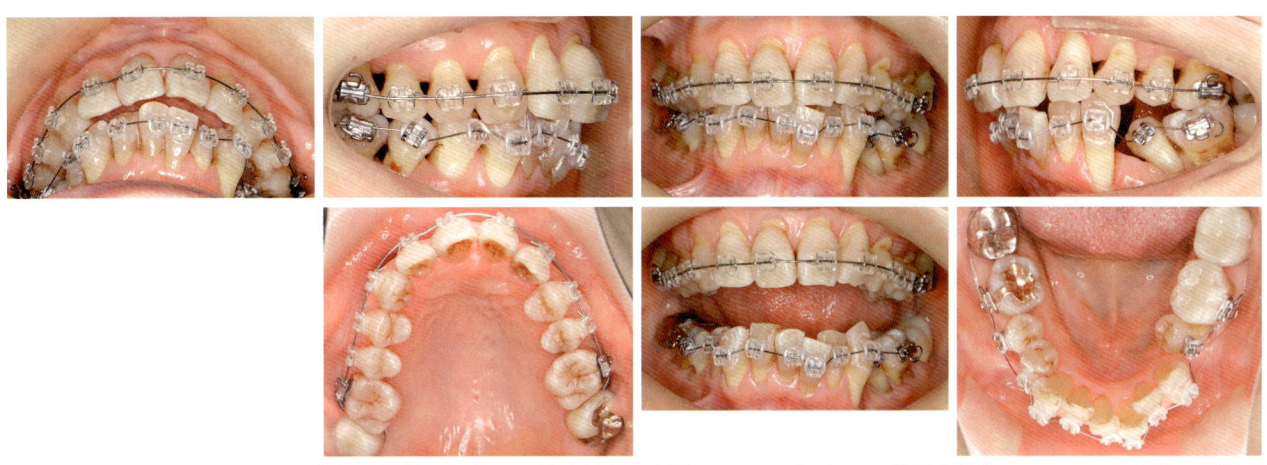

図11　下顎にマルチブラケット装置を装着した際の口腔内写真．上顎にマルチブラケット装置を装着してから3か月後に下顎にもブラケットを装着した．患者の良好なセルフケアおよびプロフェッショナルケアにより歯周組織の健康は維持されていた．

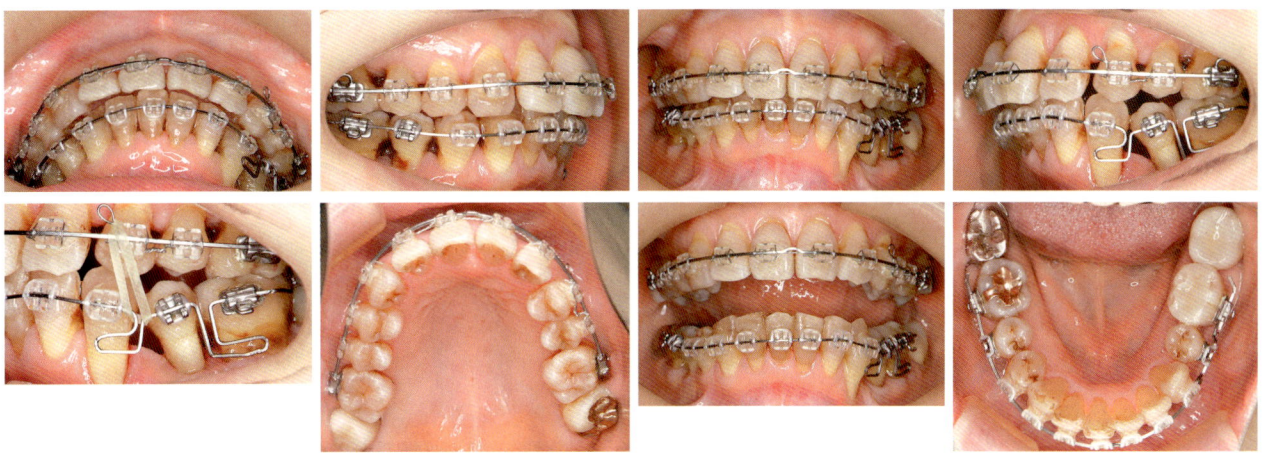

図12　動的矯正治療開始から10か月目の口腔内写真．5̲のアップライトのために下顎に.017"×.025"TMAワイヤーを屈曲して装着した（ブラケットスロットサイズは.022"）．また，5̲のアップライトを促進するために患者に顎間ゴムの使用を指示した．

　動的矯正治療終了1週間後のデンタルエックス線画像および歯周組織検査表を示す（図14, 15）．デンタルエックス線画像より，全顎的な歯根の整直および歯根同士の平行性の確立が認められた．歯槽骨レベルは全顎的に比較的低いものの，連続性が認めら

れる．5̲，6̲の間は移動前に歯根が近接していたが，移動後は十分な骨添加が認められた．

　歯周組織検査より，7̲遠心のポケットが移動前に比べて深くなった．7̲は動的矯正治療の最終段階で移動する必要が認められたため，チューブ付きのバ

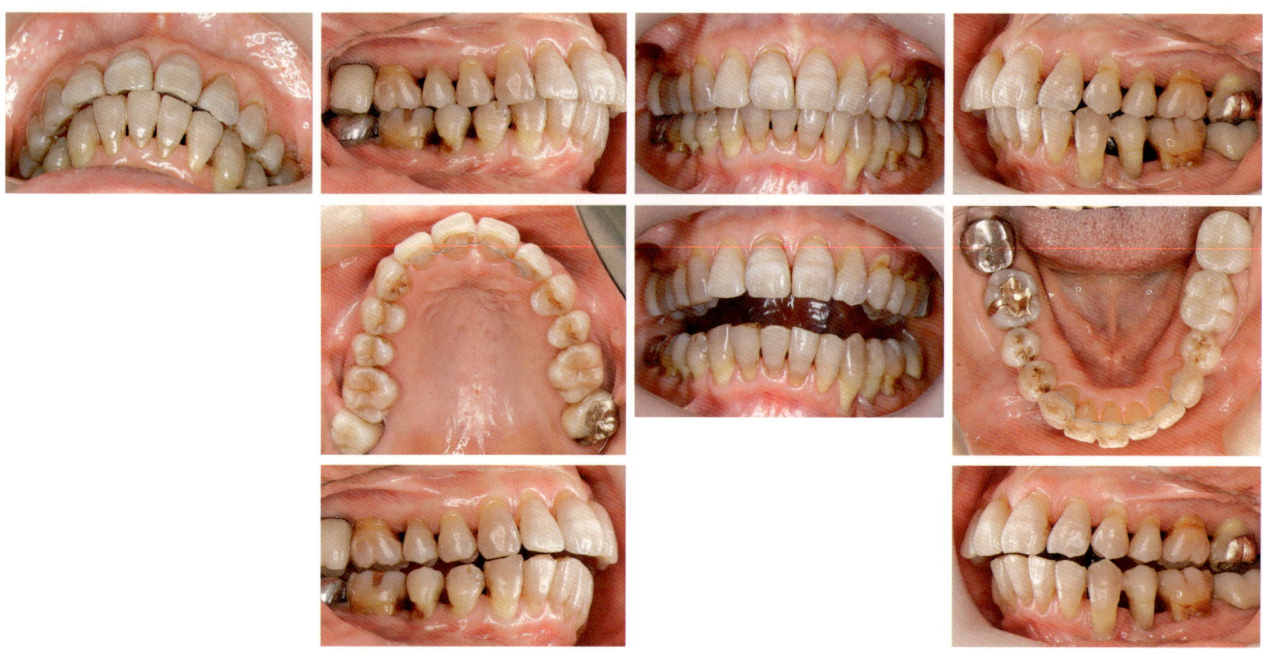

図13　動的矯正治療終了時の口腔内写真(動的治療開始から16か月後)．⌐3，⌐5，⌐6間はレジンにより暫間固定が行われている（G-FIX，ジーシー）．最下段左右の写真は下顎側方運動時の写真を示す．

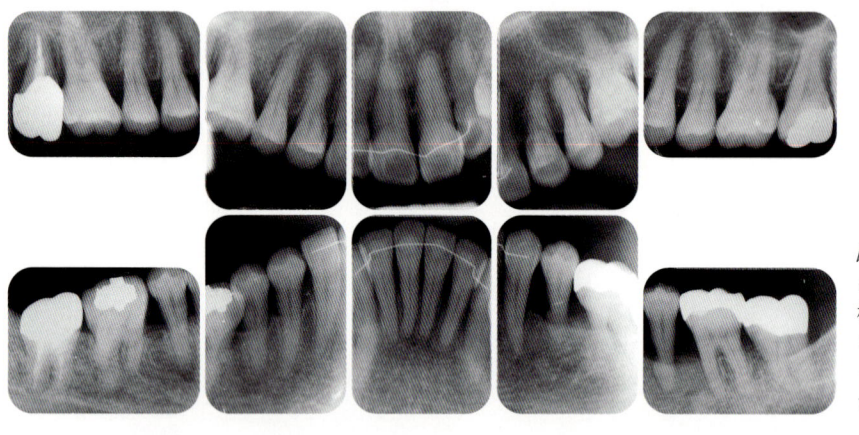

図14　動的矯正治療終了時デンタルエックス線画像．全顎的に歯根が整直し，歯根同士の平行性が保たれている．歯槽骨レベルは比較的低いものの，連続性があり，⌐5，⌐6間にも十分な骨添加が生じている．

ステージ：保定開始時　BOP（＋）率：23.7%（37部位）																
動揺度		0	0	0	0	0	0	0	0	0	0	0	0	0	0	
根分岐部病変																
PPD　B		322	222	2 211	211	211	111	212	112	212		212	111	222	225	
P		343	212	212	212	211	211	211	112	212		111	111	122	236	
	8	7	6	5	4	3	2	1	1	2	3	4	5	6	7	8
	8	7	6	5	4	3	2	1	1	2	3	4	5	6	7	8
PPD　L		322	221	211	211	211	111	212	112	111	112	211	122	222		
B		212	222	111	212	211	212	212	112	212	211	111	111	113		
根分岐部病変			I										I			
動揺度		0	0	0	0	0	0	0	0	0	0		2	0	0	

図15　動的矯正治療終了時歯周組織検査表(マルチブラケット装置除去1週間後)．動的矯正治療開始前に比べて，とくに⌐7遠心部のポケットの深化が認められた．また，BOPは23.7%で治療開始前に比べて増加していた．今後のブラッシング指導の強化，SRPなどにより歯周組織の改善を図る予定である．

ンドを装着した．⌐7には本来歯周環境に配慮してダイレクトにチューブを接着剤で装着したかったが，接着の難しいゴールドの修復物が装着されていたため，やむなくバンドを用いた．バンド装着期間は約2.5か月と比較的短期間であったが，バンド装着がポケットの深化の要因になったものと考えられる．また，BOPの割合がやや多く認められたが，これは歯周組織検査を行ったタイミングがブラケット除去からまだ1週間で，ブラケット装着中の軽度の歯肉炎が残存し，まだ歯周組織のヒーリングが達成していないことによるものと考えられる．今後とくに⌐7遠心部を含め全顎的な歯周組織の改善を行う予定である．

　今回の症例では患者の矯正治療に対するモチベー

ションが高かったこと，それにともなう良好なコンプライアンスにより，動的矯正治療終了直後に(一時的な)歯周組織の炎症を認めたものの，好ましい治療結果を得ることができた．マルチブラケット装置装着までに約3か月間周到な歯周基本治療を実施したことが，動的矯正治療期間中の比較的良好な口腔衛生状態の維持に貢献したものと考えられる．

5のアップライトにより，近接していた6との間の清掃性の向上が図られた．5は単独では動揺が認められるものの，周到なセルフケアおよびプロフェッショナルケアが継続されるならば，動揺も治まり良好な予後が期待できるであろう．

全顎的に歯肉退縮が認められ，とくに3の歯肉退縮は顕著であるが，患者は知覚過敏を認めず審美的な問題も抱えていないため，適切なブラッシングを実施することにより，可及的に現状維持することが好ましいものと考えられる．

おわりに

矯正治療による歯周組織の状態改善効果についての高いエビデンスをともなう臨床研究は限られている．しかし，先人達の動物実験や臨床報告，近年のメタアナリシスの結果などを鑑みると，歯周治療の戦略において矯正治療を単に歯の移動の手段として

だけでなく，「歯周組織の環境改善を実現し歯周組織の長期的安定を導くための歯周治療の手段」と位置づけることに意義がある．

症例提示では，歯周炎は比較的軽度のケースであったが，プラークコントロールの状態に留意しながら歯周治療を進め，歯周基本治療後に矯正治療に移行したケースを供覧した．矯正治療後に歯肉の炎症や一部ポケットの深化がみられる部位があり，再度の歯周治療の必要性を示されているが，そこにはマルチブラケットやワイヤーの影響があったことは否めない．しかし，歯の移動による全顎レベルでの歯槽骨レベルの改善，とくに5のアップライトにより歯槽骨形態の改善や同部位に対する清掃性が向上しており，今後の歯周組織の安定維持が期待できる．

本症例は一般診療も行う1人の矯正歯科医のケースであったが，実際には歯周治療，矯正歯科治療をそれぞれ別の歯科医師が担当するケースが多いと思われる．歯周 - 矯正治療の成功の鍵としては，それぞれの専門性を有する歯科医師間の歯周治療と矯正治療双方への十分な理解が必要であり[2,3]，患者に2人の歯科医師の治療に対する理解を得た上で，歯科医師間での治療計画のすりあわせと実践，治療の進行状態の確認など，綿密な情報交換に基づく連携が不可欠である．

参考文献
1. 日本歯周病学会(編).歯周治療のガイドライン2022.東京：医歯薬出版，2022：22.
2. Rateitschak KH. Orthodontics and periodontology. Int Dent J. 1968 Mar；18（1）：108-20.
3. Kessler M. Interrelationships between orthodontics and periodontics. Am J Orthod. 1976 Aug；70（2）：154-72.
4. Bollen AM, Cunha-Cruz J, Bakko DW, Huang GJ, Hujoel PP. The effects of orthodontic therapy on periodontal health: a systematic review of controlled evidence. Am Dent Assoc. 2008 Apr；139（4）：413-22.
5. Towfighi PP, Brunsvold MA, Storey AT, Arnold RM, Willman DE, McMahan CA. Pathologic migration of anterior teeth in patients with moderate to severe periodontitis. J Periodontol. 1997；68(10)：967-72.
6. Polson A, Caton J, Polson AP, Nyman S, Novak J, Reed B. Periodontal response after tooth movement into intrabony defects. J Periodontol. 1984；55（4）：197-202.
7. Lang NP. Preprosthetic straightening of tilted lower molars with reference to the condition of the periodontium. SSO Schweiz Monatsschr Zahnheilkd. 1977 Jul；87（7）：560-9.
8. Martin C, Celis B, Ambrosi N, Bollain J, Antonoglou GN, Figuero E. Effect of orthodontic therapy in periodontitis and non-periodontitis patients：a systematic review with meta-analysis. J Clin Periodontol. 2022；49（Suppl 24）：72-101.
9. Zasčiurinskienė E, Basevičienė N, Lindsten R, Slotte C, Jansson H, Bjerklin K. Orthodontic treatment simultaneous to or after periodontal cause-related treatment in periodontitis susceptible patients. Part I：Clinical outcome. A randomized clinical trial. J Clin Periodontol. 2018 Feb；45（2）：213-24.
10. Jepsen K, Tietmann C, Kutschera E, Wüllenweber P, Jäger A, Cardaropoli D, Gaveglio L, Sanchez IS, Martin C, Fimmers R, Jepsen S. The effect of timing of orthodontic therapy on the outcomes of regenerative periodontal surgery in patients with stage IV periodontitis：A multicenter randomized trial. J Clin Periodontol. 2021；48（10）：1282-92.

別冊 the Quintessence ザ・クインテッセンス

臨床家のための
矯正YEARBOOK
2023

成長期の過蓋咬合を考える

クインテッセンス出版：編

2023年の特集は「成長期の過蓋咬合」をとりあげ，2部構成でケースを掲載．【第Ⅰ部】は6スタディグループが成長期の過蓋咬合に対してアプローチした方法を提示．【第Ⅱ部】は関連企業協力のもと，各社製品の特長や臨床例を紹介．巻頭トピックスでは，小野卓史先生が「筋活動と咬合」を，特別企画では，山田一尋先生が「矯正歯科治療中に顎関節症が発症した場合の対応」について解説し，充実した内容になっている．

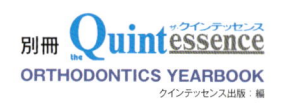

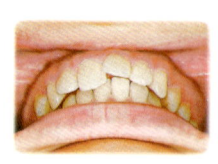

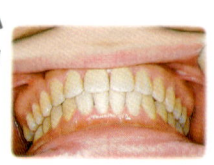

臨床家のための
矯正 YEAR BOOK 2023

別冊 the Quintessence ザ・クインテッセンス
ORTHODONTICS YEARBOOK
クインテッセンス出版：編

成長期の
過蓋咬合を
考える

CONTENTS

QUINTESSENCE PUBLISHING
クインテッセンス出版株式会社

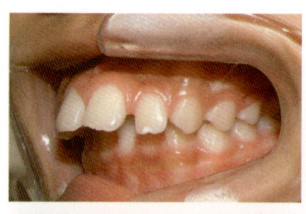
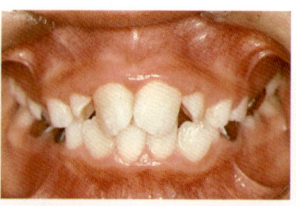
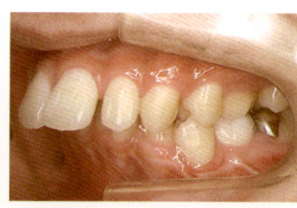
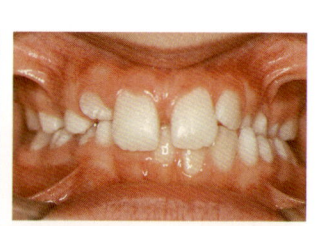
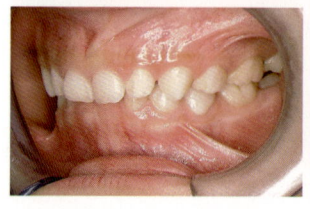
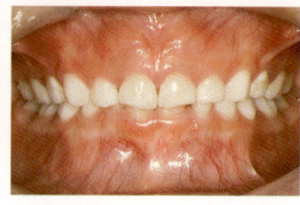
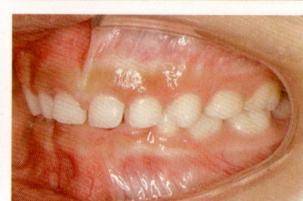
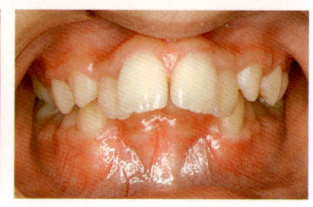

QUINTESSENCE PUBLISHING 日本

●サイズ：A4判　●200ページ　●定価7,040円（本体6,400円＋税10%）

クインテッセンス出版株式会社
〒113-0033　東京都文京区本郷3丁目2番6号　クイントハウスビル
TEL 03-5842-2272（営業）　FAX 03-5800-7592　https://www.quint-j.co.jp　e-mail mh@quint-j.co.jp

成人の過蓋咬合を考える
【第１部】スタディグループによる症例提示

CONTENTS

［アレキサンダー研究会］

アレキサンダーディシプリンに基づいて治療した成人の過蓋咬合症例

片山　朗

岡山県開業　かたやま矯正歯科クリニック
連絡先：〒700-0027　岡山県岡山市北区清心町1-24

An Adult Case of Deep Bite Treated with the Alexander Discipline

Akira Katayama

はじめに

Angle 分類のⅡ級2類症例は，Ⅱ級1類とは異なり上顎切歯が著しく舌側傾斜をしているため，overjet は過大でなく overbite が大きく過蓋咬合を呈する[1]．

過蓋咬合と臼歯部鋏状咬合は顎関節症の原因にも挙げられている[2~4]．

成人症例でⅡ級の臼歯関係を改善するのは難しいと考えられており，下顎小臼歯抜歯を回避して臼歯関係Ⅱ級のまま終了する傾向にある[5]．白歯関係を改善するにはこれまで顎間ゴムの使用が一般的であったが[6]，近年，歯科矯正用アンカースクリュー（以下，アンカースクリュー）が薬事承認を得たこともあり，アンカースクリューを用いて臼歯関係を改善した事例が報告されている[7,8]．

今回は両側大臼歯部に鋏状咬合を有する成人のⅡ級2類不正咬合症例においてアレキサンダーディシプリンに基づいて治療を行い[9]，アンカースクリューを用いてⅡ級の臼歯関係を改善し，安定した咬合を得られたので報告する．

症例概要

初診時：患者は22歳10か月の女性で，上顎前歯部の前突感を主訴に来院した．既往歴はなかった．

顔貌所見：正貌はほぼ左右対称で，側貌では上唇の突出がみられたが，ストレートタイプであった．口唇閉鎖は自然になされ，口唇閉鎖時にオトガイ部の緊張はみられなかった（*図1*）．

口腔内所見：正中はほぼ一致していた．上顎両側大臼歯が頬側傾斜，下顎両側大臼歯が舌側傾斜しており，上下両側第一・第二大臼歯は鋏状咬合を呈していた（*図2*）．

パノラマエックス線写真所見：上顎右側智歯は完全埋伏し，嚢胞様であった．下顎左右智歯は完全埋伏し根尖は下顎管に近接していた（*図3b*）．

セファログラム所見：SNA 87.8°，SNB 84.3°とともに＋1.5から＋2 SD であり，ともに前方位であった．ANB は3.5°と骨格性Ⅰ級関係であった．Mp-SN は20.4°と Low Angle Case であり，顔貌所見でも前下顔面高は小さかった．U1-SN は99.8°と上顎前歯に著しい舌側傾斜がみられた．L1-Mp は92.5°と標準的であった．IIA は147.4°と過大であった．軟組織分析では上唇が E-Line に対して−4.2mm，下唇は−2.6mm であった．模型分析などと併せて A-U6/NF(Lt.) は25.1mm，A-U6(Rt.) は23.1mm と左右差がほとんどなく，B-L6/Mp(Lt.)は28.6mm，B-L6/Mp(Rt.)は24.7mm であることからⅡ級の臼歯関係の左右差(1.9mm)は下顎左側第一大臼歯の遠心位が主な原因となっていた（*図3a*，*表1*）．

模型分析所見：犬歯関係は両側Ⅱ級，臼歯関係も両側Ⅱ級であった．上顎前歯は著しく舌側傾斜し overbite は6.2mm，overjet は5.2mm であった．上下両側第一・第二大臼歯は鋏状咬合を呈してい

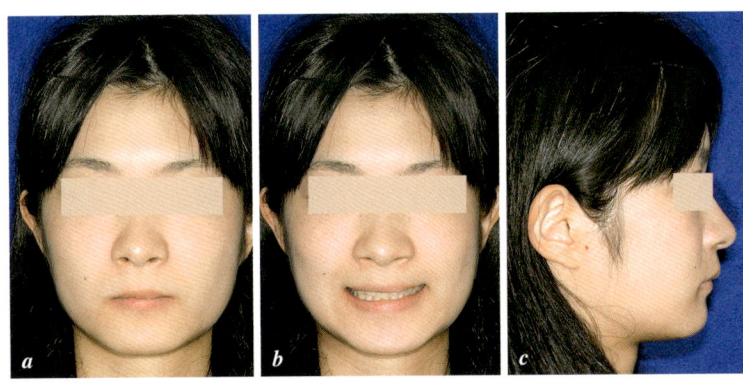

図1a～c　初診時顔貌写真．側貌はストレートタイプで上唇の突出とオトガイの若干の後退が見られた．

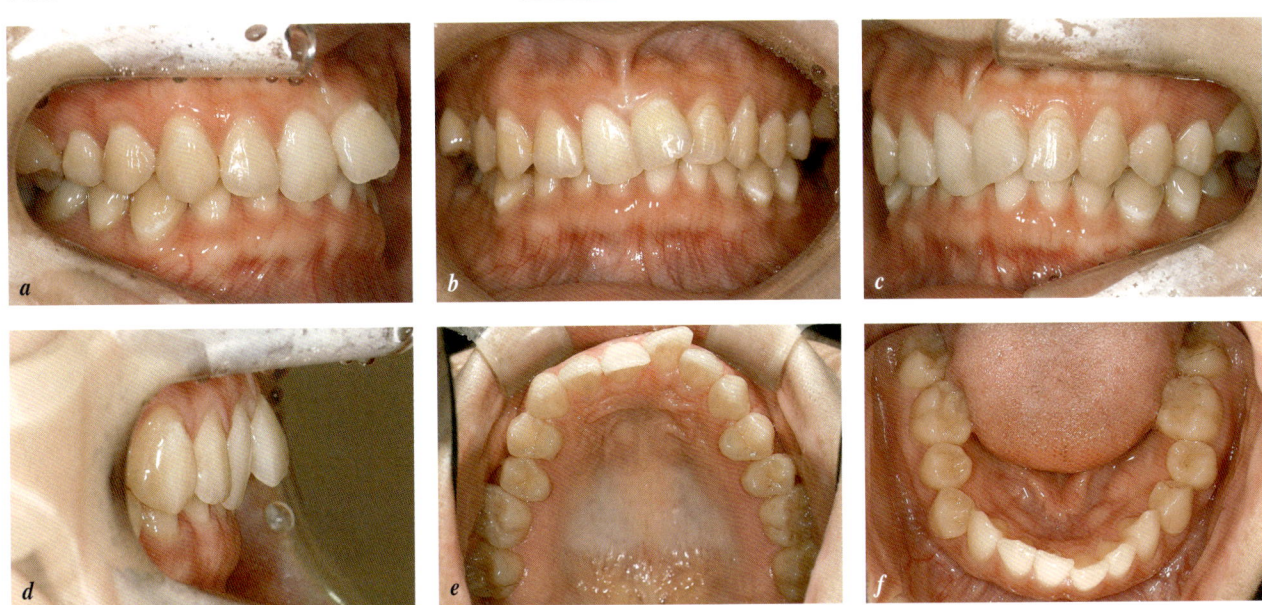

図2a～f　初診時口腔内写真．犬歯関係，臼歯関係とも両側Ⅱ級であった．上顎前歯は著しく舌側傾斜し，上下両側第一・第二大臼歯は鋏状咬合を呈していた．

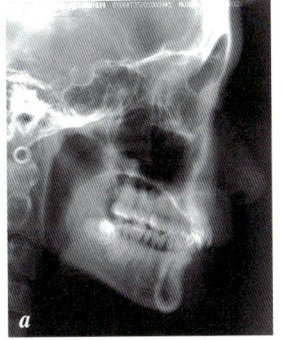
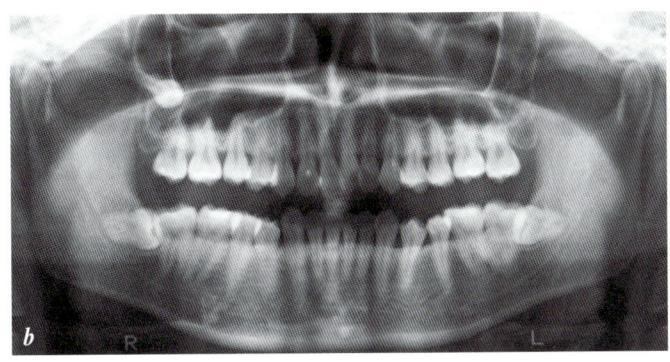

図3a, b　初診時の側貌セファログラム(a)およびパノラマエックス線写真(b)．上顎前歯が舌側傾斜しているが，骨格性Ⅰ級である．

た．下顎臼歯部は低位で下顎前歯部は挺出しており Spee の湾曲は左右ともに4.5mm であった．上顎の arch length discrepancy は3.1mm で下顎の arch length discrepancy は3.5mm であった．下顎のアーチフォームは鞍状であった(表2)．

顎関節症状：関節雑音，自発痛，開口障害などの顎関節症症状はみられなかった．開口量は44.6mm であった．

診断：本症例は軽度の叢生と上下両側第一・第二大臼歯の鋏状咬合をともなう Angle Ⅱ級2類，骨格性Ⅰ級，ローアングル，過蓋咬合症例と診断された．

治療方針

　上顎第一大臼歯にクアドヘリクス装置(以下，QH)を装着して同部の幅径を狭めながら口蓋側傾斜，

表1　セファロ分析値の変化

	標準値(成人女性)	初診時	動的治療終了時	保定6年後
SNA(°)	80.8	87.8	85.5	85.4
SNB(°)	77.9	84.3	82.9	82.1
ANB(°)	2.8	3.5	2.6	3.3
U1 to SN(°)	105.9	99.8	112.8	103.4
L1 to Mp(°)	93.4	92.5	97.2	93.3
Mp to SN(°)	37.1	20.4	22.8	22.3
IIA(°)	123.6	147.4	127.2	141.0
U1/NF(mm)	31.0	27.6	26.9	27.3
U6/NF(mm)	24.6	21.8	22.0	22.3
L1/Mp(mm)	44.2	41.6	40.0	40.6
L6/Mp(mm)	32.9	35.3	35.4	35.4
E-Line to Upper lip(mm)	0.0	-4.2	-5.8	-5.7
E-Line to Lower lip(mm)	-2.0	-2.6	-5.9	-5.6

表2　模型分析値の変化

	標準値(成人女性)	初診時	動的治療終了時	保定6年後
OJ(左右平均値)mm	2.99	5.2	4.5	4.7
OB(左右平均値)mm	3.18	6.2	3.9	5.5
犬歯関係 mm	―	Rt. II 2.2　Lt. II 5.9	Rt. I, Lt. I	Rt. I, Lt. II 3.1
臼歯関係 mm	―	Rt. II 2.6　Lt. II 4.5	Rt. I, Lt. I	Rt. I, Lt. I
下顎犬歯間幅径 mm	―	24.7	27.2	26.9
6〜6幅径(口蓋側) mm	―	41.1	34.9	35.3

下顎第一大臼歯にバイヘリックス装置(以下，BH)を装着して同部を頬側傾斜させて左右大臼歯部の鋏状咬合を改善する．

　上下歯列にアレキサンダーブラケットを装着し配列する．左側のより強いⅡ級の臼歯関係を改善するため，下顎左側は第二小臼歯を抜去して下顎第一小臼歯遠心にアンカースクリューを植立し，遠心位にある左側大臼歯部の近心移動を行い(*図4*)，その他は第一小臼歯を抜去して顎間ゴムを用いてⅡ級の臼歯関係の改善を図る．下顎両側智歯を抜去し，上顎右側智歯については経過観察とする．

　下顎のスピーカーブを改善するため，下顎のアーチワイヤーにリバースカーブを組み込んで下顎前歯の圧下と下顎臼歯部の挺出を図り，上顎は前歯牽引時に上顎前歯が挺出するのを防ぐのと同時に，前歯を唇側傾斜させるため，アーチワイヤーにスピーカーブを組み込む．

　以下，アレキサンダーディシプリンの中でも安定性を高めるための治療目標である「矯正治療を成功に導く15の鍵」に留意して治療する(*表3*)[9]．

治療経過

　まず，下顎両側智歯を抜去した．つづいて上顎第一大臼歯にQHを装着，下顎第一大臼歯にはBHを装着して大臼歯部の鋏状咬合を改善しながら(*図5a*)，上下顎歯列に0.018×0.025(inch.以下略)スロットのマルチブラケット装置(AOアレキサンダーシステム)を装着し，0.014ニッケルチタン合金のワイヤーで歯列のレベリングを開始した(*図5b, c*)．上下顎大臼歯の咬合干渉を排除するために上顎第一・第二小臼歯の咬合面は即時重合レジンで覆い，咬合挙上を行った(*図5c*)．

　約1年後，鋏状咬合が改善したので，上顎QHと下顎BHを撤去し(*図5d*)，上下顎左右小臼歯の抜去を行った．0.017×0.025ステンレススチールワイヤーの臼歯部をリデュースし，スライディングメカニクスにてリトラクションを開始して(*図5e*)，Ⅱ級

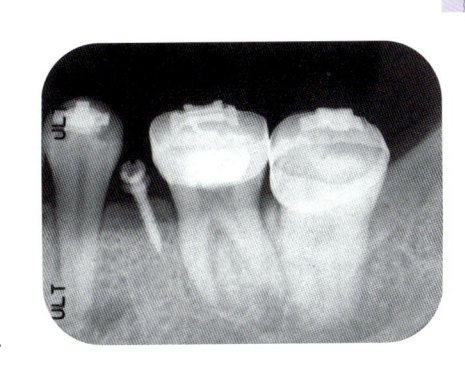

図4　アンカースクリューによる下顎左側第一大臼歯の近心移動.

表3　矯正治療を成功に導く15の鍵(抜粋)(参考文献9より)

セファログラム	L1-Mp	唇側傾斜は3°までとする
	SN-Mp	維持する. 非常に小さい症例では増加させる
	U1-SN	101°〜105°が理想だがSN-Mpが非常に小さい症例では増加する
	IIA	130°〜134°とする
模型分析	下顎犬歯間幅径	なるべく保つこと. 拡大は1mmまでとする
	上顎大臼歯間幅径	34mm〜36mmとする
	下顎歯列	スピーカーブを取り平坦にする
パノラマエックス線写真	下顎大臼歯	アップライトする
	歯根のポジショニング	上下前歯歯根は遠心傾斜すること

ゴムを用いて臼歯関係の改善を行った. 左側はⅡ級の臼歯関係を改善するため, 下顎左側第二小臼歯の抜去部位にアンカースクリューを植立(ISA JA φ1.6mm ×8.0mm, バイオデント)して下顎左側大臼歯部の近心移動を行った(図4). 抜歯空隙が閉鎖した後, ディテーリングを行い, 上下マルチブラケット装置を撤去した. 動的治療期間は3年8か月であった. 保定装置は上下前歯部に接着性舌側リテーナーと上下ラップアラウンドリテーナーを装着した(図7).

治療結果

顔貌所見：E-Line to Upper lip が−4.2mm から−5.8mm へとなり, ナゾラビアルアングルが増加して上唇の突出感が改善した(表1, 図6).

口腔内所見：下顎前歯は圧下, 下顎臼歯は挺出され下顎のスピーカーブが改善した. Overjet は5.2mm から4.5mm となり, overbite は6.2mm から3.9mm となった(表2). Ⅱ級の臼歯関係および犬歯関係はⅠ級に改善された. 両側大臼歯部の鋏状咬合が改善した(図7).

パノラマエックス線写真所見：上下顎前歯部に若干

の歯根吸収が認められたものの, 歯槽骨の水平的骨吸収はみられなかった. 上下顎前歯部歯根は遠心傾斜し, 下顎第一大臼歯はアップライトされた(図8b).

セファログラム所見：U 1 -SN が99.8° から112.8°へ増加し(表1,3)[9], IIA は147.4° から127.2° となった(表1). U 1 /NF は27.6mm から26.9mm と圧下されU 6 /NF は21.8mm から22.0mm へと挺出した. L 1 /MP は41.6mm から40.0mm と圧下されL 6 /MP は35.3mm から35.4mm と挺出した. Mp to SN は20.4°から22.8°となった. Overbite が6.2mm から3.9mm となった(表1).

模型分析所見：上下両側第一・第二大臼歯の鋏状咬合は改善された. 犬歯関係と臼歯関係は左右ともⅠ級になった. Overbite は4.5mm, overjet は3.9mm となった. 下顎の Spee の湾曲は左右ともに1.5mm となった(表2).

顎関節症状：関節雑音, 痛み, 開口障害などの関節症状はみられなかった. 開口量は45.2mm であった.

保定状態：現在保定開始後6年8か月経過している. U 1 -SN は112.8° から103.4°へ, L 1 -Mp は97.2°から93.3°へ, IIA は127.2° から141.0° となった(表1). E-Line to Upper lip は−5.7mm となり, overbite は3.9mm から5.5mm, overjet は4.5mm から4.7mm と

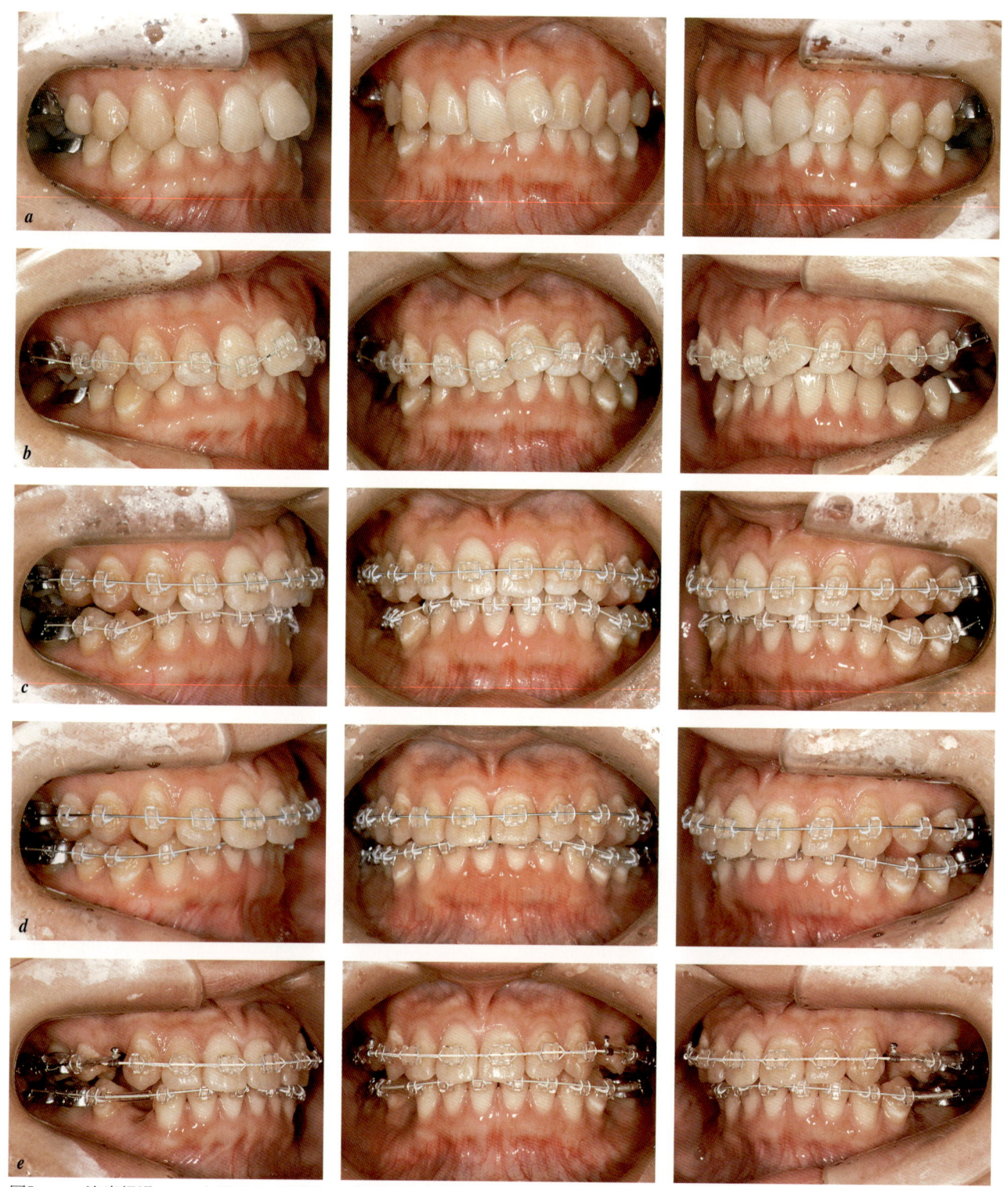

図5a〜e　治療経過．*a*：上顎 QH，下顎 BH 装着，*b*：上顎 DBS，*c*：下顎 DBS，上顎臼歯部バイトアップ，*d*：1年後，両側大臼歯部の鋏状咬合が改善した，*e*：上下顎小臼歯抜歯後．

なった(表1)．
　上顎左側犬歯遠心に1.8mm のスペースができて犬歯関係は左側が I 級から II 級へとなったが，犬歯誘導は維持されている(図10，表2)．臼歯関係は I 級で適切な状態が保たれており，緊密な咬合状態は保たれている．上顎の正中が右側へ1.5mm 偏位した(図10，表2)．上下顎前歯部歯根の遠心傾斜は後戻りしたが，下顎第一大臼歯のアップライトは保たれている(図11)．

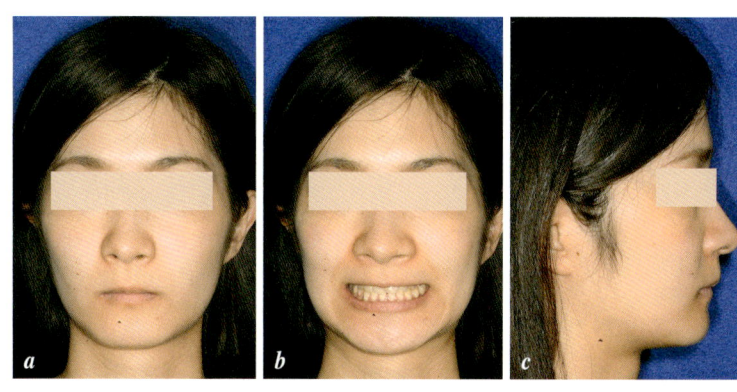

図6a〜c　ブラケット装置除去時の顔貌写真．ナゾラビアルアングルが大きくなり，上唇の突出感が改善した．

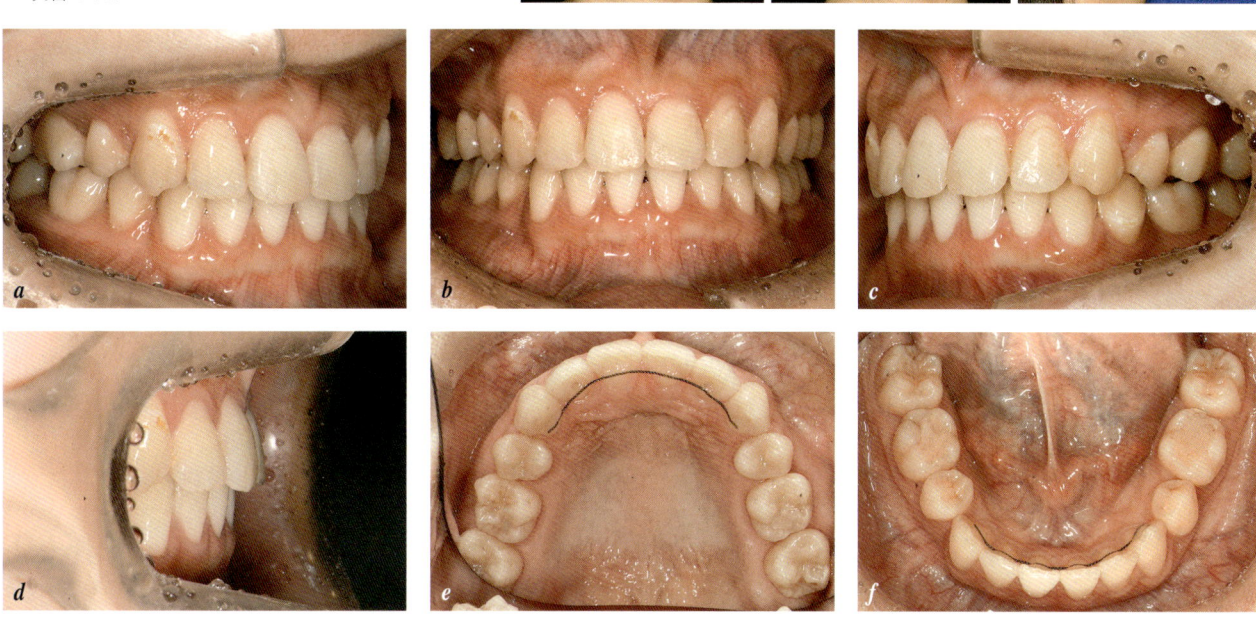

図7a〜f　ブラケット装置除去時の口腔内写真．両側大臼歯部の鋏状咬合が改善された．Ⅱ級の臼歯関係はⅠ級に改善され，緊密な咬合関係が得られた．

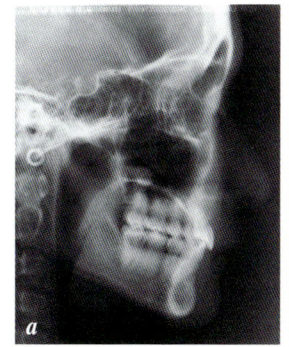
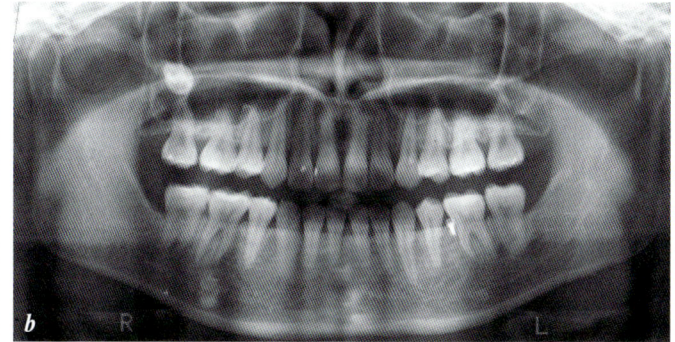

図8a, b　ブラケット装置除去時の側貌セファログラム（a）およびパノラマエックス線写真（b）．適切な overjet, overbite が獲得された．上下前歯の歯根は適切に開大し，下顎第一大臼歯はアップライトされている．

考察

アレキサンダーディシプリンの「矯正治療を成功に導く15の鍵」を守って治療したことで，安定した咬合と顔貌が得られたと考えられる（表3）[9]．

上顎のアーチワイヤーにスピーカーブ，下顎のアーチワイヤーにリバースカーブを組み込んで治療したことで上下顎臼歯部が挺出し，下顎下縁平面が時計回りに回転したことで，開大，上下顎前歯が圧下されたことと併せて overbite が6.2mm から3.9mm となり過蓋咬合が改善されたと考えられる．顎間ゴムを用いてⅡ級の臼歯関係の改善を行ったが，Ⅱ級傾向の強い左側の下顎大臼歯を，アンカースク

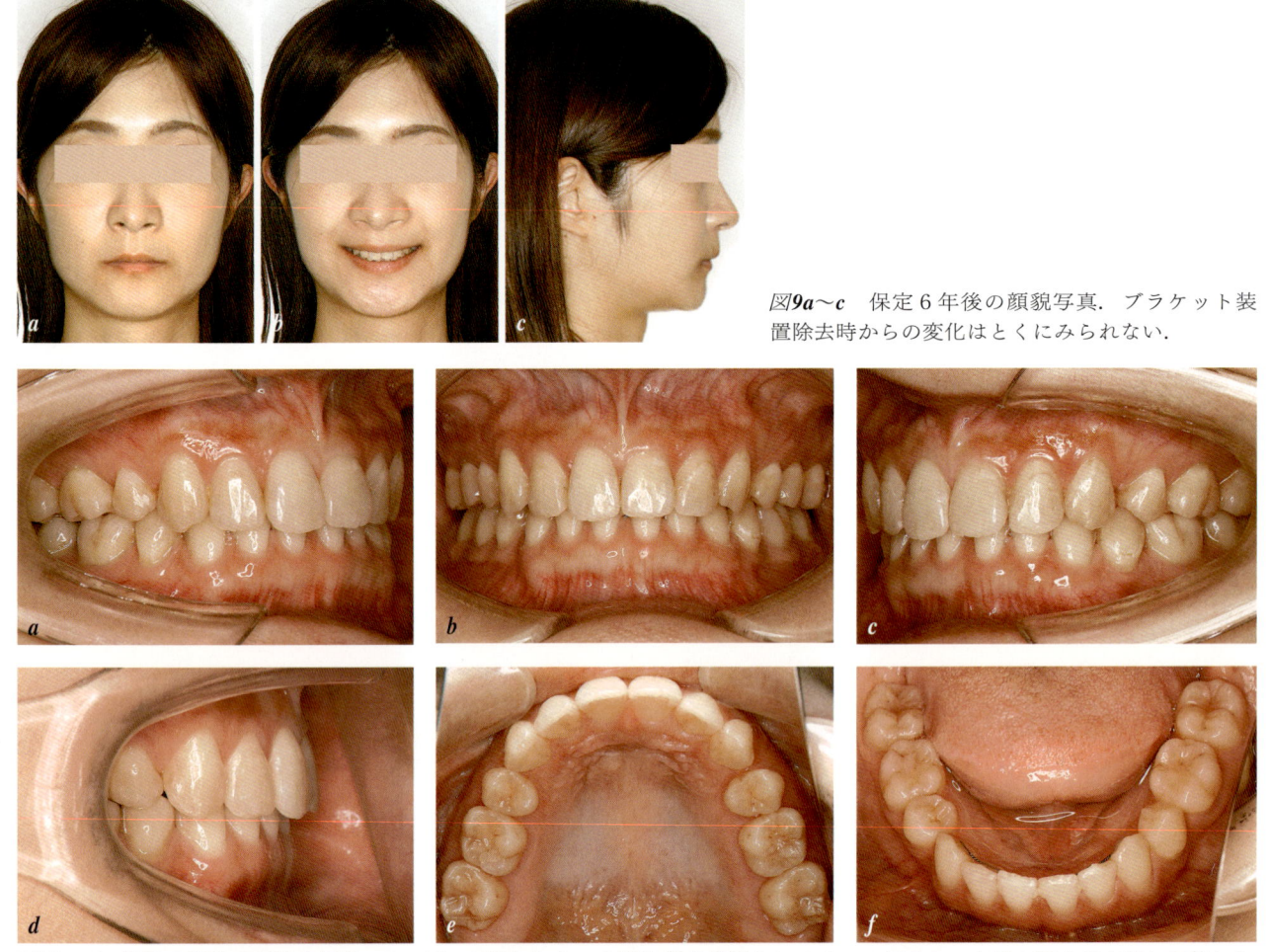

図9a〜c　保定6年後の顔貌写真．ブラケット装置除去時からの変化はとくにみられない．

図10a〜f　保定6年後の口腔内写真．Overbiteが増加した．上顎左側犬歯遠心にスペースができ，上顎の正中が右側に偏位したが，緊密な咬合関係は維持されている．

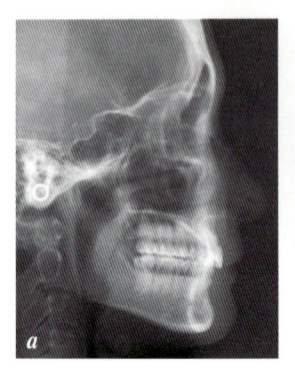
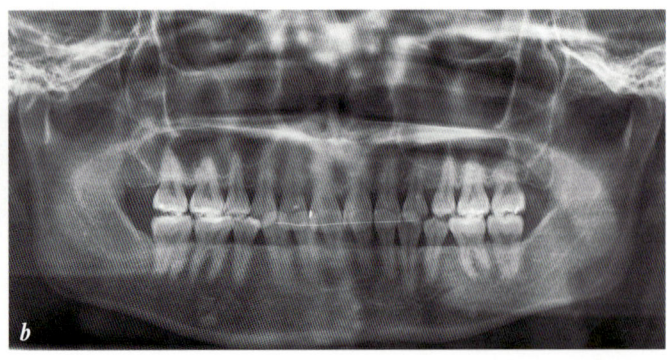

図11a, b　保定6年後の側貌セファログラム（a）およびパノラマエックス線写真（b）．Overjetが若干減少し，overbiteが増加した（a）．上下前歯歯根の遠心傾斜は後戻りしたが，下顎第一大臼歯のアップライトは維持されている．

リューを用いて近心移動することで，Ⅰ級関係が獲得でき，安定した咬合関係が獲得できた．

　鋏状咬合の改善は上顎 QH，下顎 BH を用いて行った．上顎大臼歯部の口蓋側と下顎大臼歯部の頬側にアンカースクリューを埋入して改善を行う方法も報告されており，アンカースクリューを用いれば

よりスピーディーに治療が行えたかもしれない[10]．

　保定6年経ち，改めて治療を振り返る．

・左側犬歯遠心にスペースができたが，保定開始後に上顎前歯の辺縁隆線の削合と下顎前歯の歯冠をディスキングすることで防げたかもしれない．

・上下前歯の歯根の遠心開大が後戻りしているが，

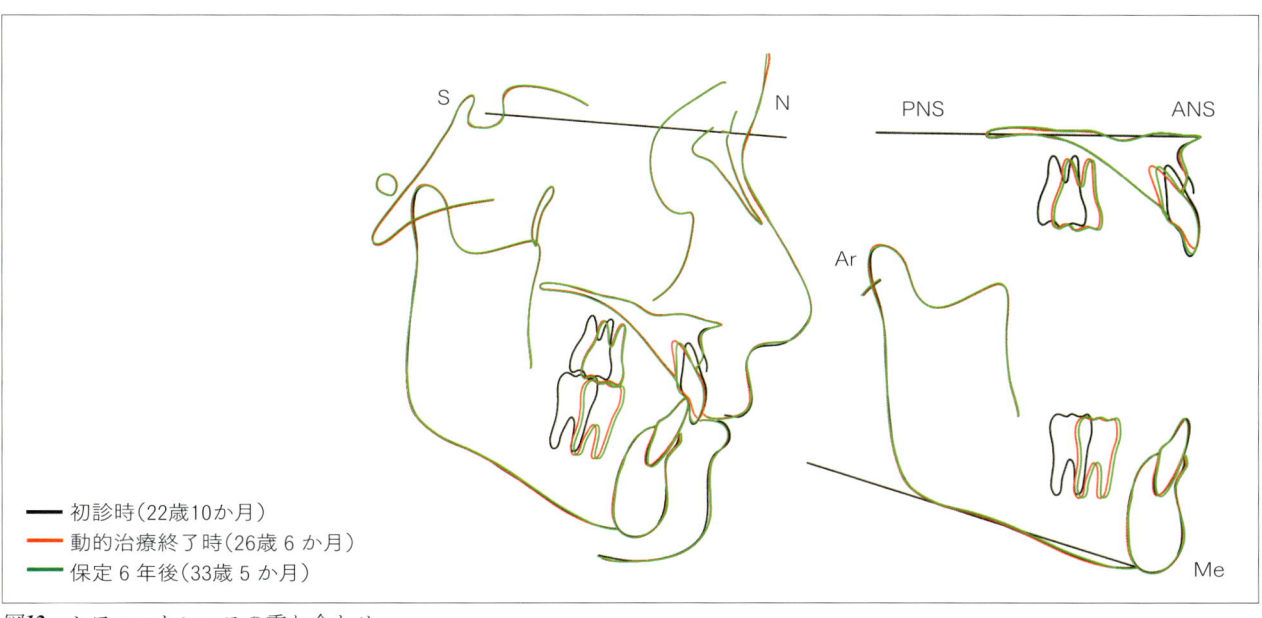

S N PNS ANS

Ar

Me

―― 初診時（22歳10か月）
―― 動的治療終了時（26歳 6 か月）
―― 保定 6 年後（33歳 5 か月）

図12　セファロトレースの重ね合わせ.

歯根の遠心への傾斜が不十分であったと思われる.
・動的治療終了時に比べて上下大臼歯（U 6 /NF と
　L 6 /Mp）が圧下され，上下前歯（U 1 /NF と L 1 /
　Mp）は挺出して舌側傾斜して IIA が大きくなり，
　overjet は小さく overbite は大きくなり，下顎下
　縁平面角は小さくなった．これは過蓋咬合であっ
　た初診時の状態に後戻りしつつあるが，本症例は
　ローアングルケースで咬合力が強いことが原因と
　思われる．保定装置にバイトプレート機能を組込
　むなど考慮をするべきであった．

まとめ

　アレキサンダーディシプリンに基づいて治療する
ことで，安定した咬合と適切な顔貌が得られること
が示唆された．アンカースクリューは従来困難で
あった歯の移動に有用であることが示唆された．

謝辞
　アレキサンダーディシプリンをご教授くださりご指導く
ださいました故・ウィック・アレキサンダー先生，アレキ
サンダー研究会の先生方に深謝いたします．

参考文献

1．関口秀二，安念抱一，小椋啓司，森田修一，石井英司．II級 2 類の 2 治療例．東日本歯誌．1988；（ 1 ）：27-38.
2．寺田康雄，丹根一夫，田中栄二，柴口竜也，作田守．顎関節症を伴う不正咬合患者の顎顔面形態．日顎誌．1994；6 (3)：419-30.
3．田中栄二，丹根一夫，作田守．不正咬合患者の矯正科初診時における顎関節症の統計学的研究．日顎誌．1992；4 (2)：239-51.
4．平下斐雄．成人矯正と顎関節症．日歯評論．1980；453：119-27.
5．飯田賀代．成人Angle II 級 1 類叢生症例．日舌側矯歯会誌．2011；22：56-63.
6．William R.Proffit（著）．髙田健治（訳）．新版　プロフィットの現代歯科矯正学（第 1 版）．東京：クインテッセンス出版．2004：427-41.
7．佐藤嘉晃，飯田順一郎．歯科矯正治療の固定源としてのインプラントの応用．北海道歯誌．2006；27（ 1 ）：45-6.
8．武笠友里香，森川泰紀，西井康．歯科矯正用アンカースクリューを用いた上下顎大臼歯の近心移動により先天性部分無歯症患者の空隙歯列を治療した症例．歯科学報．2022；122（ 2 ）：183-90.
9．R.G. "Wick" Alexander（著），浅井保彦，黒田康子（監訳），加藤博重，小山勲男，堀内敦彦，正木史洋（訳）．アレキサンダーディシプリン20の原則．東京：クインテッセンス出版．2012：22-9.
10．黒田晋吾．歯科矯正用アンカースクリュー"アブソアンカー II "の臨床応用．In：クインテッセンス出版（編）．臨床家のための矯正YEARBOOK2013．2013：21-8.

[スタディグループ筒井塾]

顎口腔機能障害をともなう過蓋咬合症例への対応

筒井武男

福岡県開業　筒井歯科・矯正歯科医院
連絡先：〒807-0825　福岡県北九州市八幡西区折尾3-1-5

A Case Report of Deep Overbite with Stomatognathic Dysfunction

Takeo Tsutsui

はじめに

　顎口腔機能障害は，う蝕・歯周疾患に次ぐ第3の歯科疾患と言われ，患者数や認知度も増大している．矯正治療は患者に侵襲を与える全顎治療であり，潜在的に顎口腔機能障害を抱えているかいないかで治療結果や予後を大きく左右すると考えている．その中で，①機能障害と審美障害，②先天的要素と後天的要素，③個体差という3つのkeywordをいつも念頭に置いて臨床を行っている．

1）機能障害と審美障害

　不正咬合の対応は，症例によってそれぞれ違う．しかし，どの不正咬合の治療において変わらないものは，まず不正咬合を機能異常と審美異常に分けて考えることである．優先順位としては，顎関節や下顎位の診断も含めた顎口腔機能異常を改善するための診査診断・治療方針の立案を行い，その上で審美的な要件を改善していくことが重要である．

2）先天的要素と後天的要素

　各々の不正咬合に占める先天的要素と後天的要素の割合が違うと考えている．先天性の部分は，「歯冠幅径」「遺伝性の骨格」「上顔面・中顔面・下顔面の割合」などであり，後天性の影響は，歯列にとって良くない生活習慣である「吸指癖」「咬爪癖」「口唇癖」「頰杖」「睡眠姿勢」などの悪習癖（態癖）と加齢にともなう咬耗や咬合高径・筋力の低下である．

　顎関節症をともなう過蓋咬合症例や下顎後退をともなう上顎前突症は，生活習慣や加齢などの後天性の要因が強い症例も多い．しかし，骨格性下顎前突は遺伝的な要因など先天性の要因が強い不正咬合である場合が多い．それぞれ変えることができる要件・変えることができない要件があることを，理解しながら臨床を行っている（*図1*）．

3）個体差

　個体差とは，同一種生物の個体間にみられる身体的および心的特性差異と定義されている．歯科領域は「歯」だけを扱うものではなく，その基盤となる顎顔面領域があってからの口腔である．患者は百人百様でまったく同じ「顔」はこの世には存在しない．従って，「顔」の個体差の中で起きてくる障害・結果もそれぞれ違うだろう．私たちは，①骨格（Skeletal），②筋肉（Muscle），③咀嚼（Chewing：日本人は多くはGrinding typeに大別される）の3つの要素を重視して症例を類型化している（SMC分類）．患者の特徴や病態を大まかでもよいので，分類することで診断・治療方針立案・予後の予測が簡便になってくる（*図2*）．

顎口腔機能障害の診断を含めた矯正治療の実際

　診査診断・治療方針立案の実際の治療手順として，①顎関節，②下顎位，③歯列形態，④咬合面形態の

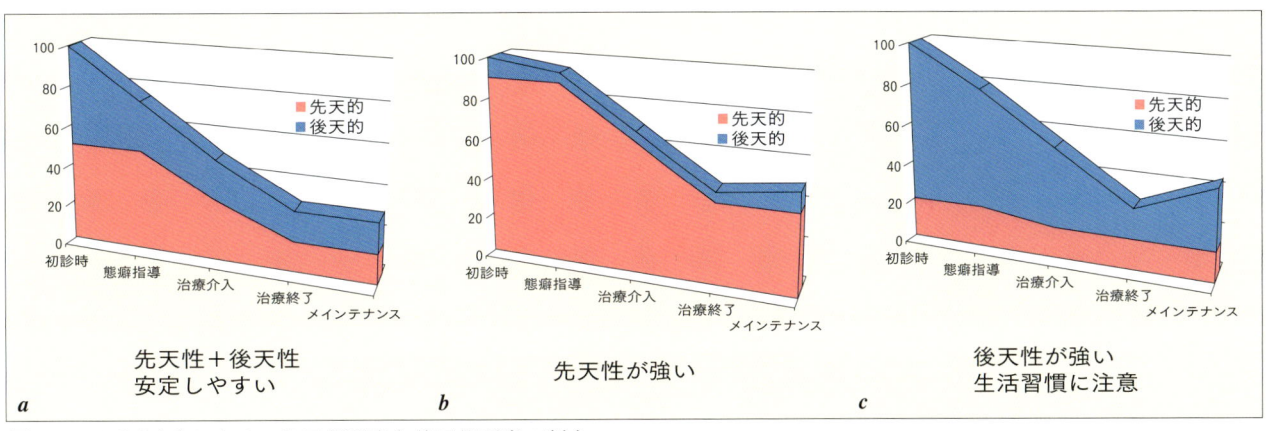

図1a〜c　不正咬合に占める先天的要素と後天的要素の割合.

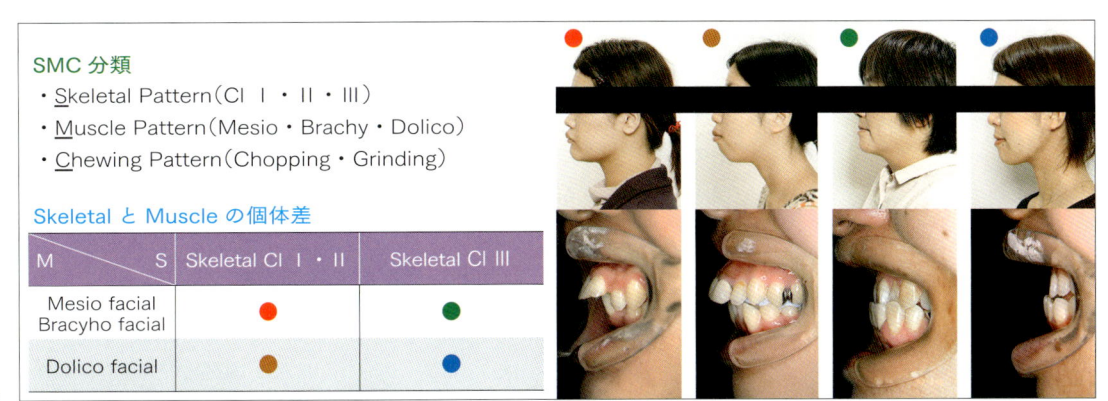

図2　SMC 分類.

順で進むように考えている．具体的には，顎関節の状態（全体的な形態，関節円板の位置・形態，退行性病変の有無）はどうなのか？　下顎位（全身の中で最適なリラックスした筋肉位：Relax Position；以下 R.P）はどこなのか？　上下顎歯列形態（咬頭嵌合，上下歯列弓形態，三次元的な平面）はどう変形しているのか？咬合面形態（不良補綴装置，咬耗，咬頭干渉の有無）はどうなのか？　Bottom から診断・治療方針を組むことで順序立てて治療を行うことができると考えている．そして，顎関節や下顎位などの Bottom に問題がある場合，治療難易度の上昇・術後安定性の低下など術中・術後にさまざまなトラブルが発生する．前述したように，矯正治療は患者に侵襲を加える全顎治療であり，リスクマネジメントの意味も含めて初診時における顎関節・下顎位の診査診断が，非常に重要であると考えている（図3）.

症例

初診：24歳5か月，女性（2015年2月）
主訴：前歯の隙間が気になる．顎の関節から音がす

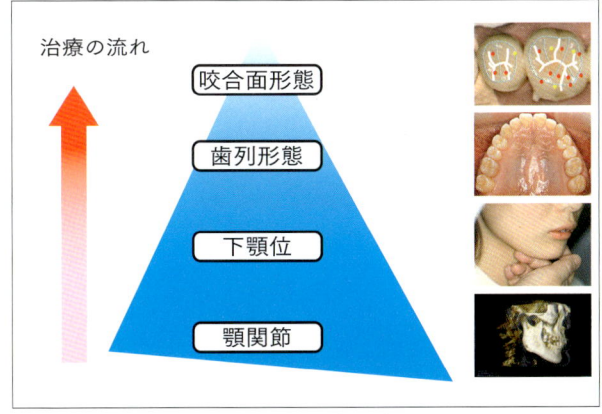

図3　顎口腔機能障害に対する治療の流れ.

る．痛みがある．

現症：右側顎関節に大きく開けた時にカクンと音がする．開口時やかみしめた時に痛む時がある．起床時や食事後に顎の筋肉が疲れていると感じる．

既往歴：5年前より右側顎関節の音が気になり始めた．開口時の引っかかる感じは3年くらい前からしている．歯科医院に行ったが，音はいつか消えるのでそのままで良いと言われた．

顔面所見：正貌において下顎は右方偏位しており，下顎正中は顔面正中に対して1.5mm 右偏していた.

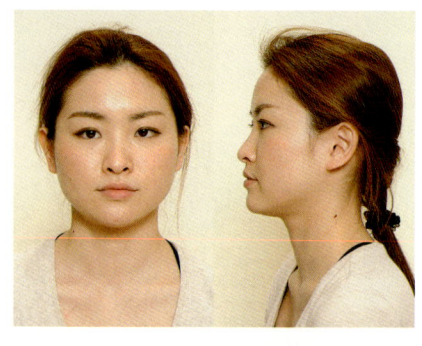

図4　初診時顔面写真(2015年2月).下顎骨は右方偏位しており,口腔周囲筋の過緊張が認められる.顔写真は患者の了解を得て掲載している.

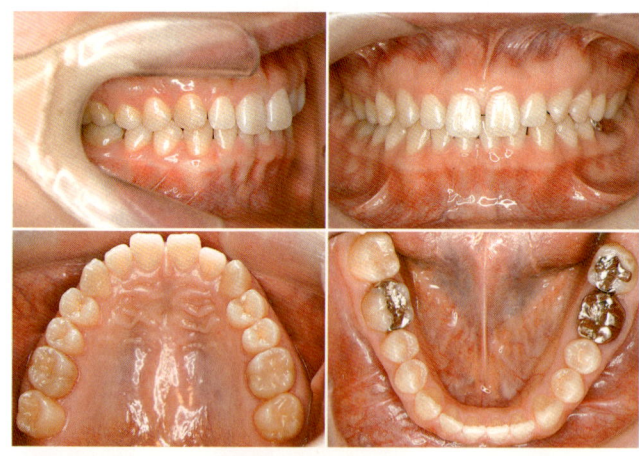

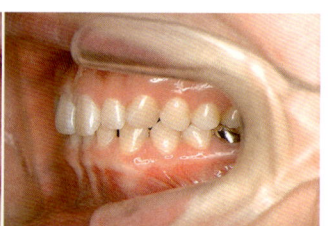

図5　初診時口腔内写真(2015年2月).上下歯列弓 Box 型・空隙歯列弓で,下顎正中は顔面正中に対して1.5mm 右偏している.

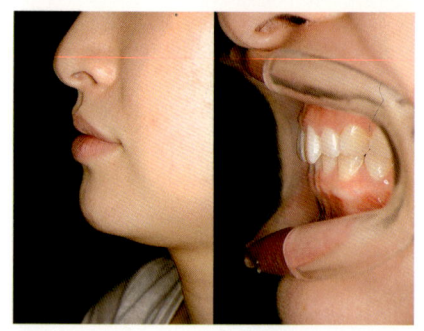

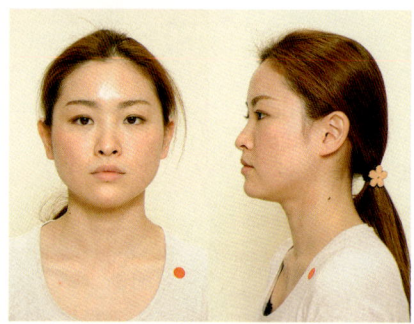

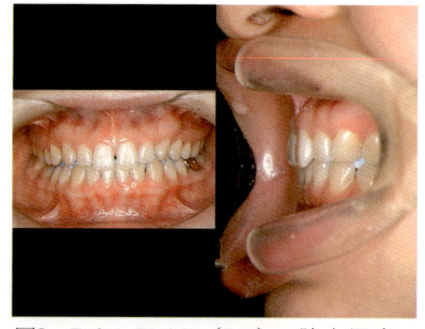

図6　初診時側貌写真(2015年2月).側貌は straight type.上下口唇の緊張を認める.

図7　Relax Position(R.P)顔面写真.ICP と比べて中下顔面の右方偏位が緩解する.

図8　Relax Position(R.P)口腔内写真.ICP と比べて左前方に位置する.

側貌は straight type であった.下顎角,咬筋が張っており,持って生まれた筋肉系が強いタイプであった.上下口唇が薄くタイトで,口角右上がり,右鼻唇溝深い.中下顔面が右方偏位しており,中下顔面の歪みを内蔵している(図4).

口腔内所見：上下歯列弓 Box 型・空隙歯列弓で,歯肉は薄くプラークコントロールは悪くない.また,上下顎前歯が舌側傾斜しており,下顎正中は右側に偏位している.左右側臼歯部は舌側傾斜しており,左右側犬歯,とくに$\underline{3}$は舌側に傾斜し,上顎前歯は挺出している(図5,6).

Relax Position(全身の中で最適なリラックスした筋肉位)：咬頭嵌合位と比べて2mm 左前,上下前歯の咬耗は R.P と一致する.右口角上がり・右鼻唇溝の深さ・中下顔面の右側偏位が緩解する(図7,8).

パノラマエックス線写真所見：$\overline{6|6}$ $\overline{7}$失活歯.エンド病変は見当たらないが,$\overline{6}$に大きなメタルコアが存在する.ペリオ,エンドについての自覚症状は訴えられていない.右側の関節突起の方が少し短い(図9).

セファログラム所見：

骨格系：水平的な顎間関係としては,A 点・B 点ともに標準であり,ANB は＋2.0°とやや小さい値を呈していた.垂直的な顎間関係としては,FMAが25.0°と標準値で Gonial angle は119.5°と小さい値を示し,顎態は Brachyfacial pattern であった.

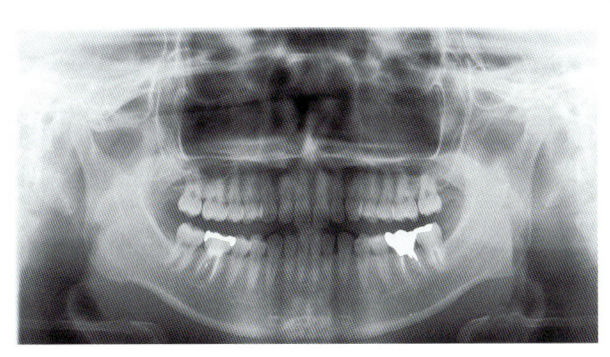

図9 初診時パノラマエックス線写真（2015年2月）. 6|6 7 失活歯, 6 に大きなメタルコアが存在する.

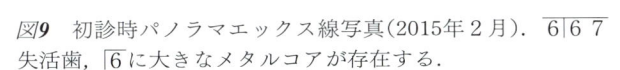

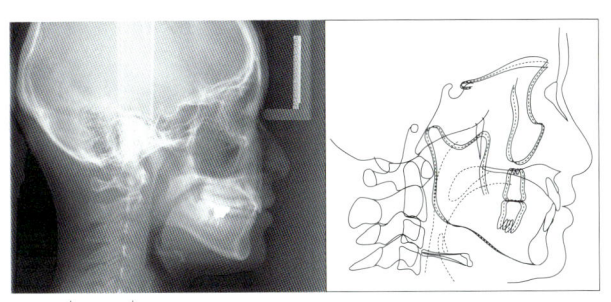

図10a 図10b 図10c

図10a〜c 初診時セファログラム（2015年2月）. Skeletal Cl Ⅰ, Brachyfacial pattern.

計測項目		治療開始24Y6M
骨格系	SNA	82.5
	SNB	80.5
	ANB	2.0
	Facial angle	86.5
	Y-axis	63.0
	FMA	25.0
	SN-MP	30.0
	Gonial angle	119.5
歯系	Occ. Plane to SN	13.0
	U1 to SN	104.0
	IMPA(L1 to MP)	85.0
	FMIA	70.0
	Interincisal angle	141.0
	U1 to A-Pog (mm)	5.5
	L1 to A-Pog (mm)	2.5
軟組織	E-line:Upper (mm)	-4.0
	E-line:Lower (mm)	-2.0

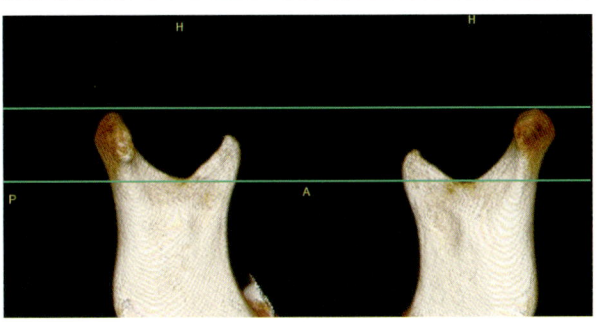

図11 初診時 CBCT TMJ Volume Rendering 画像（2015年2月）. 右側下顎頭は左側に比べて短く変形しており, 両側顎関節空隙の狭小化を認める.

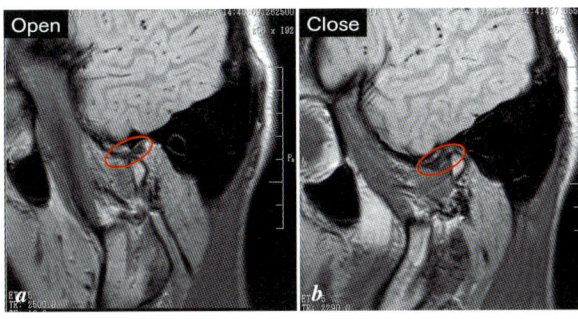

図12a, b 初診時右側顎関節 MRI 画像（2015年3月）. 右側顎関節復位性関節円板前方転位. 軽度の joint effusion の疑いがある.

所見
Right disc position：disc は, SAGITTAL(close)において前方位, SAGITTAL(open)においては condyle 上に位置しています.

Left disc position：disc は, ほぼ正常範囲内ではないでしょうか.

COMMENT：
1. 右側 disc は SAGITTAL(close)において前方位, SAGITTAL(open)においては復位を認めます.

2. 閉口位において右側関節頭は, 関節窩内の後方に位置しています.

3. T2強調画像において, 右側関節腔に軽度の線状の高信号領域を認めます（軽度の joint effusion 疑う）

読影結果
右側顎関節症
Right disc position：復位をともなう前方転位

図13 初診時 MRI 所見（2015年3月）.

歯系：上顎前歯は U1 to SN, U1 to A-Pog ともに標準値を示していた. IMPA は85.0°と小さい値を示し, 下顎前歯は舌側傾斜を呈していた（図10）.
CBCT 所見：右側下顎頭は左側に比べて短く変形しており, 右側筋突起は左側に比べて大きい. また,

両側顎関節空隙の狭小化を認める（図11）.
MRI 所見：右側顎関節復位性関節円板前方転位の診断結果であった. また, 右側関節腔に軽度の joint effusion を疑う. 左側顎関節は正常とのことであった（図12, 13）.

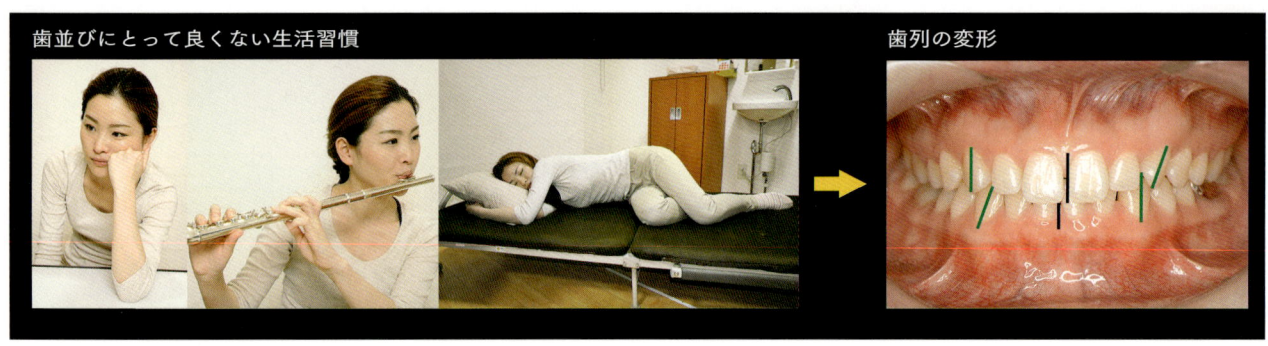

図14　不正咬合と生活習慣の関係.

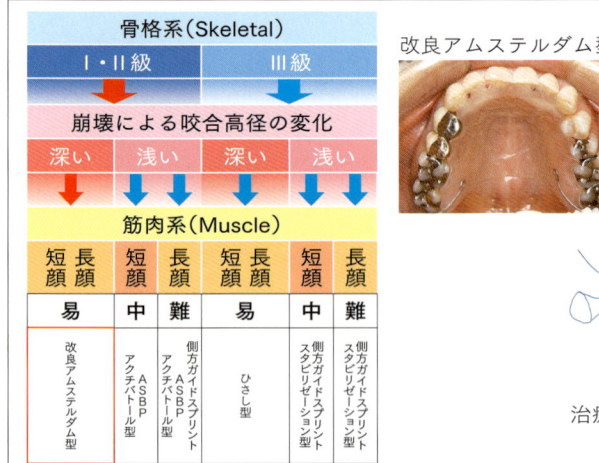

図15　治療難易度とスプリントの選択をまとめたフローチャート.

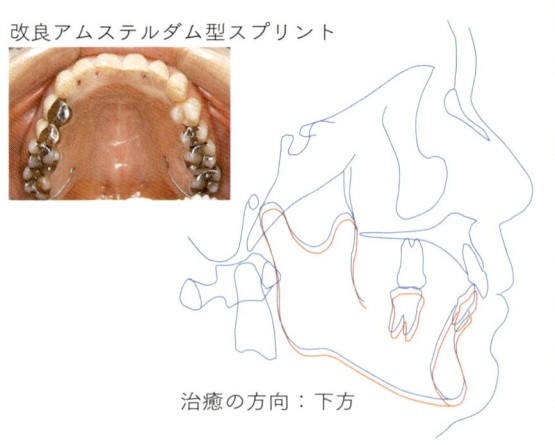

骨格系（Skeletal）			
Ⅰ・Ⅱ級		Ⅲ級	
崩壊による咬合高径の変化			
深い	浅い	深い	浅い
筋肉系（Muscle）			
短顔 長顔	短顔 長顔	短顔 長顔	短顔 長顔
易	中 難	易	中 難

改良アムステルダム型スプリント

治癒の方向：下方

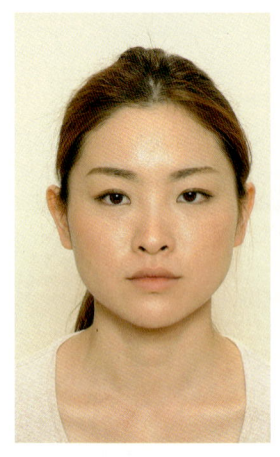

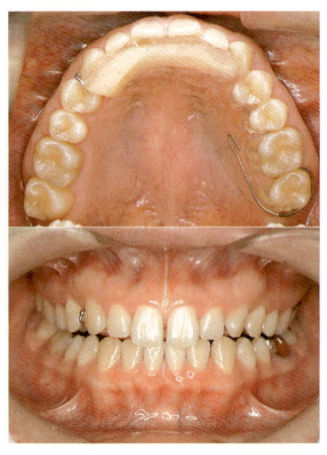

図16　片側ミニスプリントを装着した（2015年4月）.

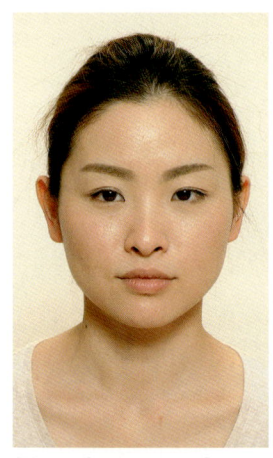

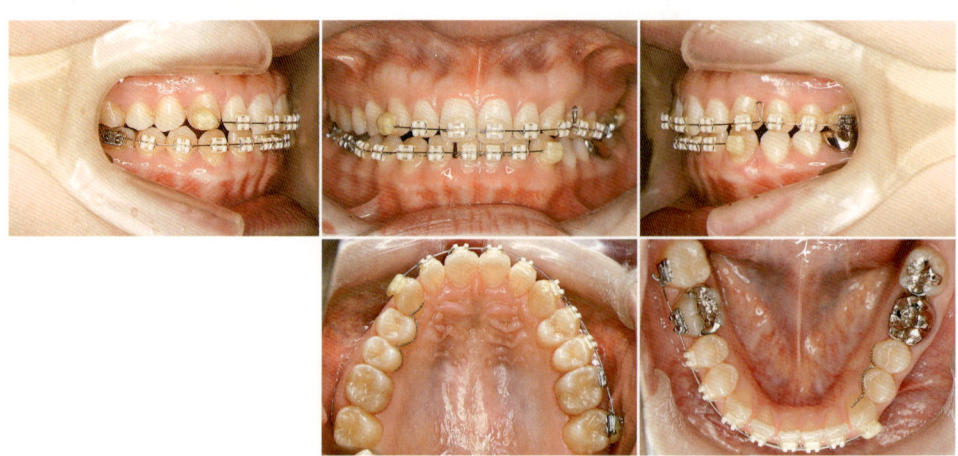

図17　上下マルチブラケットによる片側拡大およびレベリング開始（2016年1月）．スプリントを一旦中止し，歯の移動を始めたことで一時的に下顎位が不安定になる．上下顎ともに.012SS を使用.

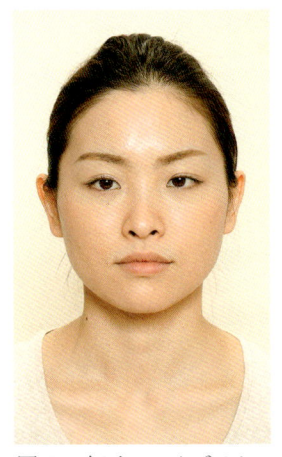
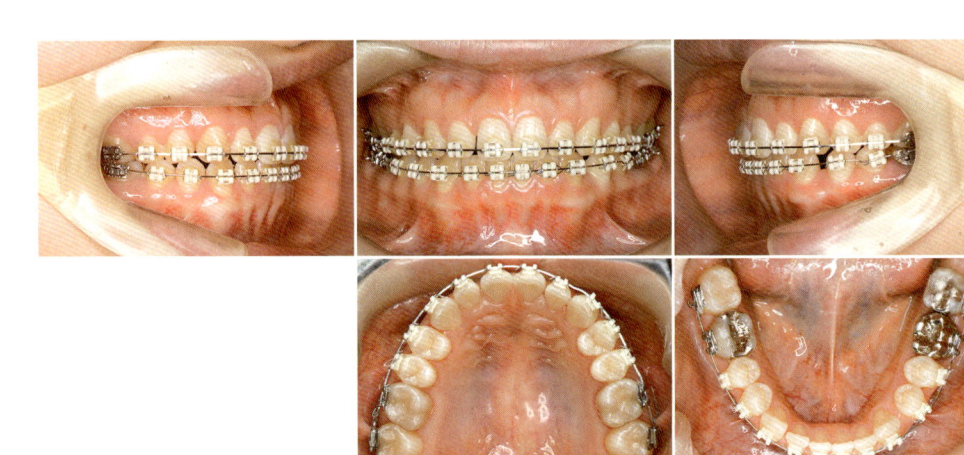

図18　上下マルチブラケットによる片側拡大が終了（2016年11月）．未装着の臼歯部にもブラケットを装着し，再レベリング・空隙閉鎖を行う．「6 A斜面が干渉してきたため，形態修正を行う．上顎は.016×.016ブルーエルジロイ（JM Ortho），下顎は.014SSを使用．

図19　上顎の咬合平面是正のため，歯科矯正用アンカースクリューを植立し，｜6の圧下を行う（2017年 5 月）．上下顎ともに.016×.016ブルーエルジロイを使用．

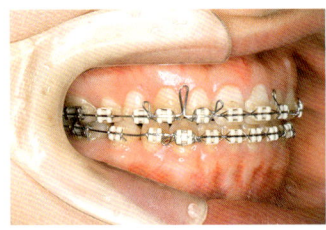
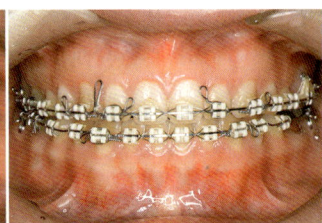
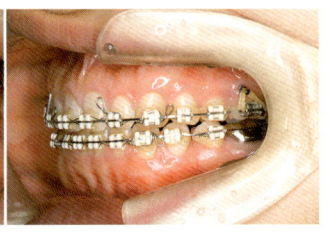

模型所見：大臼歯関係は左右側ともに Angle Ⅰ級であったが犬歯・小臼歯関係はⅡ級を呈している．Overjet は＋2.0mm，overbite は＋4.5mm であった．上下顎歯列弓は Box 型で上顎臼歯前歯部に空隙を認める．

生活習慣：右向き寝，右手・左手を枕にする，左頬杖，口唇巻き込み，以前フルートをしており，口唇タイトにする．クレンチングの自覚があり，舌突出癖を認める（*図14*）．

診断：生活習慣により上下歯列弓の変形・下顎位の右方偏位を起こし，右側顎関節復位性関節円板前方転位と後天的に過蓋咬合を起こしたものと診断した．

・過蓋咬合
・顎関節円板障害，右側顎関節復位性関節円板前方転位
・生活習慣による下顎右側偏位，上下顎歯列弓の変形
・上下顎 Box 型歯列，口唇巻き込みによる上下顎前歯舌側傾斜
・横向き寝，頬杖による上下顎臼歯部舌側傾斜
・空隙歯列弓
・口唇タイト，右下寝，左頬杖，舌突出癖，クレンチング，右噛み

治療方針：本症例は右側顎関節復位性関節円板前方転位を認め，顎関節円板障害が起きたことにより，後天的に下顎骨が右後方に偏位したものである．下顎位を本来あった状態に戻し，上下歯列を嵌合させ咬合挙上を行うことで過蓋咬合の改善を図ることとした．側貌所見において口唇の突出感が認められなかったため，非抜歯にて行う治療方針を立案した．その際，L 1 to A-Pog を現状の2.5mm から変化しない設定とし，下顎歯列の空隙を犬歯・小臼歯関係の改善のため，臼歯の近心移動にて使用する．右側関節円板の復位にスプリントを使用し，その後マルチブラケット装置に移行することとした（*図15*）．

治療方法：

①**生活習慣の指導**：中下顔面に頬杖や過度な口唇圧などの extra oral pressure をかけないこととした．

②**顎関節・下顎位**：スプリントを使用し，後天的に後退した下顎位を元に戻す．下顎位の右側偏位が大きいため，スプリントは左前方位で維持しやすい片側ミニスプリント型を選択した．

③**歯列形態**：戻った下顎位の中で上下の歯列形態を整える．非抜歯・上下マルチブラケットによるレベ

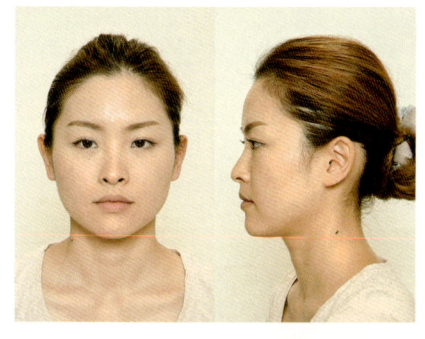

図20　動的治療終了時顔面写真(2017年5月)．口腔周囲筋の緊張は緩和した．右偏していた下顎は本来あった状態に戻り，左右均等なバランスのとれた顔立ちに改善した．

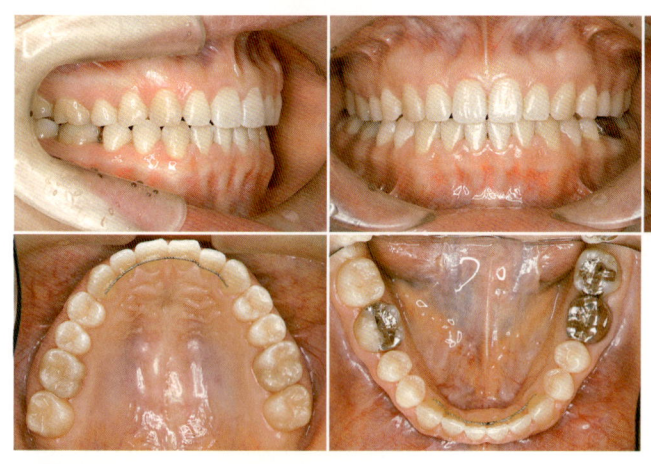
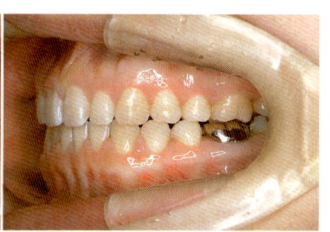

図21　動的治療終了時口腔内写真(2017年5月)．上下顎歯列正中線は一致し，1歯対2歯の咬合関係を確立した．

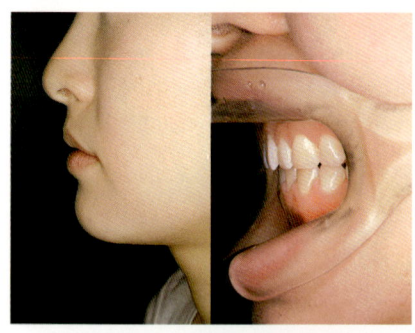

図22　動的治療終了時側貌写真(2017年5月)．上下口唇の緊張が緩和し，下顎前歯部歯肉の厚みが増している．

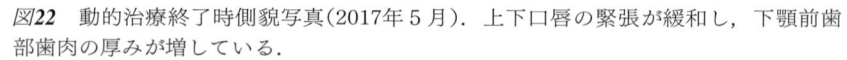
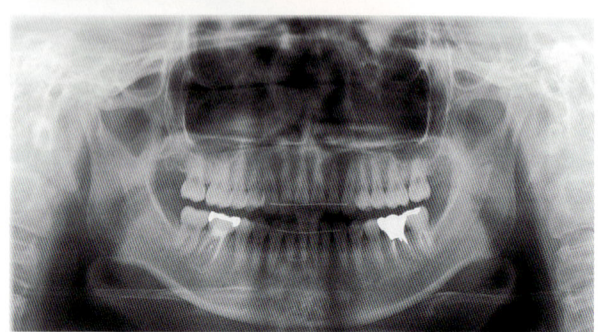
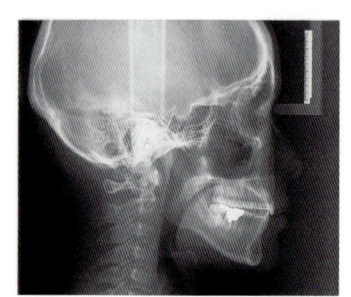
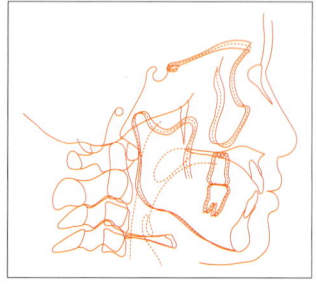

図23a｜図23b｜図23c

図23a〜c　動的治療終了時パノラマエックス線写真(a)，セファログラム(b)，セファロトレース(c)(2017年5月)．

リング，下顎右側の歯列拡大・挺出，上顎左側の拡大・圧下を行うこととした．上顎左側臼歯部の圧下には歯科矯正用アンカースクリューを用いることを考慮する．

④**咬合面形態**：偏位した下顎位での補綴装置や咬耗が存在しており，多少の形態修正や補綴装置の再製が必要になる．

予後の予測：関節円板が復位して咬合が安定したとしても口腔周囲筋・咀嚼筋が強く，クレンチングすることが考えられるため，再度関節円板が転位する可能性が高いことを初診時に伝えた．

治療経過：実際の治療経過は写真で示す(図16〜19)．

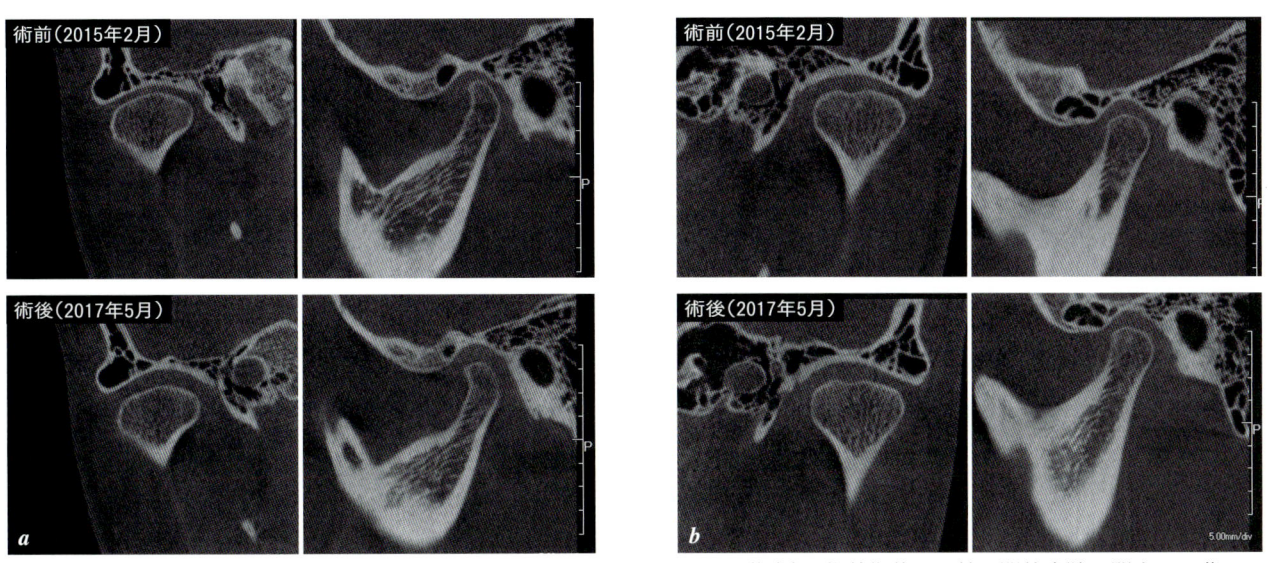

図24a, b　右側顎関節CBCT MPR画像（a）および左側顎関節CBCT MPR画像（b）の術前術後の比較．関節空隙は開大し，薄かった下顎頭皮質骨は厚みを増している．

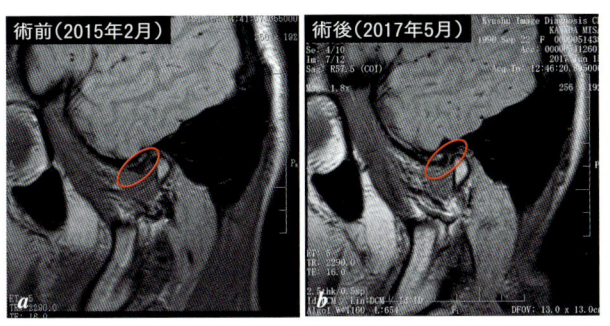

図25a, b　動的治療終了時右側顎関節MRI画像（2017年5月）．両側顎関節は正常に戻り，joint effusion も消失している．

所見
Bilateral disc position：disc は，ほぼ正常範囲内ではないでしょうか．

COMMENT：
1. 前回（2015.3.26）と比較し改善しています．下顎頭や disc の位置はほぼ正常ではないでしょうか．

読影結果
前回（2015.3.26）と比較し改善しています．
#Bilateral disc position：ほぼ正常範囲内

図26　動的治療終了時 MRI 所見（2017年5月）．

	計測項目	治療開始 24Y6M	動的治療終了 26Y8M
骨格系	SNA	82.5	82.5
	SNB	80.5	80.0
	ANB	2.0	2.5
	Facial angle	86.5	86.0
	Y-axis	63.0	64.5
	FMA	25.0	27.0
	SN-MP	30.0	32.0
	Gonial angle	119.5	119.5
歯系	Occ. Plane to SN	13.0	15.5
	U1 to SN	104.0	103.5
	IMPA（L1 to MP）	85.0	88.0
	FMIA	70.0	65.0
	Interincisal angle	141.0	135.5
	U1 to A-Pog（mm）	5.5	5.5
	L1 to A-Pog（mm）	2.5	2.5
軟組織	E-line：Upper（mm）	-4.0	-3.0
	E-line：Lower（mm）	-2.0	-1.0

図27　セファロトレースの重ね合わせ．下顎骨は関節円板の復位により下方に移動し，上下顎臼歯が挺出したことで咬合挙上が起きた．

治療結果：上下顎歯列正中線は一致し，1歯対2歯の咬合関係を確立した．右側顎関節のクリック音と疼痛は改善し，術後の MRI 検査にて右側関節円板は復位していた．セファロトレースの術前術後の重ね合わせから，骨格系では SNA 角は変化を認めなかったが，下顎は関節円板の復位により下方に移動

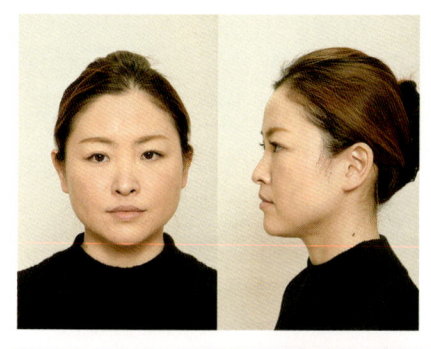

図28 保定6年10か月時顔面写真（2024年3月）．動的治療終了時に比べて口腔周囲筋の緊張を認める．

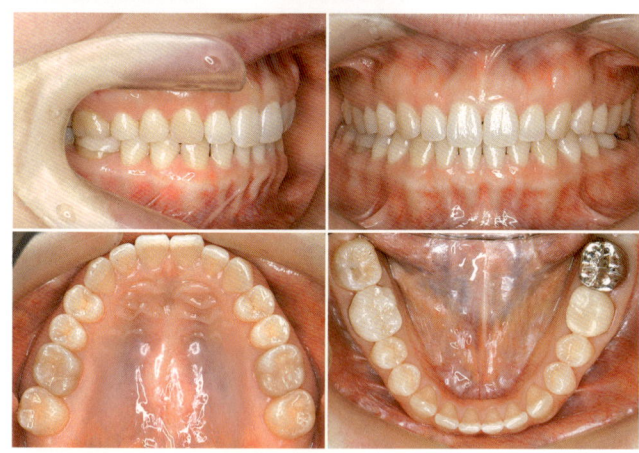

図29 保定6年10か月時口腔内写真（2024年3月）．歯列弓形態のBox化・空隙の再発を認める．

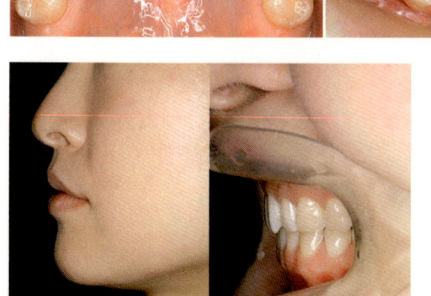

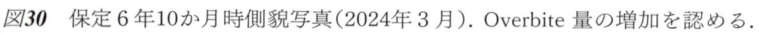

図30 保定6年10か月時側貌写真（2024年3月）．Overbite量の増加を認める．

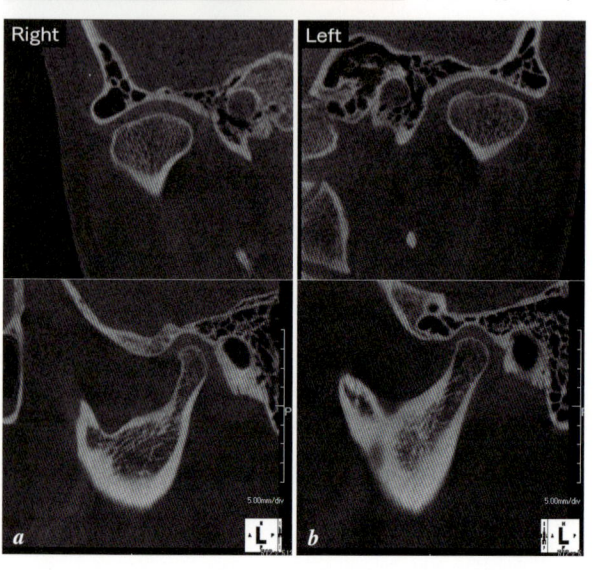

図31a, b 保定6年10か月時顎関節CBCT MPR画像（2024年3月）．動的治療終了時に比べて顎関節空隙の狭小化を認める．

し，上下顎臼歯が挺出したことで下顎の時計方向への回転が起こり，下顎の開大が生じ，FMAは25.0°

から27.0°へと増加した．この変化によりSNB角は80.5°から80.0°へと0.5°減少し，ANB角は2.5°と

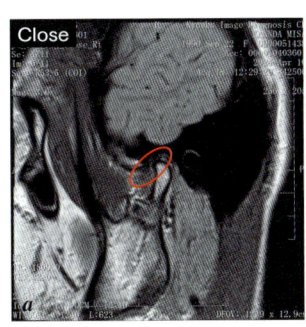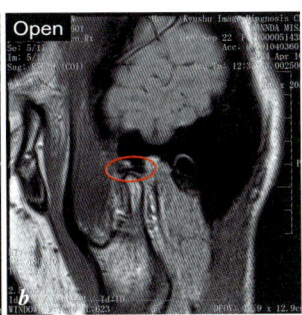

図32a, b　保定6年10か月時右側顎関節 MRI 画像（2024年3月）．正常範囲内ではあるが，右側顎関節は円板転位を再発しかけている．

```
所見
Right disc position：disc はやや前方位を疑う部位を認めますが，ほ
ぼ正常範囲内ではないでしょうか．

Left disc position：disc は正常範囲内ではないでしょうか．


COMMENT：
・両側下顎頭に明らかな変形は認めません．



読影結果
Right disc position：ほぼ正常範囲内疑う
Left disc position：ほぼ正常範囲内
```

図33　保定6年10か月時 MRI 所見（2024年3月）．

なった．歯系の項目において U1 to SN は104.0°から103.5°，U-1 to A-Pog は5.5mm から変化せず，上顎前歯はわずかな舌側への傾斜移動を認めた．FMIA は70.0°から65.0°，L-1 to A-Pog は2.5mm から変化せず，下顎前歯は唇側傾斜しながらわずかに舌側に移動していた．その結果として下顎歯肉は厚みが増し，Interincisal angle は141.0°から135.5°に改善した（*図20〜27*）．

現在保定6年10か月経過している．術後1年ほどで転居され，下顎臼歯部には他院にて補綴処置が施されている．CT や MRI にて，顎関節空隙の狭小化や関節円板の若干の位置異常は認めるものの顎関節症の再発には至っていない．しかし，顔面写真において口腔周囲筋や咀嚼筋の緊張を，口腔内写真において歯列弓形態の Box 化・overbite 量の増加・空隙の再発を認める．患者本人もクレンチング増加の自覚があり，通院できる状況になったため，スプ

リントを作製する予定にしている．顎関節症を有する患者の長期安定を得る難しさを感じる（*図28〜33*）．

まとめ

本症例のように，現状の咬頭嵌合位が治療の開始地点ではなく，機能障害をともなって後天的に下顎位が偏位しているのではないか？　とまず考えるようにしている．加齢が進んでくると，下顎位の偏位・咬合高径の低下など口腔内にさまざまな歪みを内蔵していく．生体の治癒能を引き出しながら本来あった状態に一旦戻し，そこから歯列不正も含めてどう解決していくか考えていくべきである．時代とともに筋力の低下が進み，顎口腔機能障害を起こしやすい方が増えている．機能障害を残したまま審美面のみを整えていったとしても，生体はそれを許容することはできず長期安定性は得られないであろう．

参考文献

1．筒井照子，筒井祐介．包括歯科臨床 II　顎口腔機能の診断と回復．東京：クインテッセンス出版，2015．

2．筒井照子，筒井武男，田代孝久．筒井式フローチャートで症例の難易度がわかる　スプリントに強くなろう！．東京：クインテッセンス出版，2017．

3．亀田晃（監修）．新版 歯科矯正学事典．東京：クインテッセンス出版，2018．

4．長谷川成男，坂東永一．臨床咬合学事典．東京：医歯薬出版，1997．

5．井出吉信（監修），阿部伸一，市川敬一，御手洗智，常磐修，橋本正次，田松裕一（製作）．人体解剖学1　骨学（頭蓋）．東京：わかば出版，2000．

6．筒井武男，筒井照子．小児期の下顎前突のおける成長発育のコントロール．臨床家のための矯正YEARBOOK2019．東京：クインテッセンス出版，2019，30-9．

7．筒井照子，筒井武男．骨格性下顎前突治療既往歴のある顎関節症症例の臨床的治癒例．臨床家のための矯正YEARBOOK2020．東京：クインテッセンス出版，2020，32-41．

8．筒井照子，筒井武男．口腔は個体差と環境の中で成長し，個体差と環境の中で壊れていく．臨床家のための矯正YEARBOOK2021．東京：クインテッセンス出版，2021，32-41．

9．筒井武男，筒井照子．下顎位の診断を含めた成人叢生治療．臨床家のための矯正YEARBOOK2022．東京：クインテッセンス出版，2022，28-37．

10．筒井照子，筒井武男．生きることは歯並びが崩れること．安易な連続抜去の反省．臨床家のための矯正YEARBOOK2023．東京：クインテッセンス出版，2023，28-37．

11．筒井武男，筒井祐介，増田長次郎．Advanced Digital Dentistry．後編：CADソフトウェアを用いた新しい咬合診断．the Quintessence 2018；37（8）：80-92．

［日本口腔筋機能療法（MFT）学会］

成人過蓋咬合患者の長期症例に学ぶ 矯正歯科医院でのMFTの重要性

坂本輝雄

東京都勤務　銀座並木通りさゆみ矯正歯科デンタルクリニック81
連絡先：〒104‐0061　東京都中央区銀座7‐5‐5　長谷第一ビル6B

The Importance of MFT in Orthodontic Clinics, Learned from Long-term cases of Adult Deepbite Patients

Teruo Sakamoto

はじめに

当院の患者層は，小児から高齢者まで幅広く，開業時より，歯科矯正治療の前中後において歯列形態の改善のみならず，口腔筋機能の改善が必要とされた患者や口腔機能の低下が認められる患者にも口腔筋機能療法（以下，MFT）・態癖指導・姿勢指導・呼吸指導・食事指導等を歯科衛生士とともに行っており，歯科医師はその診断を行う．その患者の8割は成人のため，予防歯科診療は重要であると捉え，歯科矯正治療前中後のう蝕・歯周病コントロールを徹底している．

診査および検査・診断，治療，メインテナンス，来院時の徹底したプロフェッショナルケアとセルフケアアドバイス，食事アドバイスなど，唾液やプラークによるう蝕・歯周病リスク検査も導入し，歯周病検査，デンタル撮影（デンタル14枚法：Bitewing）も行っている（もともとかかりつけ医をもたない患者が多く，う蝕治療・歯周病治療・抜歯・最終補綴・その他の一般歯科治療を各専門非常勤一般歯科医が自院に勤務することで，矯正歯科医院での包括的歯科診療を行うことが可能となった）．

ここで提示する症例は，過蓋咬合をともなう歯槽性上顎前突を呈し，上顎両側側切歯の矮小歯，上顎前歯唇側傾斜・正中離開・Angle Ⅱ級・右側第二大臼歯シザースバイト・舌突出癖・舌小帯の軽度の短縮による舌の口蓋への挙上困難・口唇閉鎖時にお

ける口輪筋の過緊張・大臼歯部の深い歯周ポケットなど，問題点が多様であった．

歯科矯正治療と並行して，歯周組織管理，MFTを行い，3年10か月の動的治療期間で終了した．2024年5月現在，矯正治療終了保定観察期間13年10か月経過し，ライフステージの変化にともなう口腔内変化を見逃さないように，これらの管理を継続している．

MFT の診査診断

当院での治療の流れは，図1に示すとおりで，初診相談時から矯正治療開始まで，口腔ケアやう蝕治療・歯周基本治療は終了させておくが，最低でも5回通院することとなり，初診時口腔内外の写真撮影，この間の会話・癖・姿勢などの多くから，口腔機能の情報収集となる．

当院では MFT を開始するにあたり，歯科矯正治療の診断，治療方法，治療のゴール等に加え，問診等からの情報として生活習慣，食生活，運動，睡眠等，そして口腔周囲筋，摂食，嚥下，発音，姿勢，舌等の機能を共有するためのビデオによる動画撮影（VTR）を行う．撮影した動画を観ながら得た情報より診断結果を伝え，今後のレッスンプログラムを説明し，歯科矯正治療の前中後における"舌の安定の重要性"を患者が理解し，歯科医師，指導する歯科衛生士の三者合意のもとプログラムを開始する．

＊**新患相談**：口腔内写真撮影　7カット＋α
　　　　　　（舌・頬粘膜など）/ 閉口時横顔

＊**検査1**　：デンタル14枚法（Bite wing）/ 唾液検査等
　　　　　　歯周一般検査 / ダイヤグノデント

＊**検査2**　：歯科矯正治療用資料採得
　　　　　　口腔内スキャン

＊**診断**　　：唾液検査結果・歯科矯正治療方針

＊**開始**　　：装置装着準備・装置装着等

検査1から治療前・中・後のどのステージでも必要なタイミングを歯科医師が決定し，動画撮影から診断を行い開始する

図1　当院の治療の流れ.

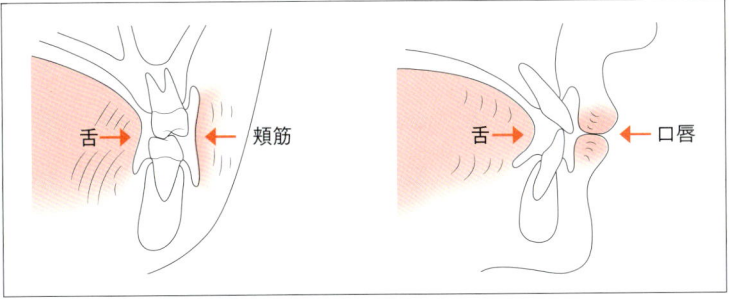

図2　舌圧と口唇圧・頬圧のバランス. 安静時（無意識）における口唇と舌の正しい姿勢位（位置）を獲得するには，舌圧と口唇圧・頬圧のバランスが，均衡に保たれている必要がある. それはなぜかというと，歯列は，舌・口唇・頬などの口腔周囲筋からいつも持続的な圧力を受けているからで，この持続的ということが重要である（図は参考文献1より流用）.

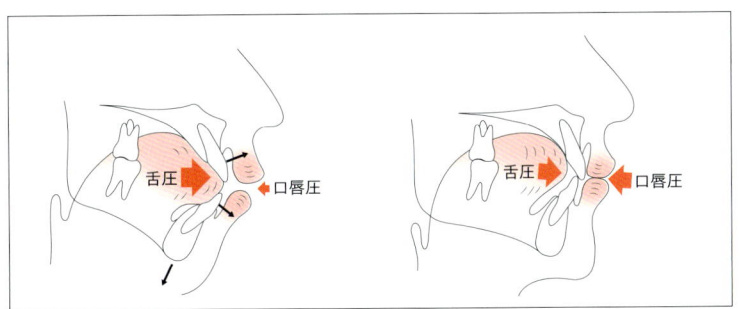

図3　形態と機能の関係. これは歯列・顎骨の成長が，遺伝的要素と歯におよぶ筋圧のバランスなどからの環境的要素により影響を受ける. 歯列におよぶ口腔周囲筋の圧力のバランスが崩れると，不正咬合などの問題を生じるからで，MFTは，歯列の正常な形態を維持するための環境を整えるトレーニングだと言えるだろう（図は参考文献1より流用）.

MFT とは

　歯並びや咬み合わせの形成には，遺伝だけでなく幼少期の生活習慣や癖なども大きな影響を及ぼしており，舌突出癖や指しゃぶりが開咬や上顎前突を招くほか，アレルギー性鼻炎などによる口呼吸の習慣が，口腔周囲の筋肉の弛緩につながることもある. MFTは，こうした後天的な筋肉の不調和を舌や口唇，頬などの口腔顔面筋のトレーニングをとおして整えていく療法[1~3]であり，咀嚼時，嚥下時，発音時，安静時の舌や唇の位置の改善，および呼吸をはじめとした口腔機能の改善効果が期待できる. そして骨形態は筋肉によって支配され，口腔筋機能を正しいものにすると歯列も変化させられる可能性を示している[4]. 本症例も歯科矯正治療中，正確に歯が

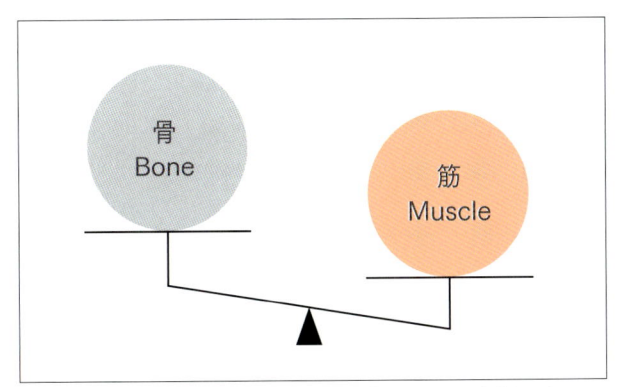

図4　骨と筋肉の関係. 骨形態は筋肉によって支配され，口腔筋機能を正しいものにすると歯列も変化させられる可能性を示している.

動くように（舌癖や口腔周囲筋圧のアンバランスを改善させる），治療後の口腔機能と歯列の長期安定を得られることを目標にMFTが必要と判断し，レッスンを行った（*図2~4*）.

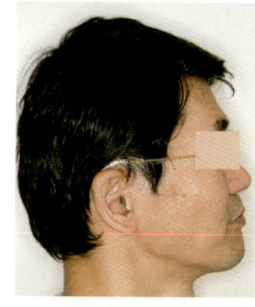
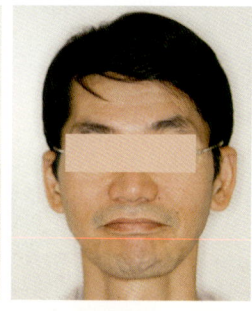
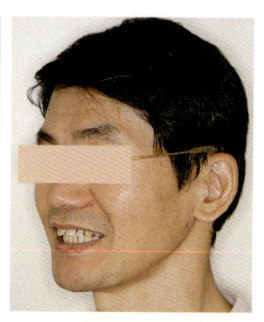

図5　初診時（48歳 9 か月）．顔貌は口唇閉鎖時における口輪筋とオトガイ筋の過緊張がみられた．口腔内は過蓋咬合をともなう歯槽性上顎前突を呈し，上顎左右側切歯矮小歯・上顎前歯唇側傾斜・正中離開・Angle II 級・右側第二大臼歯シザースバイトがみられた．

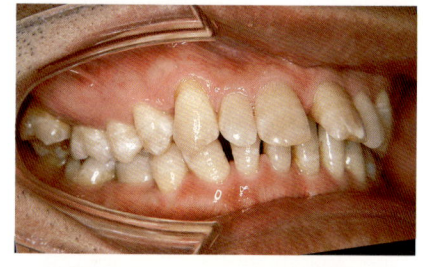
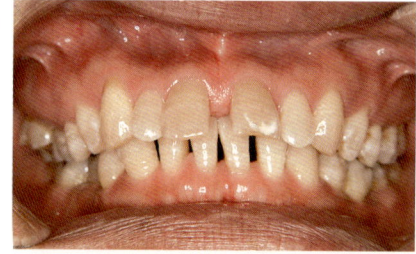
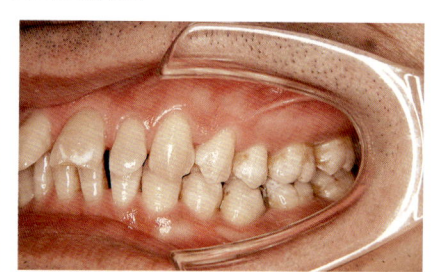
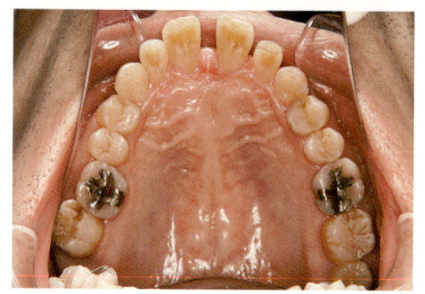
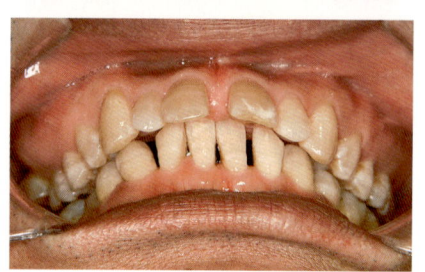
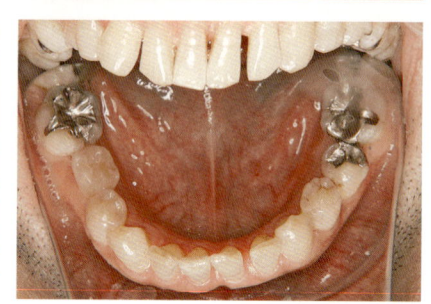

症例概要

患者：48歳男性

主訴：上の前歯が出ていることと，歯列に隙間があることが気になる．

家族歴：母親が上顎前突

医科的既往歴：特記事項はみられない．

歯科的既往歴：上顎両側第一大臼歯，下顎左側第二小臼歯および下顎両側第一および第二大臼歯にインレー修復

顔貌所見：正面は左右対称，側面はストレートタイプ，スマイル時にガミースマイルはみられない（*図5*）．

口腔内所見：Angle II 級 1 類，overjet 10.0mm，overbite 6.0mm，上顎歯列は空隙歯列，下顎歯列は軽度の叢生（A.L.D. −4mm），正中離開，右側第二大臼歯にシザースバイト，上顎両側側切歯は軽度の矮小歯（Ant.T.S.R：81.73［標準値77.53］）がみられる（*図5*）．

パノラマエックス線写真所見：上顎左側第三大臼歯以外智歯はない．歯槽骨の軽度な水平的な吸収がみられる．

セファログラム所見：

正面観：左右対称，上下歯列の正中のずれはみられない．

側面観：①骨格系：前後的には，SNA 84.0°，SNB 83.0°，ANB 1.0°と上下顎の異常はみられない．垂直的には，FMA 26.0°と異常はみられない．②歯系：上顎前歯の唇側傾斜が強く（U 1 to FH plane 131.0°），下顎前歯は舌側傾斜を示す（IMPA 87.0°）が，前後的な位置に異常はみられない（L 1 to APO 2.0mm）．

その他：顎関節および鼻気道に問題はみられないが，時々鼻が詰まる，いびきをかくといった習慣的口呼吸が認められる．口腔習癖として舌突出・舌小帯軽度の短縮により，舌の口蓋への挙上困難・口唇閉鎖時におけるオトガイ筋・下唇の過緊張が認められる．

診断：本症例は，過蓋咬合をともなう歯槽性上顎前突と診断した．問題点として，①上顎両側側切歯の矮小歯，②上顎前歯唇側傾斜，③右側第二大臼歯シザースバイト，④正中離開，⑤過蓋咬合，⑥左右大

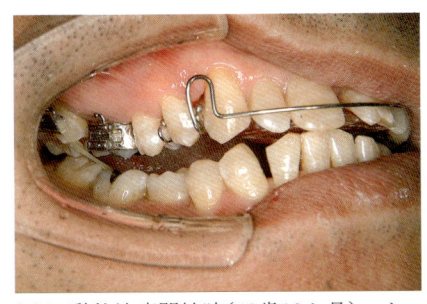
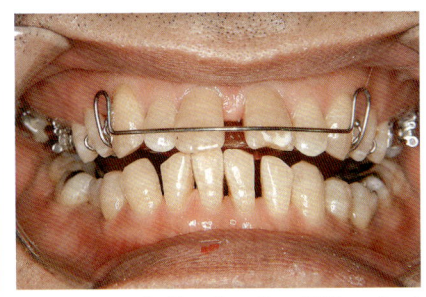
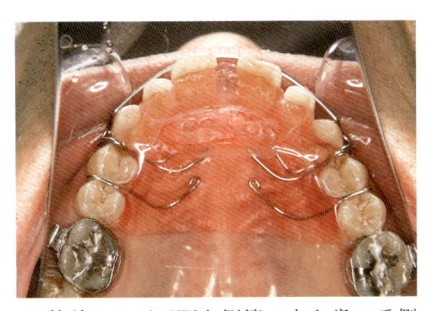

図6　動的治療開始時（48歳10か月）．クロスゴム（上顎右側第二大臼歯の頬側にブラケット装着および下顎右側第二大臼歯の舌側にリンガルボタン装着）の効果が出やすいように，上顎にシザースバイト改善用バイトプレートを装着した．

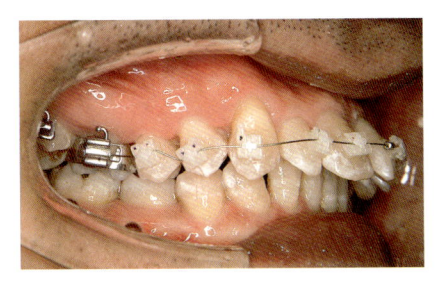
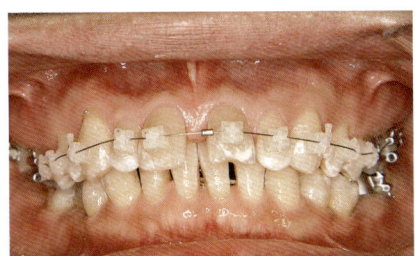
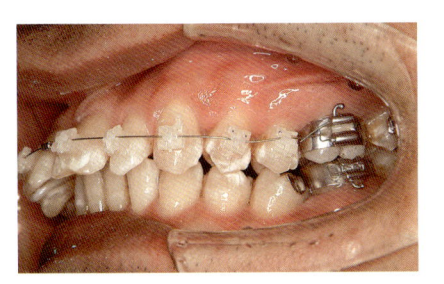

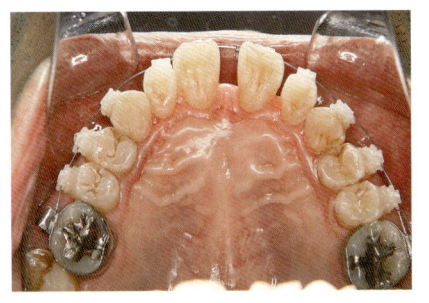

図7　動的治療開始1か月後．上顎にブラケットを装着した．

臼歯関係 Angle II 級，⑦習癖として舌突出癖・舌小帯軽度の短縮による舌の口蓋への挙上困難・口唇閉鎖時におけるオトガイ筋・下唇の過緊張とした．

治療方針：非抜歯，問題点の改善を行う．臼歯関係については，上顎側切歯が矮小歯のため，治療後は軽度のII級関係になる．唇側セルフライゲーション型マルチブラケット装置の使用，口腔習癖改善のためのMFTを行う．

治療経過

2006年7月：上顎バイトプレートを装着した．右側第二大臼歯にシザースバイトの改善を目的にクロスエラスティックゴムを装着した（図6）．

2006年9月：上顎にブラケットおよび.010R-NiTiを装着した（順次サイズアップ）（図7）．

2007年3月：下顎にブラケットおよび.010R-NiTiを装着した（順次サイズアップ）（図8）．

2007年10月：上顎右側第二大臼歯舌側に歯科矯正用アンカースクリュー2本・下顎第二大臼歯頬側に1本植立した（シザースバイト改善のため）．

2007年11月：上顎に.019×.025TMA，下顎に.016×.022ss を（順次サイズアップ）装着した（図9）．

2008年2月：左側にII級エラスティックゴムを装着した．

2008年4月：右側第二大臼歯シザースバイトが改善した（図10）．

2008年5月：上顎両側にII級エラスティックゴムを装着した．

2008年12月：下顎右側第二小臼歯の近心へ45°ローテーションの改善をした．

2010年4月：上顎ブラケット除去，保定開始，上顎にInvisible retainerを装着，下顎6前歯部にFixed retainer 装着した（図11）．

2010年6月：下顎ブラケット除去し，保定開始した．下顎にInvisible retainerを装着した（図12）．

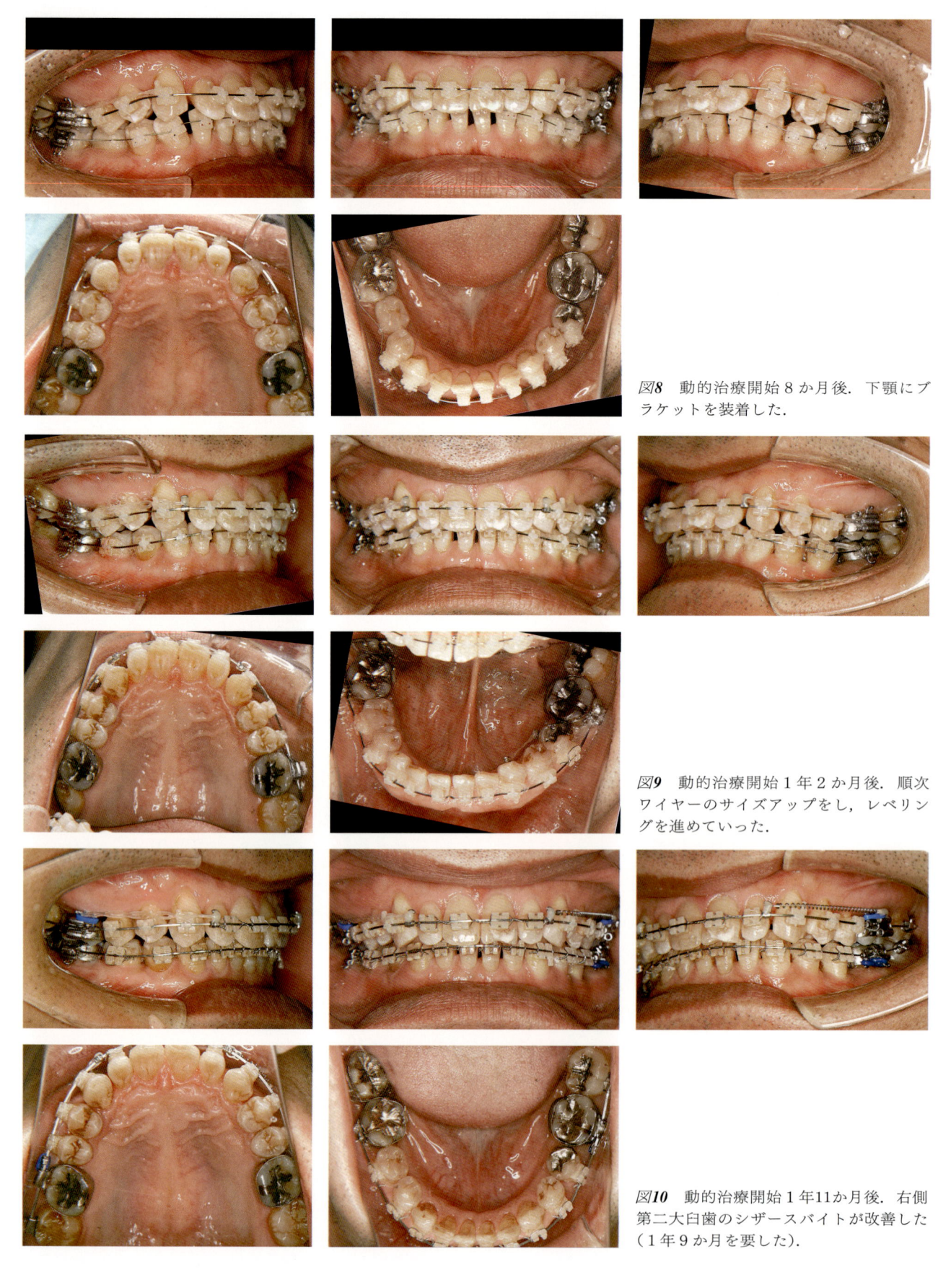

図8　動的治療開始8か月後．下顎にブラケットを装着した．

図9　動的治療開始1年2か月後．順次ワイヤーのサイズアップをし，レベリングを進めていった．

図10　動的治療開始1年11か月後．右側第二大臼歯のシザースバイトが改善した（1年9か月を要した）．

2010年8月：上顎4前歯部にFixed retainer 装着し，上下顎にバイオマーズ（Begg type）retainer 装着した．

2010年11月：TP（Tooth positioner）を装着した．

2011年9月：就寝時のみ上顎にバイオマーズ（Begg

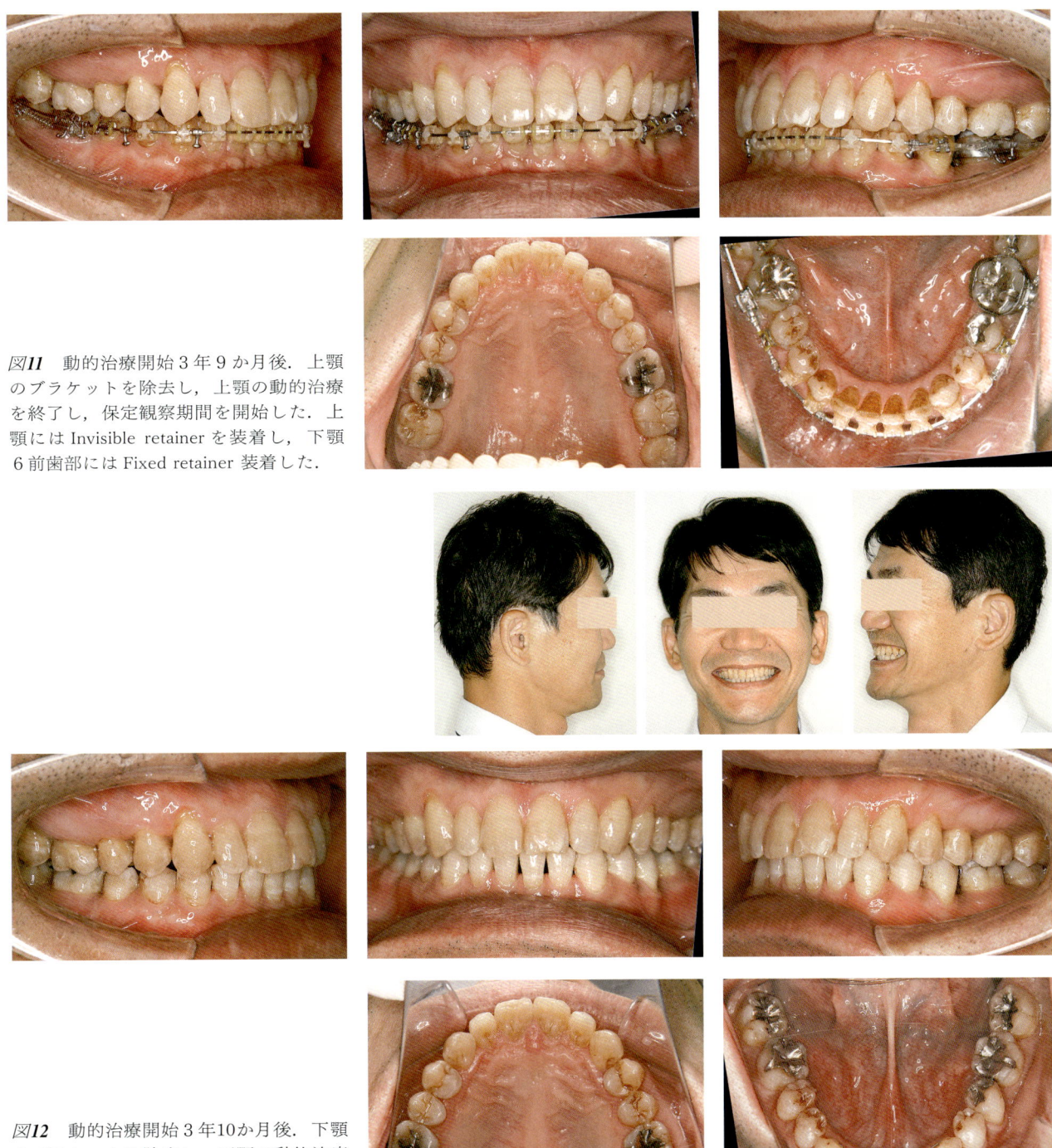

図11　動的治療開始3年9か月後．上顎のブラケットを除去し，上顎の動的治療を終了し，保定観察期間を開始した．上顎には Invisible retainer を装着し，下顎6前歯部には Fixed retainer 装着した．

図12　動的治療開始3年10か月後．下顎のブラケットを除去し，下顎の動的治療を終了し，保定観察期間を開始した．下顎にも Invisible retainer を装着した．

type)retainer を装着，下顎に Invisible retainer を装着した．TP 装着は希望しないため，終了した．

2013年7月：上顎4前歯の Fixed retainer を除去し（本人の希望），就寝時のみ上顎にバイオマーズ（Begg type)retainer を装着し，下顎に Invisible retainer の装着を継続し，現在に至る．

治療結果

　Overjet は10.0mm から3.0mm，overbite は6.0mm から2.5mm に改善した．上顎前歯の唇側傾斜は，U 1　to FH plane が131.0°から114.5°に，下顎前歯

の舌側傾斜は，IMPA が87.0°から92.0°と，上下顎前歯の傾斜度は標準値になった．また，上顎両側側切歯の矮小歯のため，若干の右側臼歯関係の II 級および上下歯列正中のズレがみられるが，歯列の空隙も閉鎖され，緊密な咬合関係が得られた．

　動的治療期間は 3 年10か月，保定管理期間は13年10か月であった．保定観察期間は歯科矯正治療終了時，上下顎前歯部に Fixed retainer，上下顎に Invisible retainer を日中装着した．歯科矯正治療終了 4 か月後，上下顎にバイオマーズ（Begg type）retainer を就寝時装着した．歯科矯正治療終了 7 か月後，上下顎に Invisible retainer を日中装着し，TP と上下顎のバイオマーズ（Begg type）retainer は 1 日おきに就寝時装着した．

　3 か月ごとの保定装置チェック，歯周組織チェック，メインテナンス，MFT チェックは現在まで継続している．治療期間中から歯周ポケットの深い部位に関しては，重点的に定期的にメインテナンスをしてきたが，上顎右側第二大臼歯遠心部の深い歯周ポケットへのセルフケアが難しく，保定観察期間 9 年 2 か月後，根面う蝕ができ，セルフケアとフッ化物ジェル塗布の徹底を約束し経過観察とした．しかし，ポイントブラシを駆使しても完全にプラークを除去していくことは難しく，う蝕が進行し始めたため，保定観察期間11年10か月後，フッ化ジアミン銀溶液（サホライド液歯科用38%，ビーブランド・メディコ・デンタル）を塗布し，経過観察とした（図16）．だが，それらの予防だけではう蝕の進行を止めることが難しく，歯周病専門医と再診断を行い，深い歯周ポケットを改善し，根面に確実な保存修復処置ができることが重要であると判断し，保定観察期間13年 8 か月後，歯周外科を行い，プラークが付着しにくいセラミックアンレーによる保存修復処置を行った．

　長期にわたる定期観察を行ってきていたが，口腔内環境が悪化した原因として，更年期世代，定年（会話・生活リズム），ジムやゴルフでの食いしばり，口腔内乾燥が強くなったことが考えられた．保定開始から13年10か月経過時で若干の overbite の増加はみられるが，咬合関係は安定している（図13〜15，17〜21，表1）．

MFT の実際

　当院では，セルフライゲーション型マルチブラケット装置を使用して治療を行っている．セルフライゲーションシステムの特徴のひとつとして，ローフリクションであり弱い力で歯を動かすことができる．その反面，図2に示すとおり，歯列は舌圧と口唇圧・頬圧のバランスに支配されているため，どちらかの圧が弱い場合や強くかかってしまうことで，歯が予想外の動きや歯列ごと唇舌側・頬舌側に移動してしまう状態がおきることがある．

　このセルフライゲーションシステムを使用し始めた頃からとくに注力しているのは，舌圧と口唇圧・頬圧のバランスである．治療開始 2 〜 3 か月後，上顎前歯のフレアアウト，歯の強い動揺，会話時に突然発現した舌突出と，今まで経験をしたことのない状況に驚きと焦りを覚えた．ローフリクションによる歯の動きで咬合挙上が早期に確立され，口腔内容積が大きくなった感覚より舌の異常突出癖が生じてしまい，その舌圧により上顎前歯がフレアアウトしてしまったことに気がついた．また，もともと舌圧が強かったことも予想された．この患者から得た経験より，II 級 2 類，II 級過蓋咬合症例の舌圧と口唇圧・頬圧のバランスに注力しながら MFT を取り入れ治療を進めるようになった．

　本症例でも，歯科矯正治療中の舌突出への注意，軽度の舌小帯短縮改善のために舌挙上を毎月確認しながら慎重に治療を進めていったが，長期安定を考え，歯科矯正治療終了保定観察期間に入るタイミングで MFT を本格的に開始した．

　MFT の目的として，歯科矯正治療中から習慣化できるように伝えてきた舌挙上・突出防止に加えて正しい嚥下が無意識下できることとした．レッスンは保定観察期間であるが月に一回通院することとした（図20）．レッスンはいろいろな訓練法があるが[5〜7]，患者に個別化したレッスンを行った．

まとめ

　II 級過蓋咬合症例の舌圧と口唇圧・頬圧のバラン

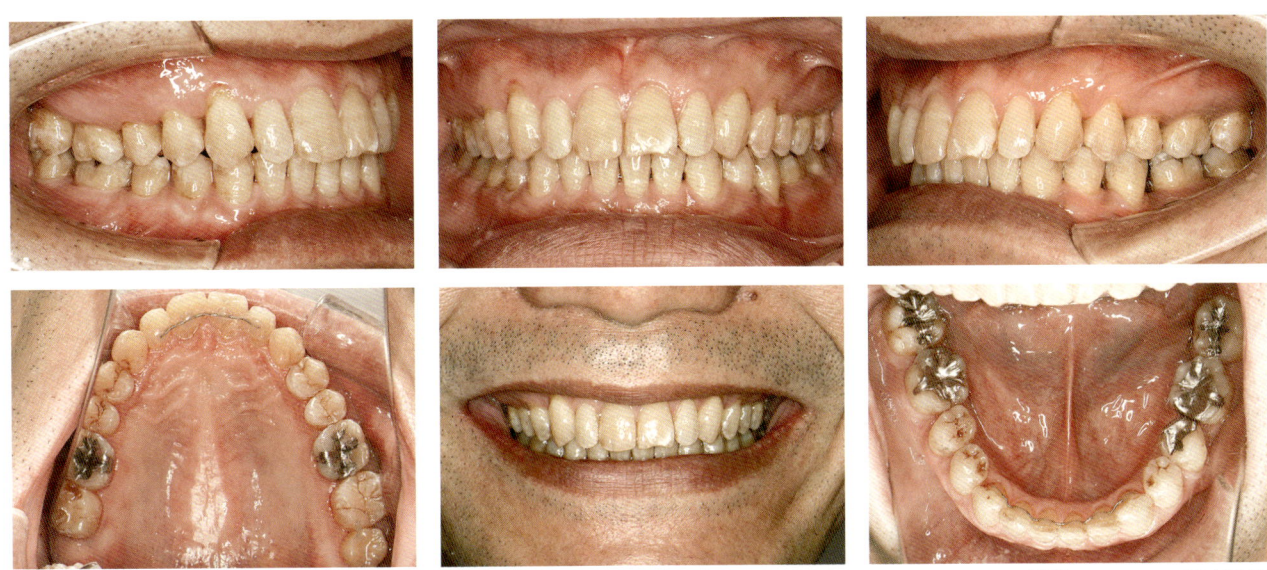

図13　保定開始2年後．3か月ごとのメインテナンス時には，保定装置・歯周組織・舌挙上チェックを継続している．保定装置は就寝時のみ上顎にはバイオマーズ（Begg type）retainer，下顎には Invisible retainer を装着している（保定開始4か月後，上顎6前歯部には Fixed retainer，上下顎バイオマーズ［Begg type］retainer を装着している）．

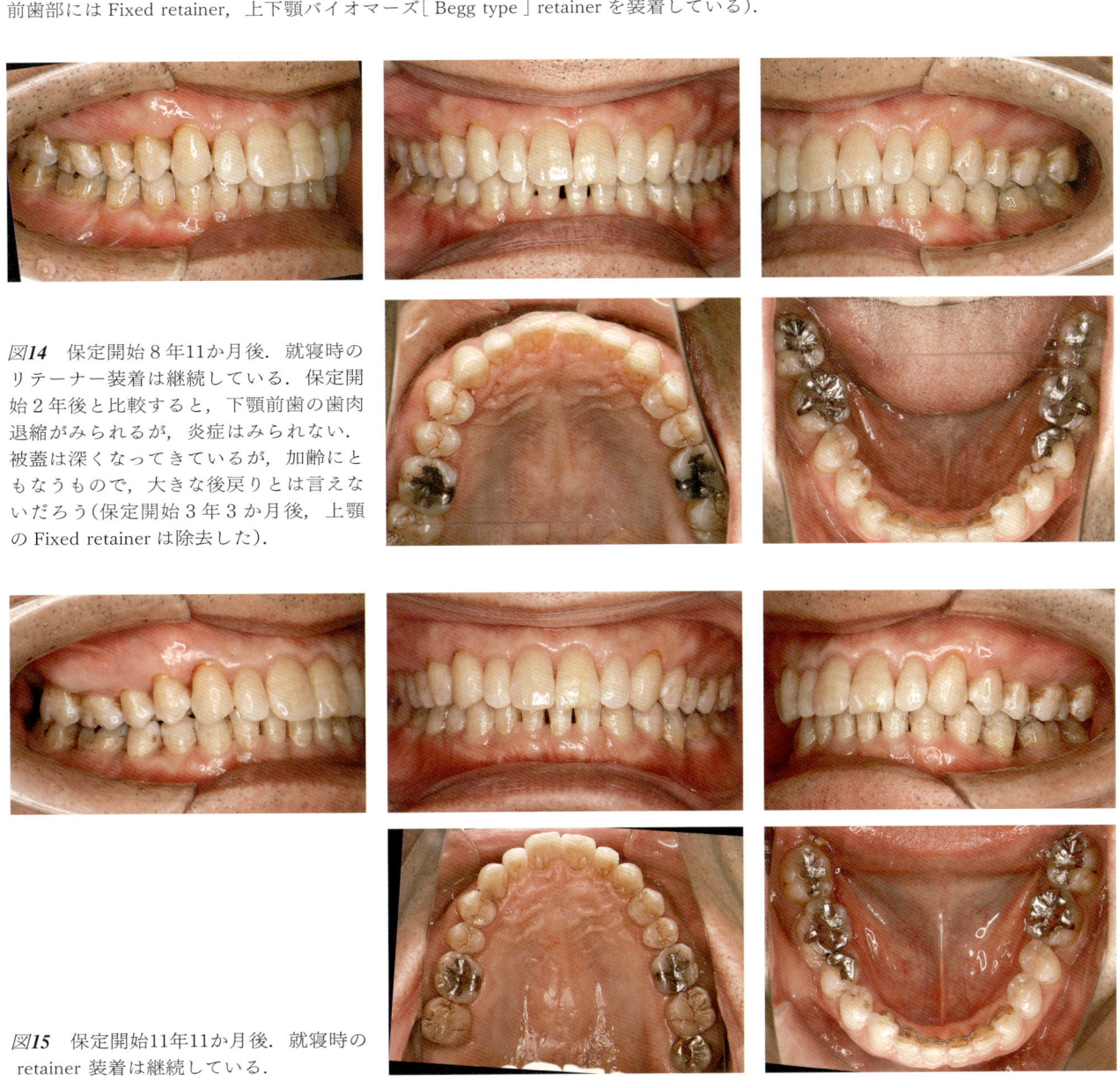

図14　保定開始8年11か月後．就寝時のリテーナー装着は継続している．保定開始2年後と比較すると，下顎前歯の歯肉退縮がみられるが，炎症はみられない．被蓋は深くなってきているが，加齢にともなうもので，大きな後戻りとは言えないだろう（保定開始3年3か月後，上顎の Fixed retainer は除去した）．

図15　保定開始11年11か月後．就寝時の retainer 装着は継続している．

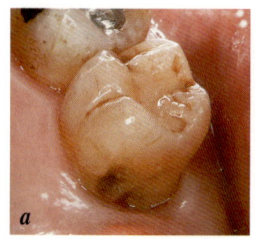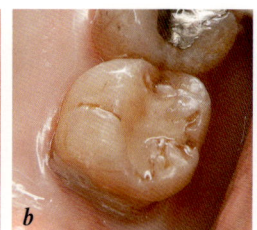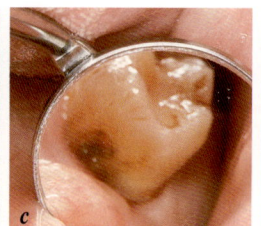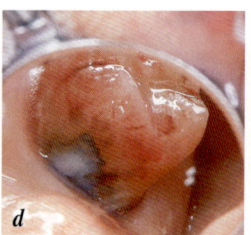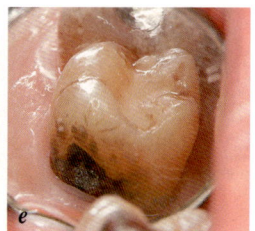

a　　　　*b*　　　　*c*　　　　*d*　　　　*e*

図16a〜e　上顎右側第二大臼歯遠心根面う蝕．***a***：サホライド塗布前11年10か月．***b***：サホライド塗布11年10か月．***c***：12年3か月後，セルフケアのチェックとメインテナンスを継続し，う蝕の進行はみられない．***d***：12年7か月後，プラークコントロールが思うようにできなくなってきた．再度サホライド塗布．***e***：12年8か月後，経過変化なし．

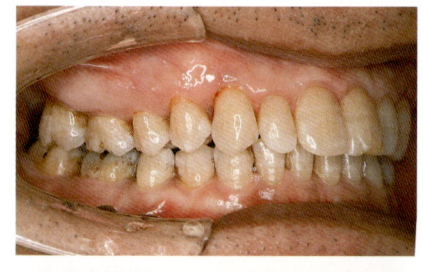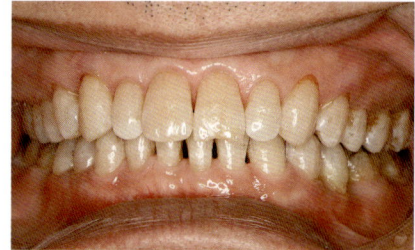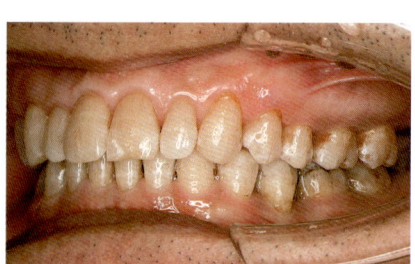

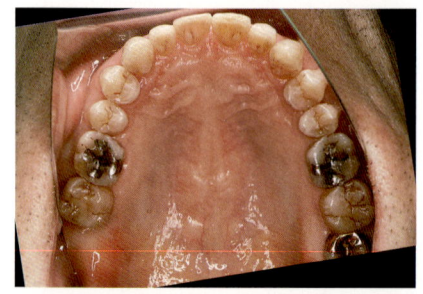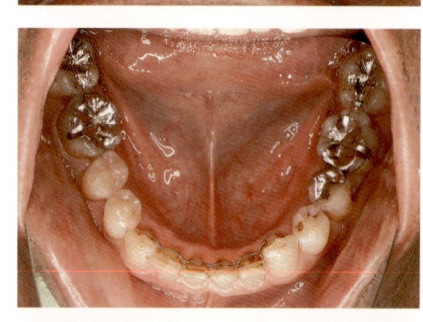

図17　保定開始12年3か月後．就寝時の retainer 装着は継続している．

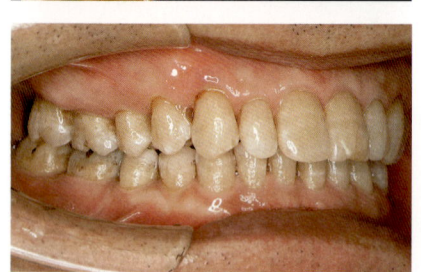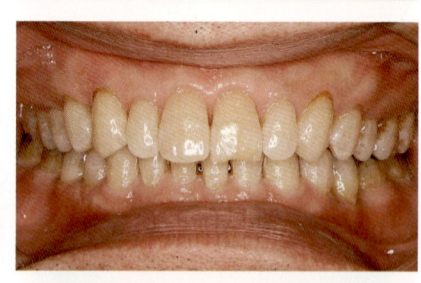

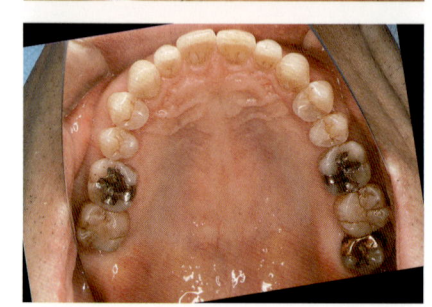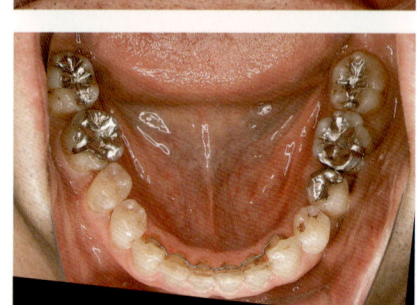

図18　保定開始12年7か月後．就寝時の retainer 装着は継続している．

スに注力しながら歯科矯正治療を進め，保定観察期間移行時1年間 MFT を目標にもって行うことで，現在保定観察期間13年10か月を迎えているが，保定装置装着・口腔機能へのモチベーションが下がることなく，口腔内環境への加齢は当たり前にゆっくり進んでいる．歯科矯正治療後の大きな後戻りは見られず，長期安定症例と言えるだろう．

謝辞
　症例報告にあたり，本症例の矯正治療をともに行った院長の坂本紗有見先生に深謝します．

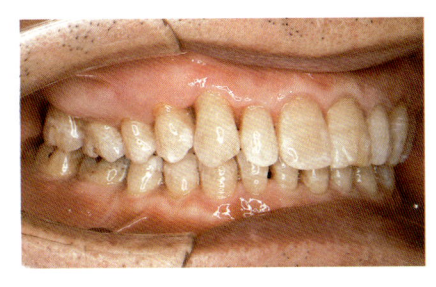
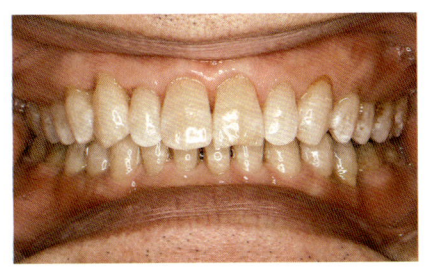
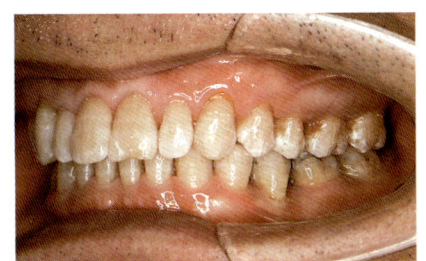

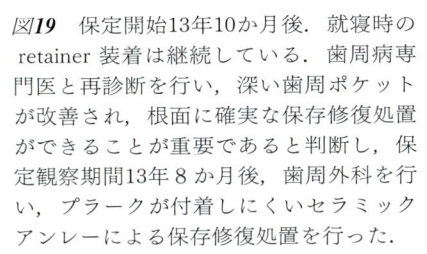
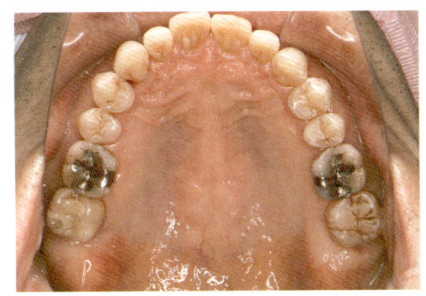
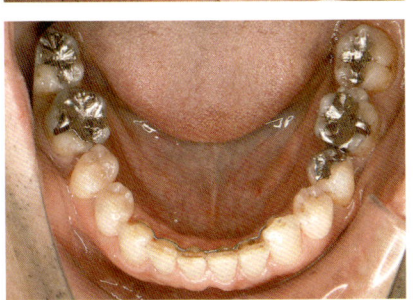

図19　保定開始13年10か月後．就寝時の retainer 装着は継続している．歯周病専門医と再診断を行い，深い歯周ポケットが改善され，根面に確実な保存修復処置ができることが重要であると判断し，保定観察期間13年8か月後，歯周外科を行い，プラークが付着しにくいセラミックアンレーによる保存修復処置を行った．

＊レッスン1：①食事前や入浴時の頬マッサージ30回・②バイト10回・③ポッピング10回をゆっくり行う

＊レッスン2：①継続・③20回・④スラープスワロー10回（上の歯をしっかり見せしっかり吸う）・⑤ポスチャー5～10分

＊レッスン3：臼歯部で噛む意識を高める・舌挙上力向上目指す・①継続・④スラープスワロー20回・⑤ポスチャー5～15分・⑥オープンアンドクローズ8回・⑦カッスワロー8回

＊レッスン4：舌の吸い上げ可能・ここから舌位の改善①継続・④スラープスワロー10回，⑤ポスチャー5～15分・⑥オープンアンドクローズ8回・⑧舌回し4回（ゆっくり）・⑨タングドラグ8回（ゆっくり舌尖丸まらないように）

＊レッスン5：①継続・④スラープスワロー10回・③ストローサッキング5回

＊レッスン6：総復習・ここから舌挙上・口唇閉鎖・鼻呼吸を意識しながら全身の姿勢を正すように椅子の座り方，足を床につける習慣をアドバイス

＊レッスン7・8：①継続・④スラープスワロー10回・⑤ポスチャー5～15分・⑥オープンアンドクローズ8回・⑧舌回し4回・⑨タングドラグ8回

＊レッスン9：レッスン内容が多種となり，一つひとつが雑になり舌が前に出てしまう癖がついてきてしまったため，④スラープスワロー10回・⑤ポスチャー5～15分・⑨タングドラグ8回の3つに絞ることとした．

＊レッスン10：舌挙上ができ，舌位安定，舌突出改善がみられたので，定期的チェック（本来の保定観察・口腔ケアメンテナンス3か月ごと）へ移行とした．

図20　MFT のレッスンの流れ．

表1　セファログラム分析値

	初診時	動的治療終了時	保定13年10か月時	標準値
SNA(°)	84.0	84.0	84.0	83.4
SNB(°)	83.0	83.0	83.0	80.0
ANB(°)	1.0	1.0	1.0	3.4
FMA(°)	26.0	26.0	26.0	34.8
Go A(°)	128.0	128.0	128.0	117.5
U1 to FH plane(°)	131.0	114.5	114.5	110.8
IMPA(°)	87.0	92.0	91.0	97.1
L1 to APO (mm)	2.0	2.0	1.5	3.0
Lower lip to E-line(mm)	-2.5	-3.0	-3.0	2.0
Overjet(mm)	10.0	3.0	3.0	2.0
Overbite(mm)	6.0	2.5	3.0	2.0

――― 初診時
――― 動的治療終了時
――― 保定13年10か月経過時

図21　セファロトレースの重ね合わせ．

参考文献

1．髙橋治，髙橋未哉子．新版口腔筋機能療法MFTの実際（上巻）．MFTの基礎と臨床例．東京：クインテッセンス出版，2012．

2．髙橋治．現代における口腔筋機能療法（MFT）の位置づけ．MFT学会会誌　2019；8：2－9．

3．日本口腔筋機能療法（MFT）学会HP．https//www.oralmyofunctional.info.（2024年6月12日アクセス）．

4．近藤悦子．Muscle Wins！の矯正歯科臨床．呼吸および舌・咀嚼筋の機能を生かした治療．東京：医歯薬出版，2007．

5．山口秀晴，大野粛英，佐々木洋，William E.Zickefoose, Julie Zickefoose（監修）．口腔筋機能療法（MFT）の臨床．東京：わかば出版，1998（絶版）．

6．山口秀晴，大野粛英，嘉ノ海龍三（監修）．MFT入門．初歩から学ぶ口腔筋機能療法．東京：わかば出版，2007．

7．髙橋治，髙橋未哉子．新版口腔筋機能療法MFTの実際（下巻）．口腔機能の診査とレッスンの進め方．東京：クインテッセンス出版，2012．

［日本ベッグ矯正歯科学会］

さまざまな問題を抱える成人 Angle II 級 2 類の 2 症例
歯の健康長寿と歯科矯正（医療）のかかわり方を考える

藤巻秀敏

新潟県開業　城内歯科医院
連絡先：〒947-0028　新潟県小千谷市城内1-14-2

Report of Two Angle Class II divi. 2 with Deep Overbite Considering with Inner Beauty in Orthodontic Treatment

Hidetoshi Fujimaki

はじめに

　図8, 17は今回報告する，症例 1 及び症例 2 のセファログラムの術前・術後のトレースである．前歯の被蓋の改善のみ，大臼歯関係は変えずに行った．すなわち症例 1 は上顎左右第一小臼歯 2 本の抜歯に抑え（亀田のいう差動抜歯），症例 2 は非抜歯で行った．

　症例 1 は下顎左側第一大臼歯が遠心根のみ，残存歯質は少なく（図2, 11），下顎右側中切歯舌側に極度の骨吸収があった（図2）．症例 2 はいわゆる下顎 3 本切歯（図13），全顎の軽度歯槽骨吸収，下顎左右第二大臼歯遠心中程度骨吸収，樋状根であり（図20），臼歯の長期の予後が期待薄であった．そのため，両症例とも抜歯による歯の喪失が許されず，下顎前歯の移動の制限，本数制限，さまざまな問題がある中で，被蓋改善，症例 1 では High Angle での側貌改善を求められたからである．

　過蓋咬合の改善は，審美的回復はもちろん，歯周組織保全，神経・筋系の安静，ひいては歯の健康長寿，つまり歯を残す医療としての価値が高い．しかし，今回のテーマである成人過蓋咬合症例では，さまざまな悪条件が加わり，いわゆるマニュアル通りの対応だけでは済まされず，その判断が難しい．

　筆者の所属する，KB 新潟支部では，亀田晃先生の指導のもと，KB テクニックの理念・技術を応用し，成人過蓋咬合の治療経験を得ており，その手法を含め報告し，まとめとして最大35年の過蓋咬合の非治療例の結果を踏まえ，過蓋咬合と歯科医療の在り方を考える．

症例 1

患者概要：2009年 8 月に歯周治療を主訴に来院し，う蝕治療と歯周治療を開始するが中断した．2017年12月に矯正治療を求めて来院し，下顎左側第一大臼歯近心根はなくなっていた（図2, 11）．

矯正治療開始時：32歳10か月，女性

主訴（図2）：前歯叢生と口元前突感の改善

診査・診断（図3）：①上顎過成長と下顎劣成長，そのため，上下顎歯槽基底のズレ ANB9.1° と大きかった．②被蓋は大きく，③High Angle，上顎前歯の極度の前傾，④顔面に対し上顎前歯は前方に位置し Pog to NB（mm）−2.0mm と側貌不良であった．

治療目標（図4）：①High Angle では，前歯が前のめりになり，口元が突出するため，本症例では40°超えた2.4° を，標準設定値（上顎97°，下顎90°）から引き治療目標とし，口元を下げる，②③模型上で赤線の位置となり，上顎14.4mm，下顎2.6mm の後退，上顎のみ抜歯，臼歯関係は可能な限り変えない，移動には②上顎で20.1mm，③下顎で0.6mm の不足があり，④上顎左右第一小臼歯・下顎左右第二小臼歯 4 本抜歯，それでも4.7mm の排列不足があると QDS（Quad Diagnosis System）で判定された．

治療方針：KB テクニックによる本格的矯正治療，上顎第一小臼歯のみ抜歯とし，"遅れて抜歯"で少

[症例 1：下顎右側中切歯根露出，下顎左側大臼歯残根と悪条件の中，審美と歯の健康長寿を目指した，前歯叢生をともなう High Angle II 級 2 類症例]

初診時年齢：32 歳 10 か月女性
主訴：上の前歯の凸凹を治し，口元を下げてほしい
不正咬合の種類：過蓋咬合をともなう High Angle II 級 2 類上顎前突，overbite ＋ 5.6mm，overjet ＋ 8.4mm
初診時セファログラムの主な測定値：SNA 84.4°，SNB 75.3°，ANB ＋ 9.1°，FMA 37.1°，SN-Md 42.4°，U1-L1 102.6°，U1-SN 120.0°，L1-Md 95.0°，Pog to NB（mm）－2.0mm，U1 to AP 14.0mm，L1to AP 2.3mm，QDS（Quad Diagnosis System）によるアーチレングスディスクレパンシー上顎－20.1mm，下顎－0.6mm
診断：上顎左右第一小臼歯・下顎左右第二小臼歯 4 本抜歯

図1　症例 1 の治療前の QDS による主なデータ．High Angle で側貌不良，深い被蓋，極度の排列不足であった．

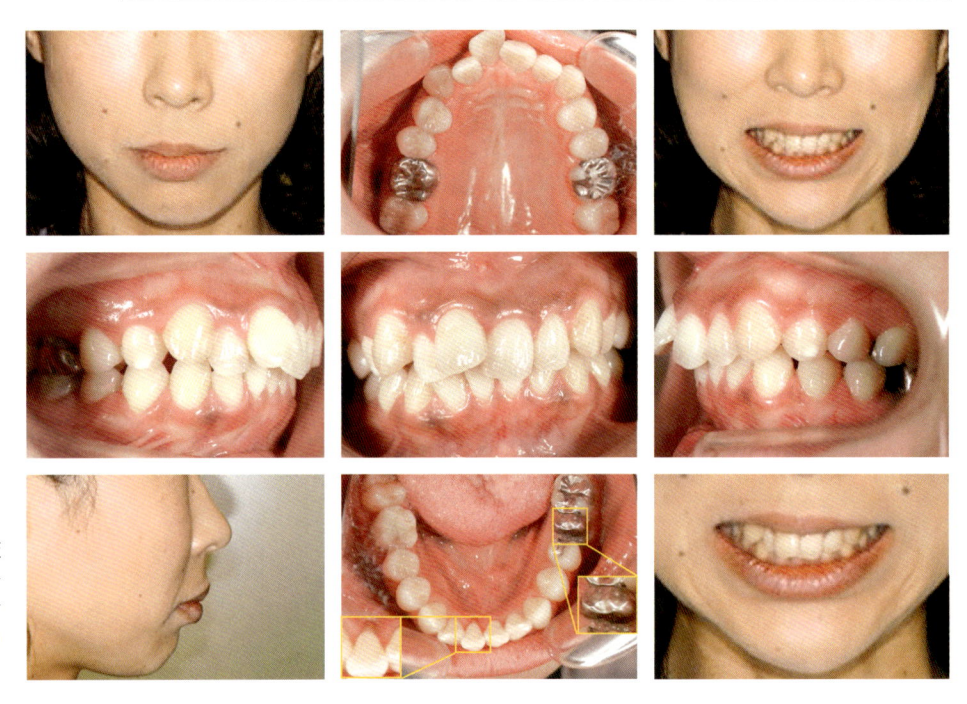

図2　症例 1 の治療前の写真．前歯の叢生をともなう過蓋咬合，正中はズレ，オトガイに緊張がみられた．下顎右側中切歯舌側骨吸収，下顎左側第一大臼歯遠心根残根で再来院した．

しずつ，犬歯～犬歯を一塊で抜歯部位に移動，右側中切歯舌側は骨吸収が著しく，移動を避け，第一大臼歯の閉鎖は行わず，上顎第二大臼歯との咬合関係を保ち，将来は補綴とする．

治療経過（図5）：2018 年 1 月，①上顎 Spee 湾曲の Ni-Ti ワイヤーで治療開始（差動矯正），"まずは抜かず"動きを観察，②叢生の改善と咬合挙上，挙上とともに前歯は遠心に移動，それは大臼歯を遠心に押す力となる，その状態にしてから，遅れて抜歯を開始（差動抜歯），その後，③下顎レベリングの開始，すなわち，"まずは抜かず"に開始，その後も，"いきなり抜かない"とした．その理由は，下記の通りである．

　すなわち（図6），①Spee 湾曲の Ni-Ti ワイヤーは，前歯の圧下とともに，臼歯の後方傾斜を促す作用があるが，ラウンド型ワイヤーではその力は弱い．②

その後スクエア型ワイヤーにすると，前歯の圧下は，前歯の後方移動でもあり，抜歯スペースの閉鎖に向かう．③KB テクニックでは，この動きを犬歯～犬歯を一塊（en masse tooth movement）で行い，同時に前歯の遠心移動も起こり，結果的に抜歯部位に移動，犬歯の遠心への倒れこみも起こりづらい．④圧下された根は歯槽突起内の幅広部分に移動，歯軸を起こしても，歯根が皮質骨に当たらず根吸収を起こさず，安心・安全，つまり，まずは抜かずに開始するのは，臼歯の遠心傾斜を促し，臼歯咬合関係の維持，前歯を一塊で抜歯予定部位に，無駄なく移動できるからである．その実際は図7を①，③，⑤の順で観察するとわかる．つまり，①削合された部分に前歯が移動，③さらに挺出削合をされた部分に，犬歯～犬歯を一塊で圧下・遠心移動，その後抜歯，⑤第一スロットにはスクエア型ワイヤー，第二スロットに

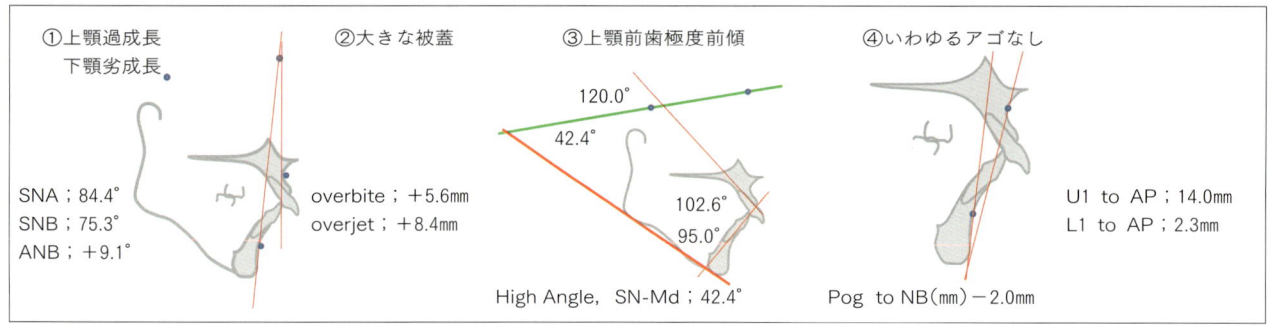

①上顎過成長
　下顎劣成長

SNA；84.4°
SNB；75.3°
ANB；+9.1°

②大きな被蓋

overbite；+5.6mm
overjet；+8.4mm

③上顎前歯極度前傾

120.0°
42.4°
102.6°
95.0°

High Angle, SN-Md；42.4°

④いわゆるアゴなし

U1 to AP；14.0mm
L1 to AP；2.3mm

Pog to NB(mm)－2.0mm

図3　症例1のQDSによるデータ解析．上下顎のズレが大きく，High Angle，上顎前歯極度前傾，上顎前歯が出ており，側貌不良．

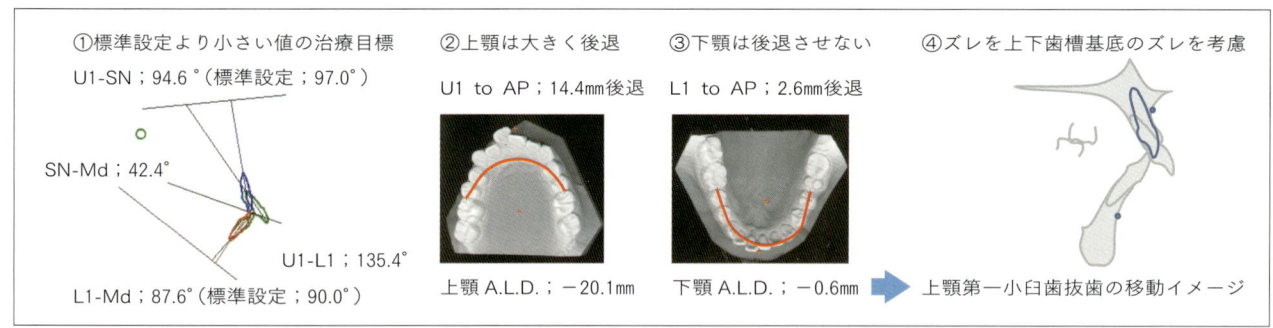

①標準設定より小さい値の治療目標
U1-SN；94.6°（標準設定；97.0°）

SN-Md；42.4°

U1-L1；135.4°

L1-Md；87.6°（標準設定；90.0°）

②上顎は大きく後退
U1 to AP；14.4mm後退

上顎A.L.D.；－20.1mm

③下顎は後退させない
L1 to AP；2.6mm後退

下顎A.L.D.；－0.6mm

④ズレを上下歯槽基底のズレを考慮

上顎第一小臼歯抜歯の移動イメージ

図4　症例1のQDSによる治療目標．High Angleで前歯が前のめりになるため，40°より超えた分，標準設定より小さい治療目標，さらなる側貌の改善を目指す．QDS(Quad Diagnosis System)では，その値を入力のみで，自動判定される．

2018年1月　　　　2018年3月　　　　2018年5月

①まずは非抜歯咬合挙上，大臼歯遠心傾斜

②大臼歯を押すイメージで，遅れて抜歯開始

③下顎のレベリングを開始

図5　症例1の治療経過1．まずは抜かずに開始，前歯圧下とともに，大臼歯を押すイメージ進め，その後，いきなり抜かず，"遅れて抜歯"を行う．

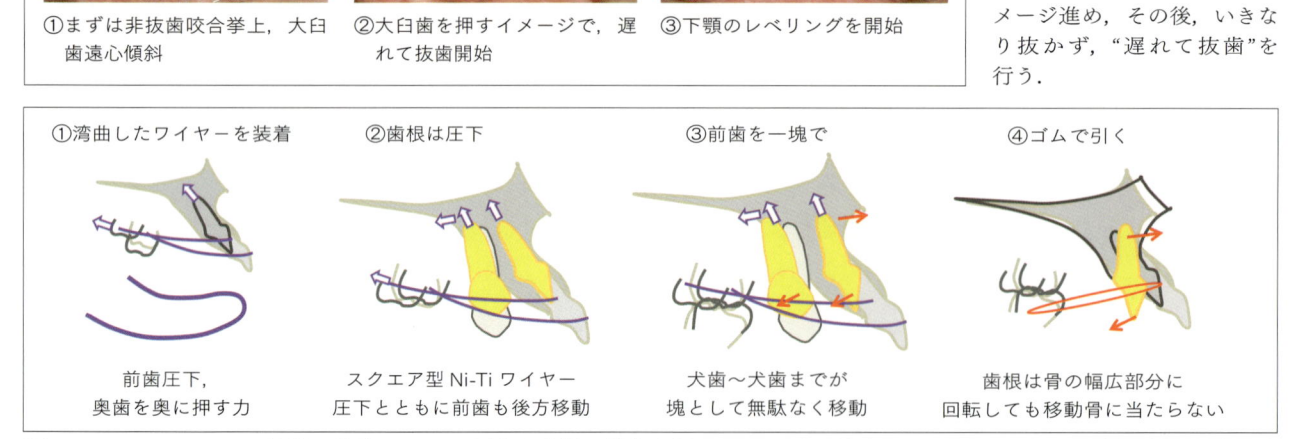

①湾曲したワイヤーを装着

前歯圧下，
奥歯を奥に押す力

②歯根は圧下

スクエア型Ni-Tiワイヤー
圧下とともに前歯も後方移動

③前歯を一塊で

犬歯～犬歯までが
塊として無駄なく移動

④ゴムで引く

歯根は骨の幅広部分に
回転しても移動骨に当たらない

図6　KBテクニックの一塊歯の移動のイメージ（参考文献1掲載症例のトレース）．前歯を圧下をすることで，結果的に前歯が遠心移動，大臼歯を遠心に押す作用がある．

はそれより細いラウンド型のNi-Tiワイヤーを入れ，2本の幅広いレールとし倒れ込みなく移動，①～⑥は遅れて抜歯を含めた移動の様子，②→④→⑥の順で観察すると，前歯のみ無駄なく移動している様子がわかる．2021年8月に治療終了し，動的治療期間は3年8か月であった．

結果：治療前後の臼歯の咬合関係は変化なく，前歯は歯槽突起の"形態変化"をともなう大きな移動により（図8），被蓋の改善（図9），叢生をともなうHigh Angle症例ながら，側貌の改善（図10）もあり，根吸収もない（図11）．

保定：$\frac{4+4}{3+3}$を固定，昼はベッグタイプリテーナー，プリフィニッシャーの併用をした．

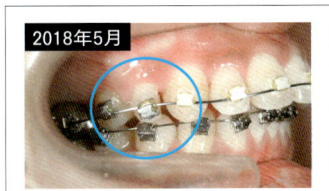
2018年5月

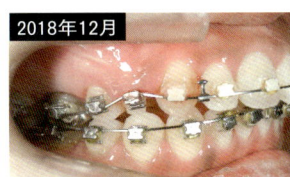
2018年12月

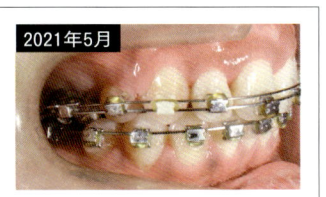
2021年5月

①ワイヤーをセカンドスロットに入れ挺出した第一小臼歯，犬歯～犬歯一塊移動

③ワイヤーのたわみによる歯の挺出と犬歯～犬歯の圧下・遠心移動

⑤セカンドスロットにラウンド型ワイヤー，犬歯・第二小臼歯の倒れ込みを防ぎつつスライド移動

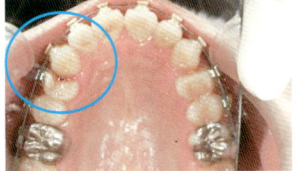

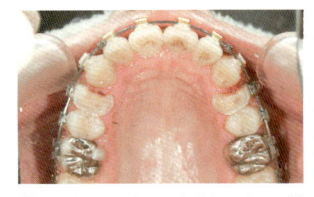

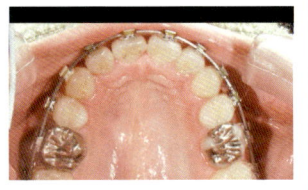

②第一小臼歯近心を削合．犬歯のみ遠心移動

④移動量の多い右側を多く削合，無駄のない移動

⑥臼歯部の移動はほとんど起こらない

図7 症例1の治療経過2．①→③→⑤と前歯が一塊で咬合挙上，遠心移動，整直する様子．②→④→⑥と前歯のみ後方に移動している様子がわかる．

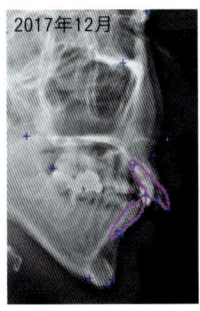
2017年12月

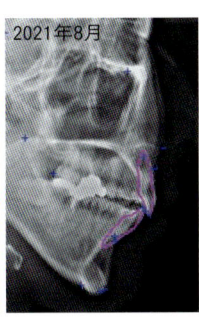
2021年8月

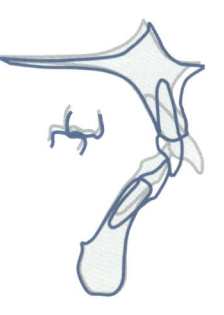

図8 術前・術後のセファログラム．前歯の歯槽突起の形態変化をともなう大きな移動，臼歯は固定．

overbite；5.6mm→＋2.2mm
overjet；8.4mm→2.0mm
U1-L1；102.6°→129.4°（目標；135.4°）
U1-SN；120.0°→87.4°（目標；94.6°）
L1-Md；95.0°→99.1°（目標；87.6°）
Pog to NB（mm）；－2.0mm　→－1.4mm
U1 to AP；14.0mm→5.3mm（目標；14.4mm後退）
L1 to AP；2.3mm→1.9mm（目標；2.6mm後退）

図9 術前・術後の主なデータ．下顎前歯の位置は動かさず，上顎前歯を最大限後退．

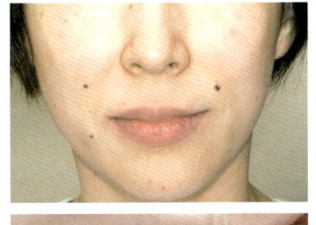
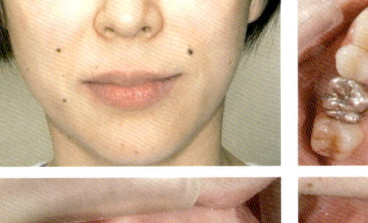
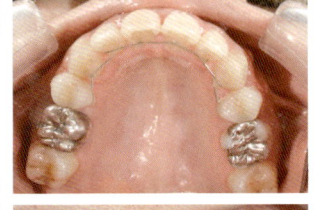
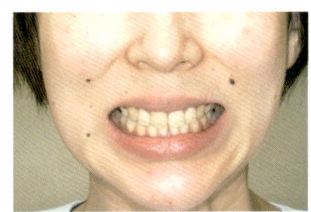

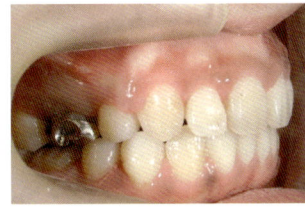
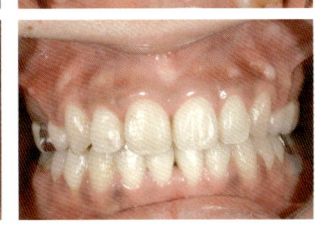
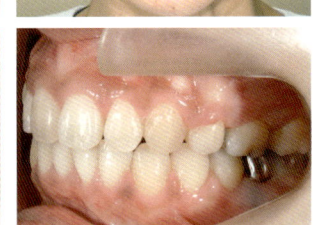

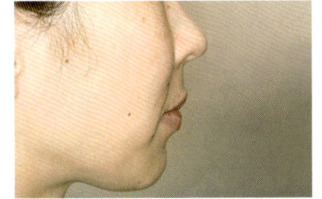
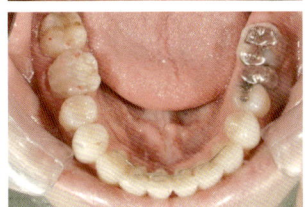
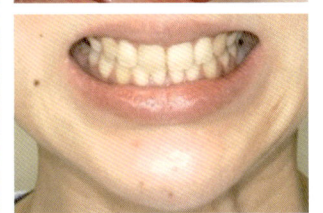

図10 症例1の治療後の写真．叢生をともなう High Angle 症例であるが，側貌も少し改善した．下顎左側第一大臼歯はあまり近心移動はせず，上顎との関係を保つ．

図11 症例1のパノラマエックス線写真．2017年下顎左側第一大臼歯近心根はなくなっていた．術前・術後，歯の倒れ込み，根吸収はない．

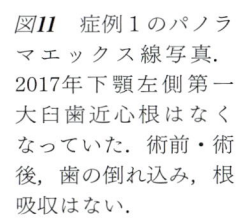
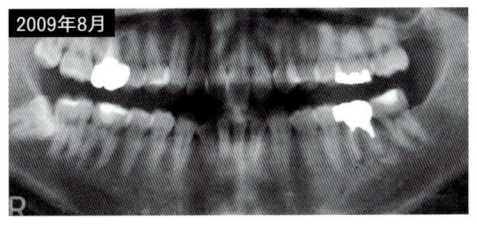
2009年8月
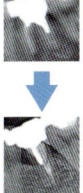
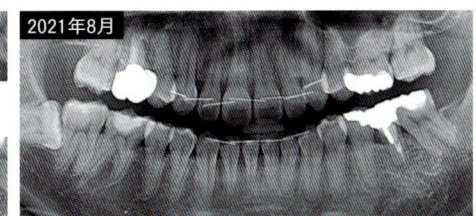
2021年8月

[症例2：下顎第二大臼歯中程度骨吸収，樋状根のため長期予後が期待薄な中，審美と歯の健康長寿を目指し，非抜歯で治療した Angle II 級 2 類下顎 3 本切歯症例]

初診時年齢：36 歳 1 か月女性

主訴：上の前歯の凸凹，前突感の改善

不正咬合の種類：過蓋咬合をともなう Angle I 級上下顎前突（下顎 3 本切歯），overbite ＋8.1mm，overjet ＋8.5mm

初診時セファログラムの主な測定値：SNA 91.4°，SNB 83.0°，ANB ＋8.3°，FMA 28.2°，SN-Md 31.2°，U1-L1 112.9°，U1-SN 119.2°，L1-Md 96.0°，Pog to NB（mm）＋0.6mm，U1 to AP 7.9mm，L1 to AP 0.5mm，QDS（Quad Diagnosis System）によるアーチレングスディスクレパンシー上顎－11.1mm，下顎－9.8mm

診断：上顎左右第一小臼歯 2 本と下顎中切歯抜歯

図12　症例 2 の治療前の QDS による主なデータ．Low Angle に近い上下顎前突．

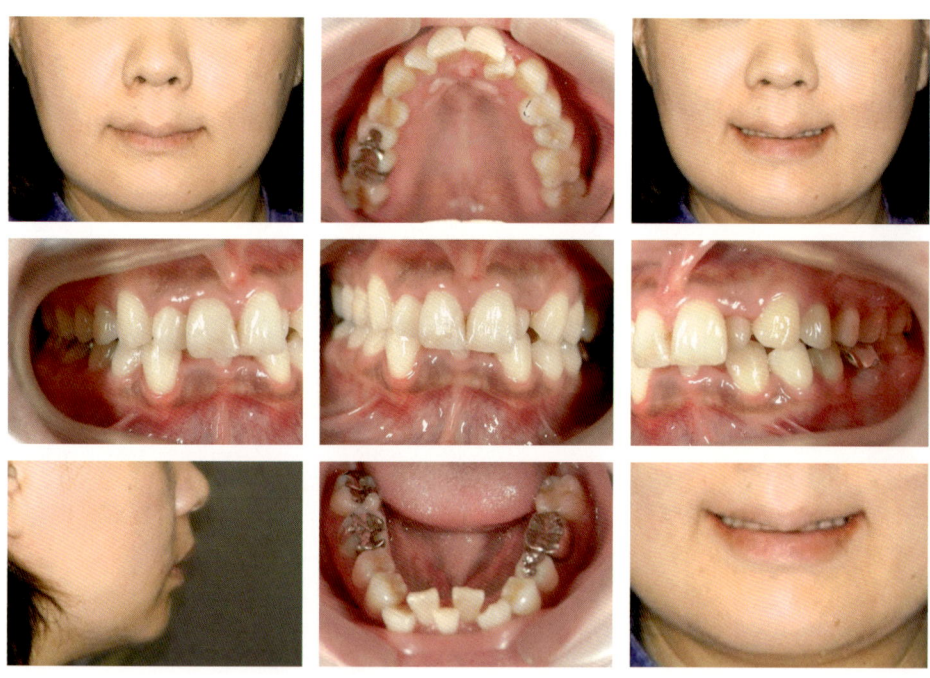

図13　症例 2 の治療前の写真．歯を唇で，隠すようにしている．

症例 2

患者概要：2011 年 9 月に下顎右側の歯周病治療にて来院し，生活歯のう蝕治療と歯周治療を行う．その後，定期的に歯周処置とう蝕予防を行う．2017年 6 月に矯正を希望して来院にした．

矯正治療開始時：36 歳 1 か月，女性

主訴：前歯の凸凹を治してほしい．

診査・診断（図14）：①上下顎前突でさらに上顎が出ており，歯槽基底のズレが大きかった．②被蓋は大きく，③ Low Angle に近いアベレージアングル，上顎前歯の極度前傾，④顔面に対して前歯の位置は平均的で，いわゆるアゴありであった．

治療目標（図15）：①治療目標は標準設定，②と③上

下とも赤線まで後退のため上顎で11.1mm，下顎で9.8mm の排列不足，④上顎左右第一小臼歯・下顎中切歯抜歯と QDS で判定された．

治療方針：下顎第二大臼歯遠心に中程度骨吸収，樋状根（図20）ということもあり，歯の喪失は許されず，大臼歯関係は変えずに行う．前歯を目標値まで動かさなくとも，Low Angle に近いことから，側貌は良好，上顎のストリッピングで上下顎前歯の被蓋の改善を，前歯は犬歯の側方誘導咬合を目指し，マニュアル通りの改善は求めない．

治療経過（図16）：①2017 年に上顎より治療開始，②咬合の挙上，下顎レベリング，③ II 級ゴムによる上下顎のズレの解消をめざし，2019 年 1 月に 6⏌6 までストリッピングを行い，同年 3 月終了した．動的移動期間は 1 年 8 か月であった．

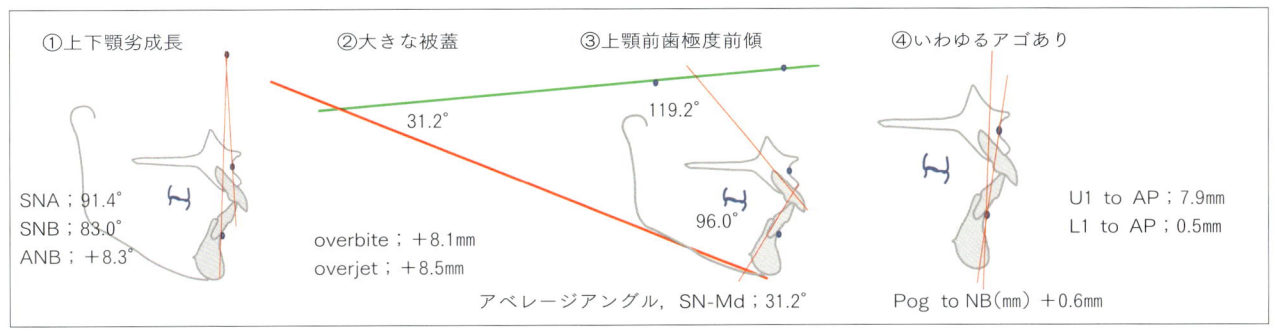

①上下顎劣成長

SNA；91.4°
SNB；83.0°
ANB；+8.3°

②大きな被蓋

31.2°

overbite；+8.1mm
overjet；+8.5mm

③上顎前歯極度前傾

119.2°

96.0°

アベレージアングル，SN-Md；31.2°

④いわゆるアゴあり

U1 to AP；7.9mm
L1 to AP；0.5mm

Pog to NB（mm）+0.6mm

図14　症例 2 の QDS によるデータ解析．Low Angle の近い，上下顎前突．

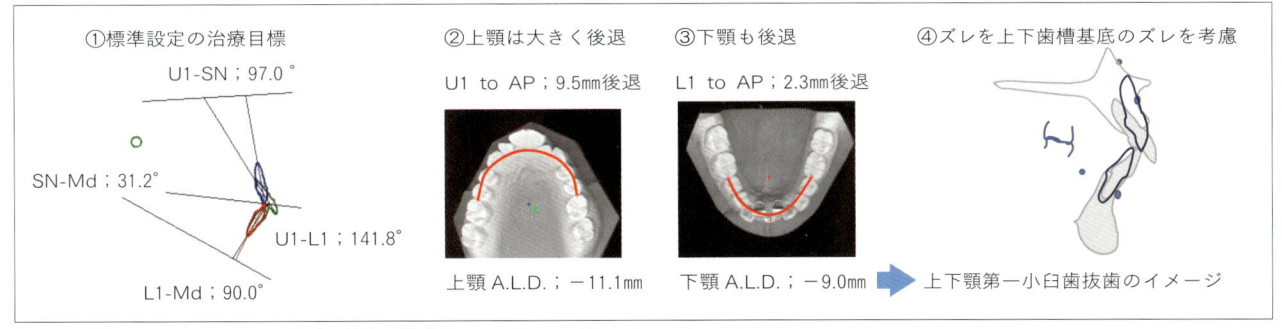

①標準設定の治療目標

U1-SN；97.0°

SN-Md；31.2°

U1-L1；141.8°

L1-Md；90.0°

②上顎は大きく後退

U1 to AP；9.5mm後退

上顎 A.L.D．；−11.1mm

③下顎も後退

L1 to AP；2.3mm後退

下顎 A.L.D．；−9.0mm

④ズレを上下歯槽基底のズレを考慮

上下顎第一小臼歯抜歯のイメージ

図15　症例 2 の QDS による治療目標の設定とアーチレングスディスクレパンシー．

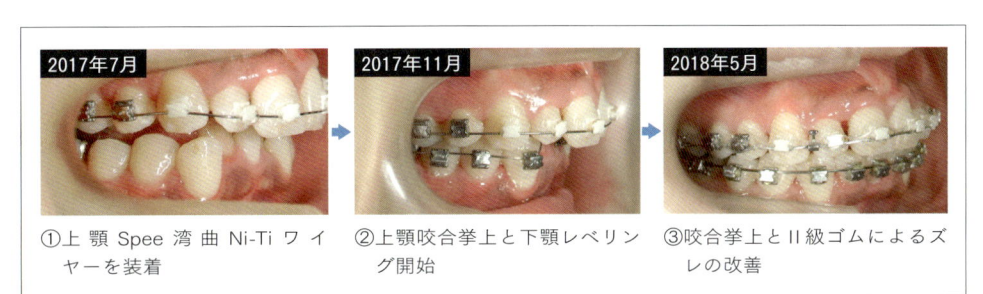

図16　症例 2 の治療経過．上顎前歯圧下とともに，ズレの解消を図る．

2017年7月　①上顎 Spee 湾曲 Ni-Ti ワイヤーを装着

2017年11月　②上顎咬合挙上と下顎レベリング開始

2018年5月　③咬合挙上と II 級ゴムによるズレの改善

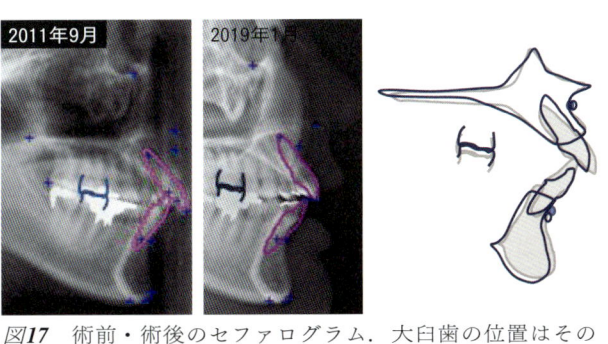

2011年9月　　2019年1月

図17　術前・術後のセファログラム．大臼歯の位置はそのまま，上顎前歯の内傾，下前歯の前傾で被蓋の改善をした．

overbite：8.1mm→+2.1mm
overjet：8.5mm→2.5mm
U1-L1；112.9°→112.8°（目標；141.8°）
U1-SN；119.9°→111.4°（目標；97.0°）
L1-Md；96.0°→103.5°（目標；90.0°）
Pog to NB（mm）；+0.6mm→+0.6mm
U1 to AP；7.9mm→7.7mm（目標；9.5mm後退）
L1 to AP；0.5mm→3.2mm（目標；2.3mm後退）

図18　術前・術後の主なデータ．下前歯の位置は動かさず，上顎前歯を最大限後退．

結果：大臼歯の位置関係はそのままに（図17），前歯の被蓋改善，前歯前傾が残るが（図18），側貌は良好で，術前は前歯を隠すようにしていたが，にこやかな笑顔（図19），歯根吸収も認めない（図20）．
保定：$\frac{3}{3} \pm \frac{3}{3}$ まで固定し，ベッグタイプのリテーナーを使用した．

まとめ（過蓋咬合の健康長寿と歯科矯正（医療）のかかわりを考える）

　過蓋咬合患者も，歯科矯正の関与なく，歯の健康長寿が可能であることは，う蝕と歯周病治療の長期経過観察から明らかである（図21）．ここでいう，う蝕治療とは，細菌感染から歯髄を含め，硬組織を有

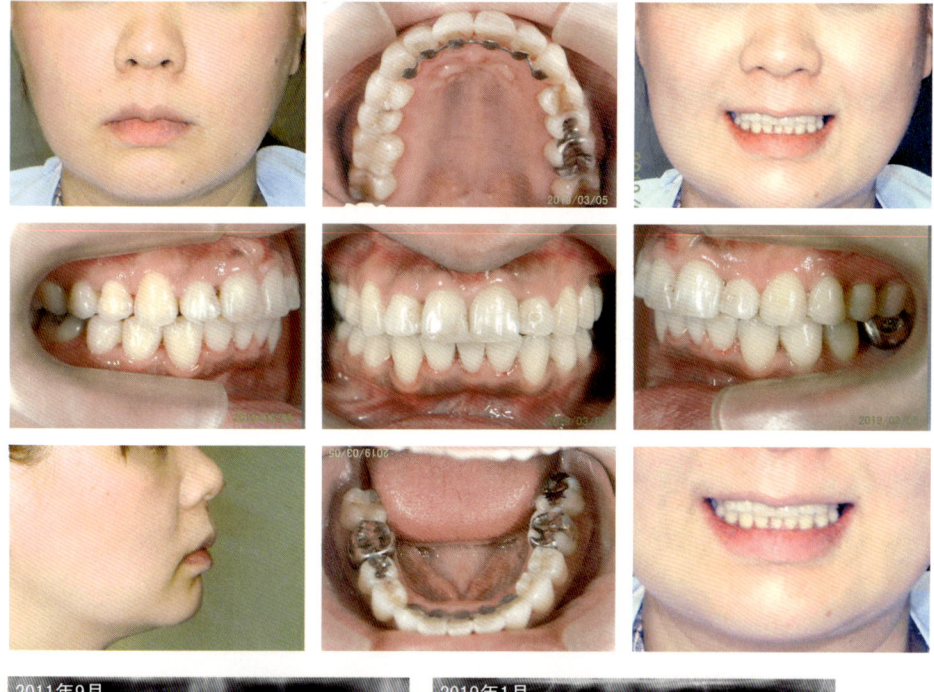

図19 症例2の治療前の写真.
上口唇の力が抜け,歯を隠すこ
となく,明るい口元となった.

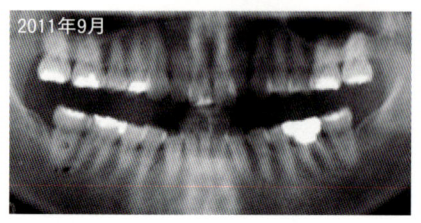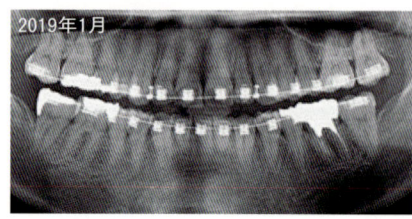

図20 初診と術後のパノラマエックス線
写真.下顎右側第二大臼歯遠心歯根に大
きなう蝕,骨吸収,両側とも樋状根がみ
られた.

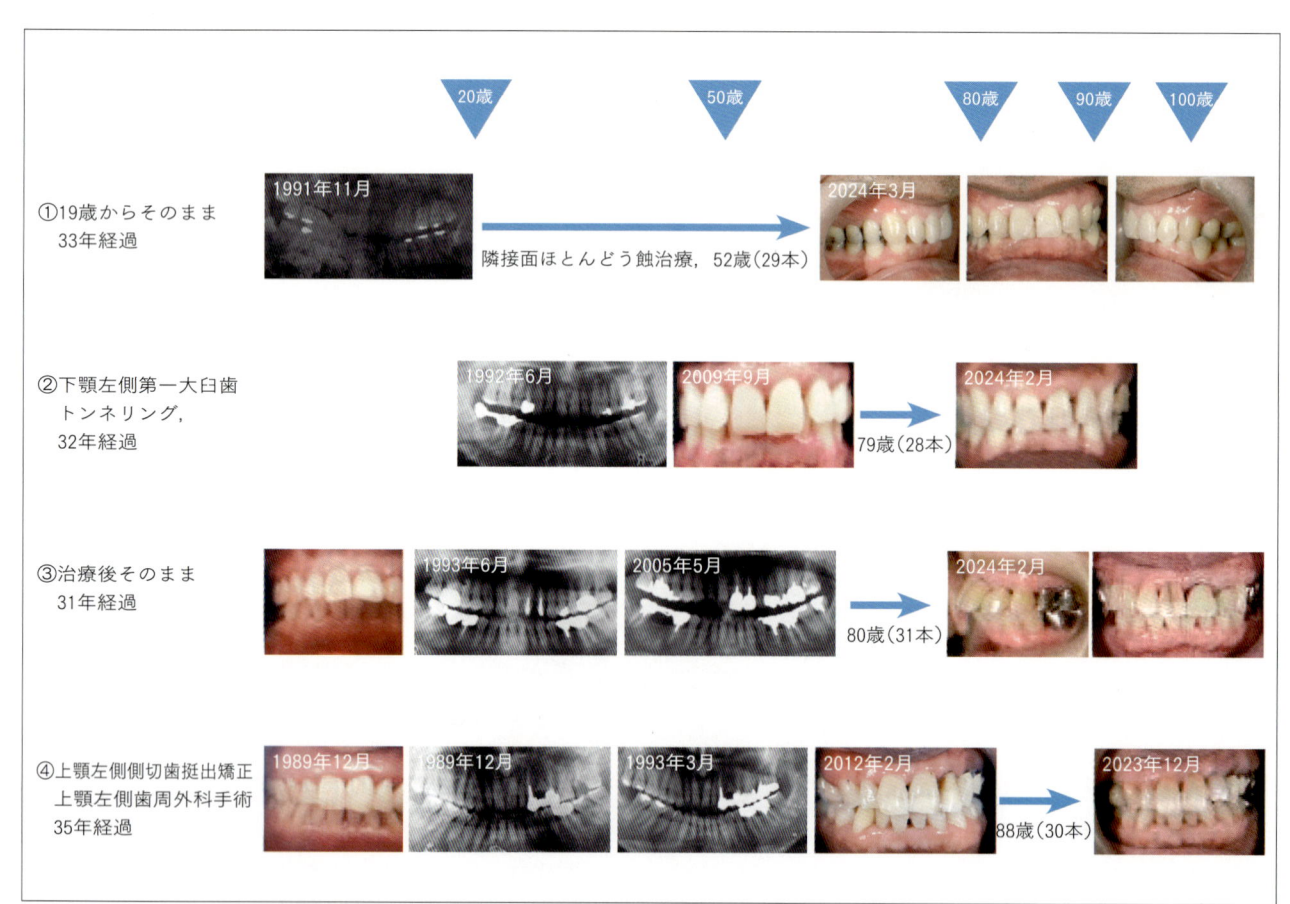

①19歳からそのまま 33年経過
1991年11月 隣接面ほとんどう蝕治療,52歳(29本) 2024年3月

②下顎左側第一大臼歯 トンネリング,32年経過
1992年6月 2009年9月 79歳(28本) 2024年2月

③治療後そのまま 31年経過
1993年6月 2005年5月 80歳(31本) 2024年2月

④上顎左側側切歯挺出矯正 上顎左側歯周外科手術 35年経過
1989年12月 1989年12月 1993年3月 2012年2月 88歳(30本) 2023年12月

図21 う蝕及び歯周治療の長期経過例(最大35年).矯正治療の関与なく,過蓋咬合のまま健康長寿は可能.

学童のう蝕が全国でもっとももも少ない新潟県，筆者の住む小千谷市は，意識が高く，さらにう蝕の少ない地域，しかし，歯科医師の関与のない歯は，1年でぼろぼろ．その差は歴然，医療の関与が不可欠

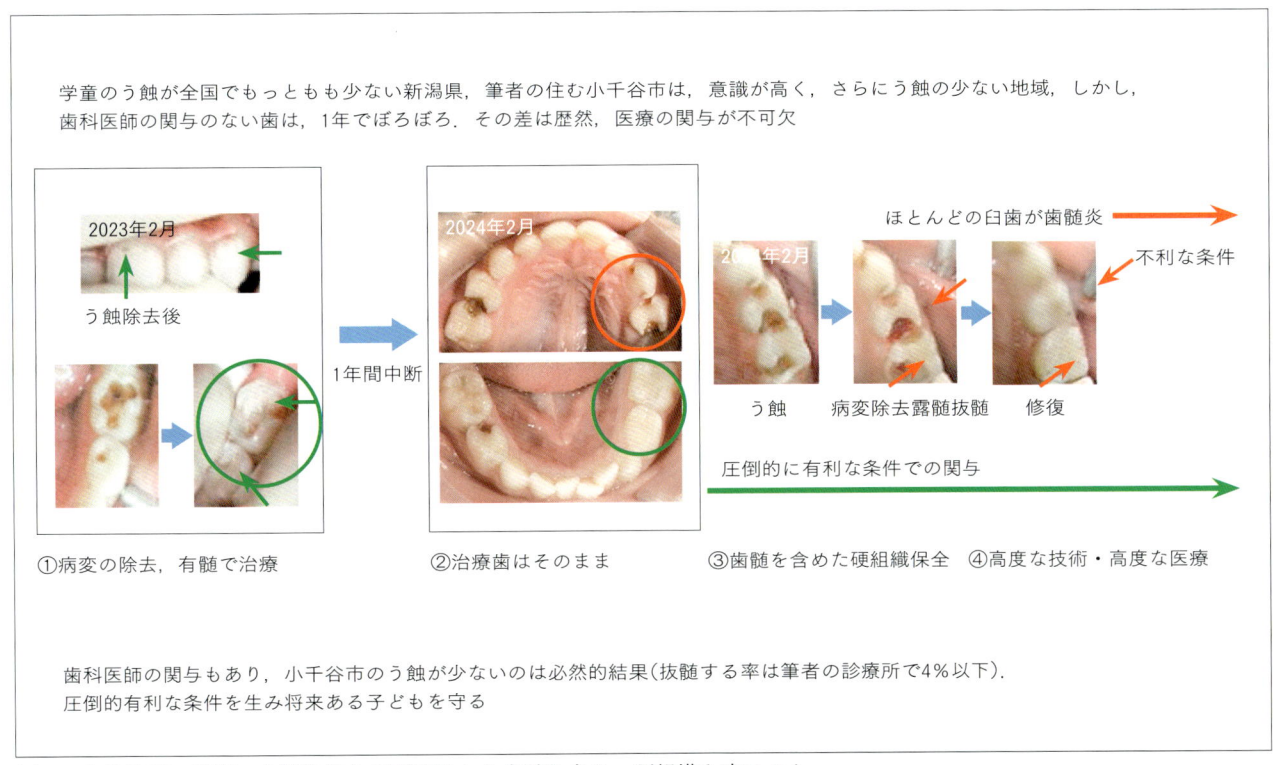

図22　う蝕治療の実際．う蝕治療とは菌感染から歯髄を含め，硬組織を守ること．

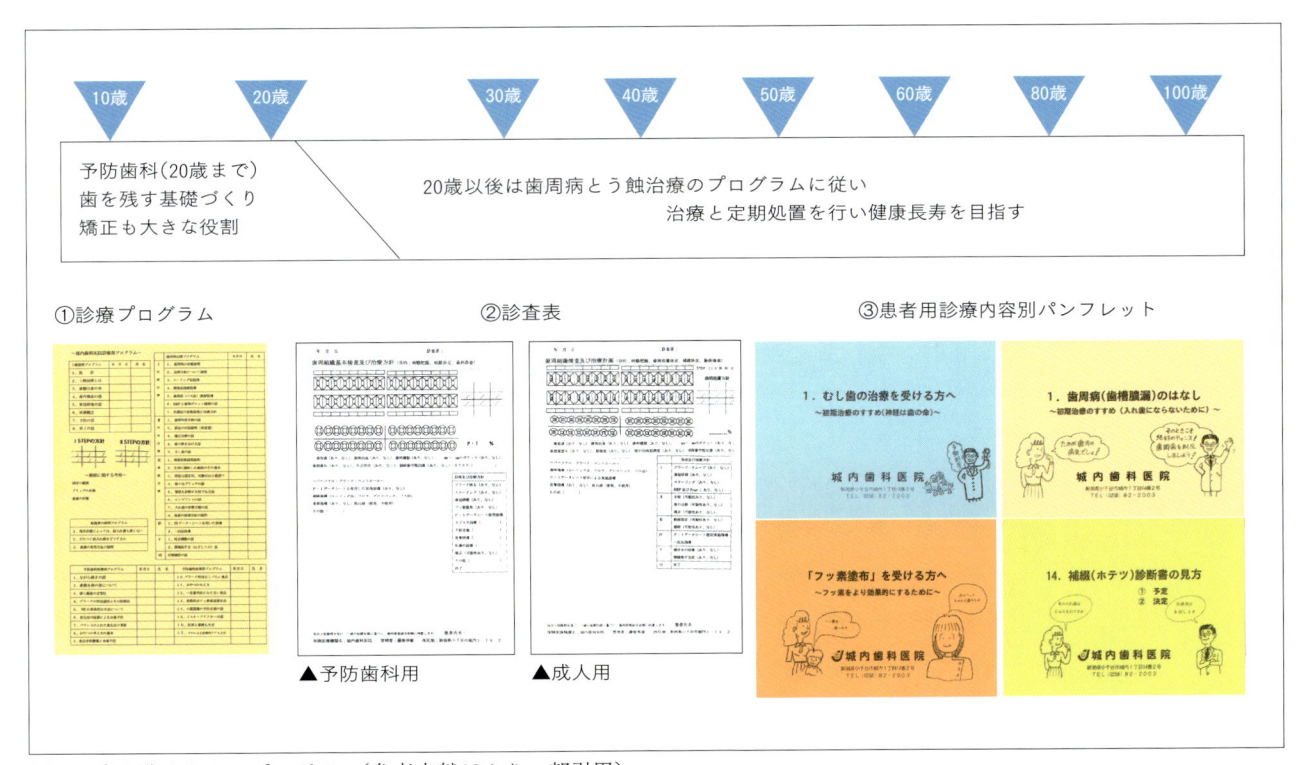

図23　歯を残すためのプログラム（参考文献13より一部引用）．

利な状態で活かす試みを意味し，その中には，矯正はもちろん，歯周組織を考慮した補綴を含めた概念，圧倒的に有利な条件を生みだす（図22）．それを図23のシステムの中に組み込み，総合医療として市民に

施し得た結果である．

　この結果は，歯科矯正の多様な可能性を示している．すなわち，図24のごとく，成人では②抜歯をして治療目標を通りに行っても，目標値に届かなくて

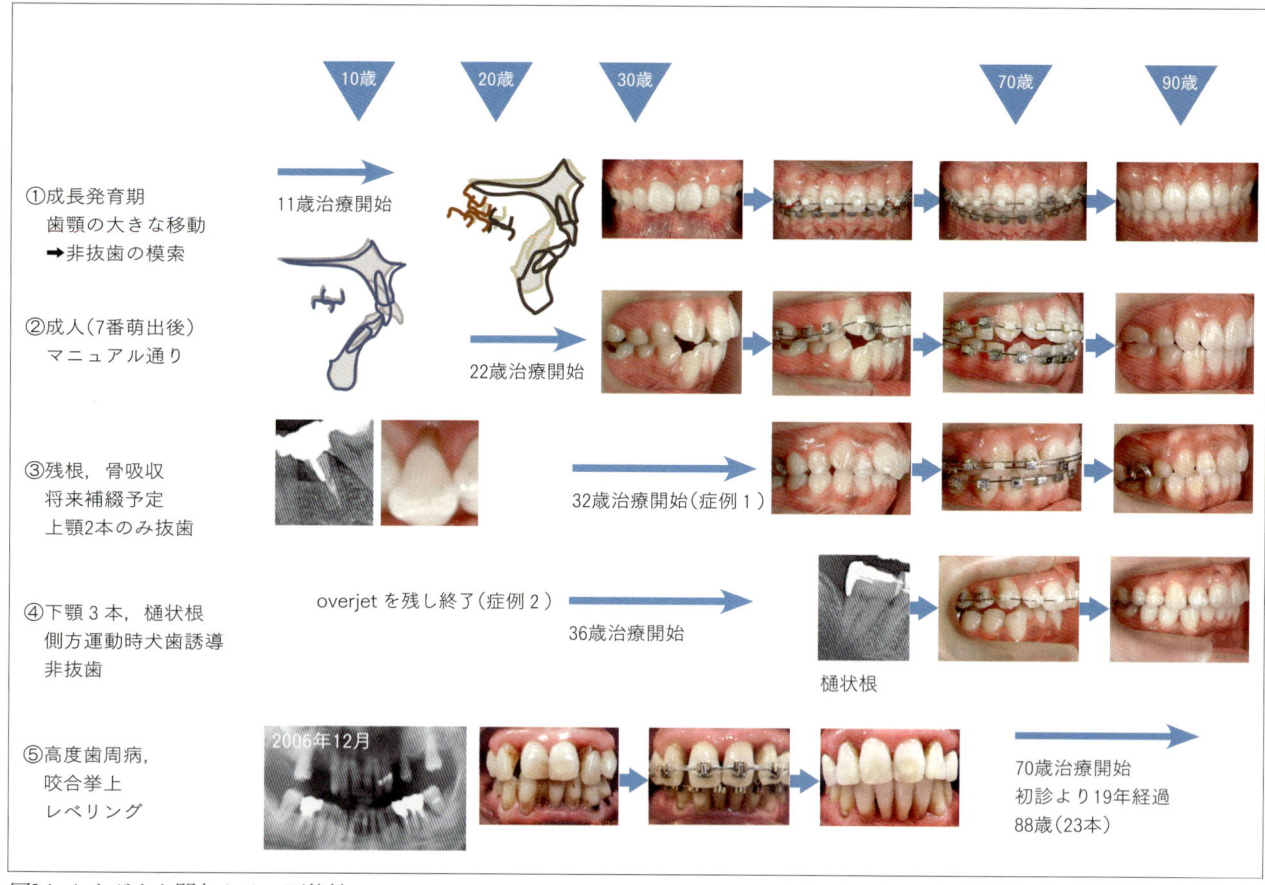

図24　さまざまな関与とその可能性.

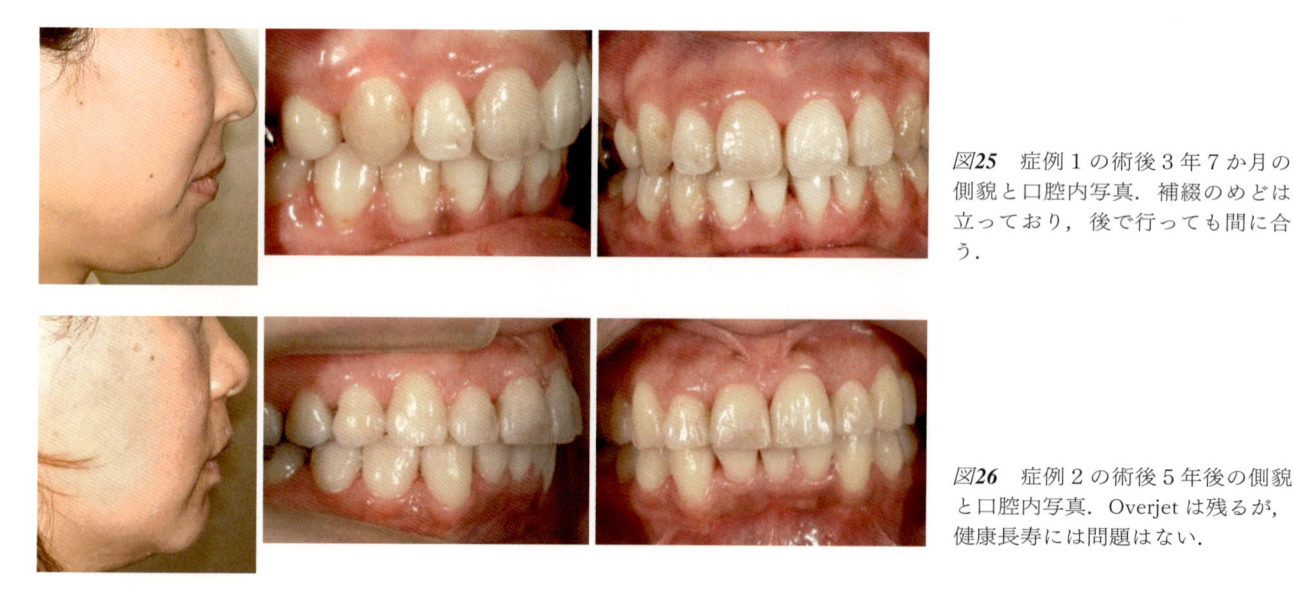

図25　症例１の術後３年７か月の側貌と口腔内写真. 補綴のめどは立っており, 後で行っても間に合う.

図26　症例２の術後５年後の側貌と口腔内写真. Overjet は残るが, 健康長寿には問題はない.

も, ①発育を利用し, 非抜歯治療で, 壮年期では③補綴前提で臼歯を無理に移動しなくても（症例１）, ④ overjet を残しても（症例２）, ⑤高齢, 重度の歯周病患者に, レベリングだけでも関与可能で, しかも有効であることを示している. ①〜④は『臨床家のための矯正 YEARBOOK』に掲載されているので, 参考にしてほしい.

昭和39年の奥瀬論文以来, 日本はう蝕学で世界をリード, 歯周病治療でも1970年代から世界に先駆け臨床応用, 歯科矯正学も, 1990年代から歯の

健康長寿は国民の願い，歯科矯正も願いは同じ

" まずは抜かず "" いきなり抜かず "" いきなり切らず "
" 抜く歯は最小に "
" 機能と成長発育を味方につけ "
" 将来ある子どもたちの歯を救い未来に託す "

重度歯周病歯もまずは抜かず移動に利用
臼歯の咬合を崩さず
主訴解消を優先，移動は最小に
補綴のめどが立たない患者は手をつけず

図27　筆者が，亀田晃先生とのお付き合いの中で学んだ理念・技術を，言葉遊びとしてまとめた．

保存を試み，医療としての価値を高めてきた．目指すは歯の健康長寿，そのための"具体的"方法論の確立と実践，今回の症例は，実質15年，13年を経過(**図25,26**)，今後亀田晃先生の指導のもと，経過をみてゆくつもりであるが，医療としての結果が問われている．

最後に，**図27**は一種の言葉遊びとして参考にしていただきたい．

参考文献

1．亀田晃(監修・編集)．新版 歯科矯正学事典．東京：クインテッセンス出版，2018．

2．藤巻秀敏．Slow extractionの治療例—患者・ドクター双方に優しい矯正歯科医療を求めて．日ベッグ矯歯会誌．2020；41(1)：16-24．

3．亀田晃，亀田剛．最新のKBテクニック：改良型ベッグ法の実際．インナービューティーを考慮した矯正治療へ．東京：クインテッセンス出版，2010．

4．亀田晃，矯正歯科治療とそれによって引き起こされる歯根吸収についての文献的考察．臨床家のための矯正YEAR BOOK2021．東京：クインテッセンス出版，2021：132-39．

5．藤巻秀敏．非抜歯にて治療した成長期のハイアングルII級 1 類の治験例．日ベッグ矯歯会誌．2014；36(1)：30-34．

6．藤巻秀敏．非抜歯にて治療した成長期のアングルII級 1 類の治験例．日ベッグ矯歯会誌．2017；38(1)：13-24．

7．藤巻秀敏．非抜歯にて治療した成長発育期のAngleII級 1 類ハイアングル症例の治験例(パート 3)．日ベッグ矯歯会誌．2018；39(1)：13-28．

8．亀田晃．KBテクニックにおける診断（その 1 ）．日ベッグ矯歯会誌．1992；14(4)：103-16．

9．亀田晃．KBテクニックにおける診断（その 2 ）．日ベッグ矯歯会誌．1992；14(4)：121-42．

10．藤巻秀敏．Slow extractionを用いて叢生と側貌を改善したHigh Angle I 級叢生の 2 症例．臨床家のための矯正YEARBOOK2022．東京：クインテッセンス出版，2022：56-65．

11．藤巻秀敏．成長発育を利用して非抜歯にて治療した過蓋咬合をともなうAngleII級 1 類の 2 症例．臨床家のための矯正YEARBOOK 2023．東京：クインテッセンス出版，2023：50-7．

12．藤巻秀敏．KBテクニックによる成人の反対咬合の症例．臨床家のための矯正YEARBOOK 2020．東京：クインテッセンス出版，2020：58-67．

13．藤巻秀敏．地域医療機関における,生産的歯科医療実施のための総合的システムの確立．非協力的な患者に対する，本システムの実施と効果．新潟歯会誌．2000；30（ 1 ）：33-42．

[バイオプログレッシブ・スタディークラブ]

ゼロベース・バイオプログレッシブ法による成人過蓋咬合症例の診断と治療

水野高夫

長野県開業　水野矯正歯科医院
連絡先：〒386-0012　長野県上田市中央4-1-15

Diagnosis and Treatment of a Case of Deep Overbite in Adults with Zerobase Bioprogressive Philosophy

Takao Mizuno

はじめに

　Ⅱ級2類のような過蓋咬合をともなう不正咬合を治療する場合，成長期であれば，口腔周囲筋による下顎歯列に対する後方への締め付けなどの機能的問題の改善や歯列の側方および前後方向への解放（アンロッキング）を適正な時期に行うことで，下顎骨の正常な前方成長を誘導し，大臼歯関係および overbite の改善をできる限り非抜歯にて行うべきである[1,2].

　一方，成人または思春期後期で，下顎骨の成長がほとんど期待できない症例では，大臼歯関係および overbite の改善を歯の移動のみで行うこととなる．その場合，上顎大臼歯の後方余地，下顎歯列の前方移動量，上下顎前歯の圧下量と周囲の皮質骨との関係，軟組織側貌のバランス，口腔周囲筋の緊張状態などの評価を十分に行ったうえで治療計画を立案し，可能な限り非抜歯治療を目標とすることが望ましい．

　Zerobase Bioprogressive 法[3,4]では，図1に示す「診断・治療計画システム」に従い臨床診査，歯列・咬合，骨格，軟組織に加え，機能的な問題の評価を行う．とくに過蓋咬合の治療では，機能的評価に基づいた Awareness/Wellness Training（以下 AWT）[5]が治療結果および予後を左右する（図2）.

　今回，下顎骨の成長が終了している成人症例において歯科矯正治療単独による形態的な改善と機能的なトレーニングを行い，治療後2年以上の安定した結果を得たので報告する．

図1　Zerobase Bioprogressive 診断・治療計画システム.

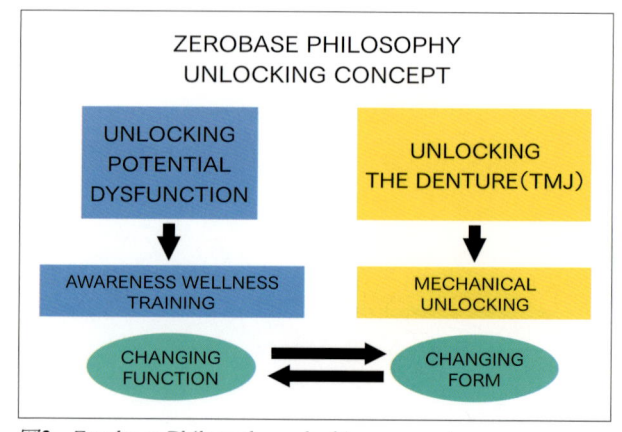

図2　Zerobase Philosophy unlocking concept.

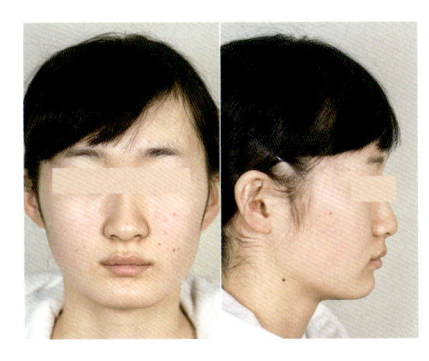

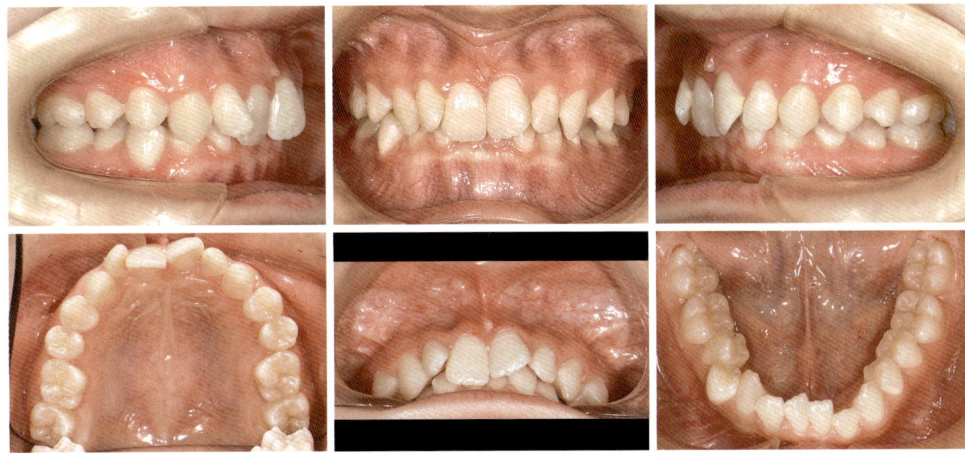

図3　矯正治療前の顔貌および口腔内写真(17歳0か月)．上下唇に過緊張が認められ，上下顎前歯の著しい舌側傾斜を認める．

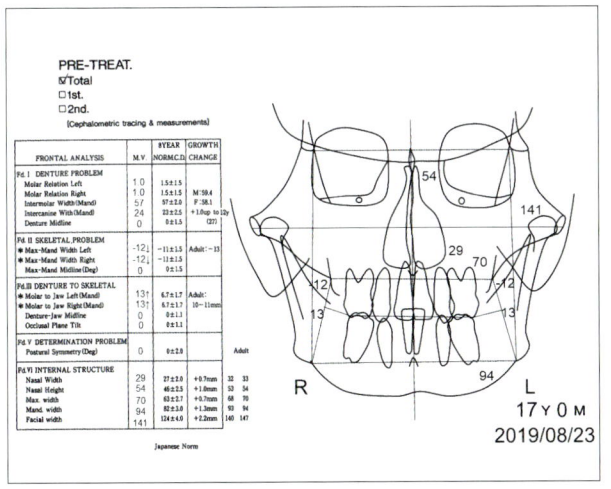

図4　矯正治療前の正面セファログラム．

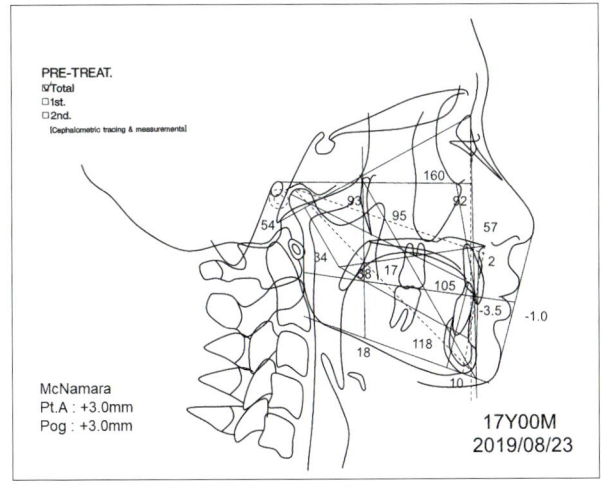

図5　矯正治療前の側面セファログラム．

症例の概要

臨床診査所見：初診時17歳0か月，女性，上下顎前歯の叢生と過蓋咬合を主訴として来院した．年少時から吸唇癖，口腔周囲筋の緊張の既往があり，ブラキシズム，クレンチングが認められた．

顔貌所見(図3)：正貌では顔面正中にほぼ一致しており，左右の非対称は認められなかった．側貌では下唇下部の過緊張があり，下唇下部の溝(Sublabial furrow)[6~8]を認めた．

口腔内所見：Overjet 4.5mm，overbite 8.5mmで，下顎は小臼歯部が狭窄を呈し $\frac{5|45}{5|45}$ 部に鋏状咬合が認められる． $\frac{2|2}{2|2}$ 間にわたる前歯部過蓋咬合と上下顎歯列の叢生(上顎 ALD −6.0mm，下顎 ALD −6.0mm)を認めた．大臼歯の咬合関係は右側・左側ともに3.0mmのⅡ級であった．顔面正中線に対して上下顎歯列正中線はほぼ一致していた．

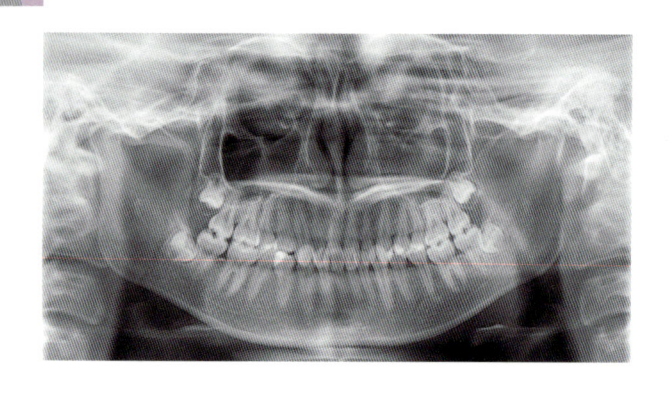

図6　矯正治療前パノラマエックス線写真．前歯部の被蓋は非常に深く，上下顎両側智歯を埋伏している．

機能的問題の所見：上下唇圧が非常に強く吸唇癖があり，就寝時ブラキシズム，クレンチングが認められた．また，下顎骨の前方・側方運動時に運動制限があった．

正面セファログラム所見(*図4*)：正面観の対称性では Maxillo-mandibular midline が 0°，Postural symmetry が 0°，Occlusal plane tilt が 0mm と非対称性はなかった．Max-mand width の値が平均値よりやや小さく，骨格性の頬側交叉咬合の傾向が認め，Molar to Jaws の値が大きく，側方拡大の余地は十分に認められた．

側面セファログラム所見(*図5*)：骨格系の垂直的評価は，Facial axis 93°，Lower facial height 38° Mandibular plane 18° と Severe Brachyfacial pattern であった．水平的評価では，McNamara line to Pt.A ＋3.0mm，McNamara line to Pog. ＋3.0mm，Convexity ＋2.0mm と上顎骨の突出傾向と下顎骨の前方型を示した[9]．軟組織の垂直的比率では，上顔面高(眉間点から鼻下点までの距離)：下顔面高(鼻下点から軟組織メントンまでの距離)が正常値 1：1 に対して 1(70.5mm)：0.9(61.0mm)と下顔面高が小さく，下顎骨の反時計回りの回転を認めた．歯系では，L1 to A-Po −3.5mm，U1 to A-Po 1.0mm と上下顎前歯ともに著しい舌側位を呈し，大臼歯関係は左右ともにⅡ級であった．

パノラマエックス線写真所見(*図6*)：$\frac{8|8}{8|8}$ は埋伏していた．前歯部の被蓋が著しく深く，下顎左側頭後方部に軽度の変形が認められた．

診断・治療方針および治療目標

本症例では，上下唇圧が強く，吸唇癖をともな

う前歯部過蓋咬合のⅡ級不正咬合で，骨格的には Severe Brachyfacial pattern を有し，大臼歯関係は両側Ⅱ級の Angle Ⅱ級2類不正咬合と診断した．上下顎の小臼歯部から前歯部にわたって叢生を呈することから，頬筋の側方圧の影響があり，上顎前歯は強い上唇圧によって舌側傾斜しており，下顎歯列弓は方形で下唇の吸い込みにより，叢生が認められた．

成人の過蓋咬合症例では，形態的・機能的アンロッキングを図ることがとくに重要であると考え，治療の進行に応じて，吸唇癖のコントロール，頬筋と上下唇の筋肉ストレッチなどの AWT を患者の理解と協力を得て行うこととした．前歯部が著しく舌側傾斜しているⅡ級2類症例であることから，非抜歯治療を計画した．

形態的アンロッキングとしては，両側小臼歯部の鋏状咬合改善と歯列弓再形成のため，上顎に Quad helix(以下 QH)と下顎に Bi helix(以下 BH)を装着し，上下側方歯列にボンディングを行い，3D(三次元的)レベリング[5]の開始を計画した．そして，上顎前歯にユーティリティーアーチ(以下 UA)を装着し，圧下移動と前方移動を行い，下顎歯列にアドバンシング UA を装着した後，両側にⅡ級ゴムを用いて大臼歯関係の改善を行うこととした．その後，上顎前歯にリンガルルートトルクを付与しながら，後方移動を行った後，ディテーリングを予定した．

*図7,8*は正・側貌の Visual Treatment Planning(以下 VTP)と個別化された VTP である．正貌 VTP では $\underline{6|6}$ は片側1.5mm ずつの計3.0mm の拡大を予定し，それにともない $\overline{6|6}$ は計4.0mm の拡大と頬側への整直を予定した．*図9*の側貌 VTP において，整形的には Chin control，すなわち，Facial axis を変化させないように配慮し，上顎骨 A 点の変化を

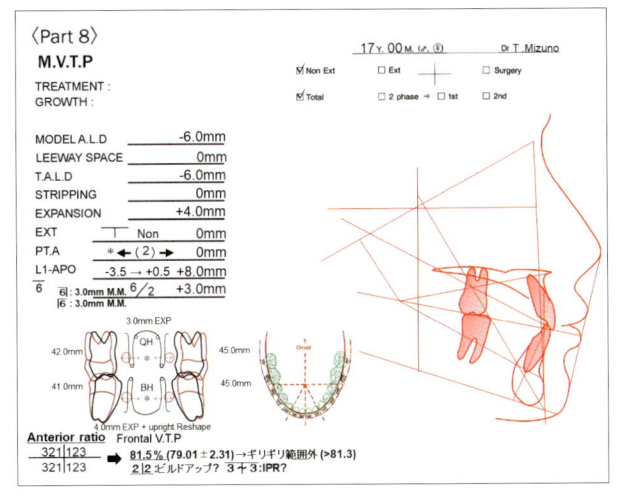

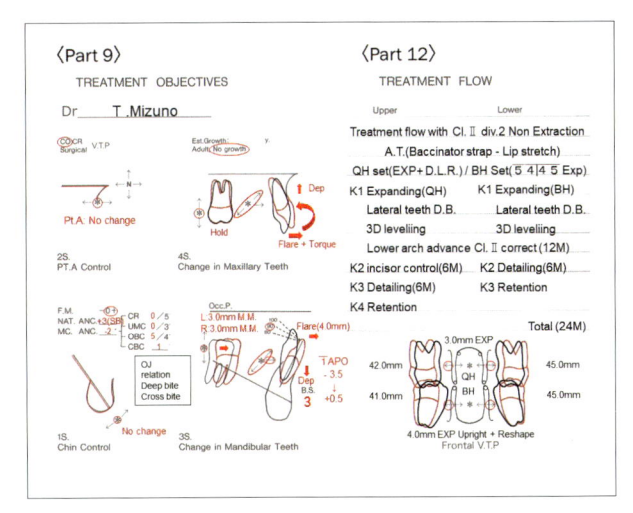

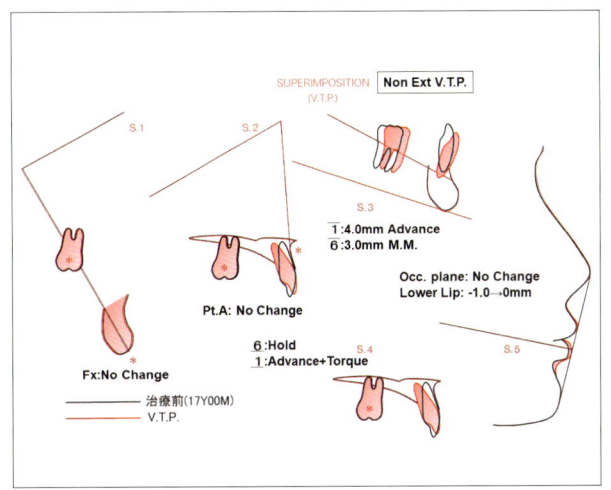

図7│図8
　　│図9

図7　正貌および側貌 VTP.
図8　VTP の個別化.
図9　矯正治療前と VTP の重ね合わせ. 下顎歯列の前方移動と上顎前歯のトルクコントロールを計画した.

求めないこととした. 矯正歯科的には, 両側Ⅱ級の大臼歯関係をⅠ級に改善する. 下顎前歯は著しく舌側傾斜した歯軸の改善と大臼歯関係の改善を目的として A-Po －3.5mm から0.5mm へと前方へ傾斜移動を行い, 上顎前歯は過蓋咬合を改善するために2.0mm の圧下とリンガルルートトルクを付与した唇側への移動を図り, その結果, 適正な overjet と overbite を獲得するように治療目標を設定した.

治療経過

　歯列の側方コントロールを優先した. まず, 歯列弓再形成のため, QH と BH による上下顎歯列の側方拡大を行った(図10). 上下顎歯列の拡大に先立ち, 頬筋の筋肉を手指で図11のごとくストレッチをし, 側方歯の歯肉へのダメージを軽減するとともに, 円滑な側方拡大を図った. その後, 上顎前歯には UA

(.016×.016・Co-Cr)を装着し, 上顎前歯の圧下と前方移動を行い, 著しく舌側傾斜した歯軸の改善と前歯部の被蓋改善を図った. この際, 後に行う下顎歯列前方移動をスムーズに行うために, 下唇圧の排除を行うストレッチを重点的に行った.

　上顎側方歯にセクショナルアーチ(.016・Ni-Ti)を装着して, 3Dレベリングを開始した(図12a).

　6か月経過時, 下顎歯列にアドバンシング UA, セクショナルアーチ(.016×.016・Co-Cr)を装着して, Ⅱ級顎間ゴムを併用し下顎歯列の前方移動を開始した(図12b).

　1年0か月経過時, 下顎歯列の前方移動によって大臼歯関係1級の咬合を獲得したのち, 上顎前歯にトルキングコントラクション UA（.016×.016・Co-Cr)を装着し, 上顎前歯にリンガルルートトルクを付与しながら後方へ牽引を開始した(図12c).

　1年4か月経過時, 上顎歯列と下顎歯列にアイ

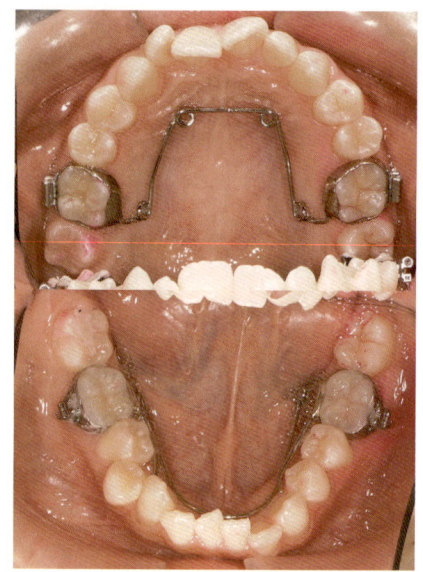

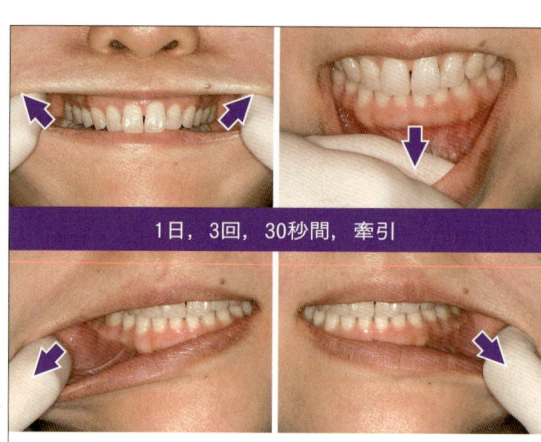

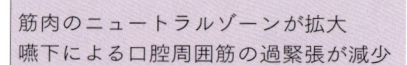
1日，3回，30秒間，牽引

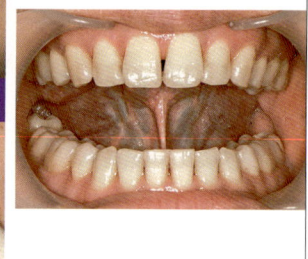

筋肉のニュートラルゾーンが拡大
嚥下による口腔周囲筋の過緊張が減少

①歯の動きがスムーズになる
②装置の QHset や Bond 操作の簡易化
③ワイヤーループ・フックなどの痛み・傷による SOS 減少
④患者のモチベーション・協力の確認ができる

図10　QH による第一大臼歯の遠心舌側回転と BH による下顎側方拡大を示す．上下歯列弓の再形成を行う．

図11　タングアップ指導と口腔周囲筋・口唇圧の過緊張を緩和するアウェアネストレーニング．口唇部ストレッチを示す(写真はイメージで当該患者と異なる)．1日3回30秒行うと効果があり，症例により部位を選択する．

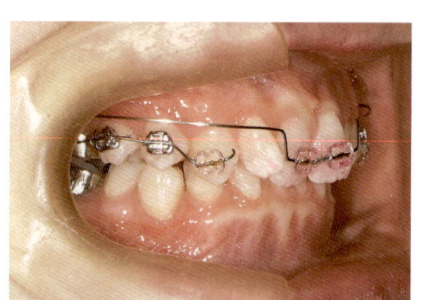

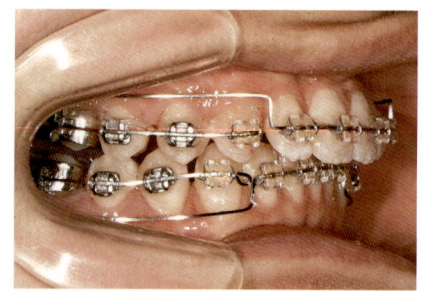

図12a│*図12b*

図12a　UA にて上顎前歯の圧下と前方移動を行い，セクショナルアーチにて上顎側方部の3Dレベリングを開始した．
図12b　6か月経過時，下顎歯列にアドバンシングUA とセクショナルアーチを装着してⅡ級顎間ゴムを併用した．下顎歯列の前方移動を開始した．

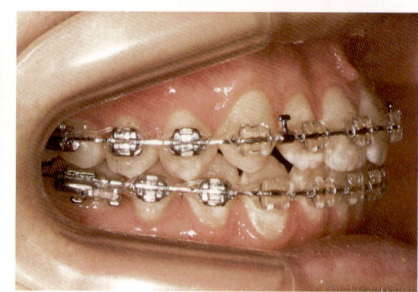

図12c│*図12d*

図12c　1年0か月経過時，大臼歯関係Ⅰ級の咬合を獲得したのち，上顎前歯にトルキングコントラクション UA を装着して，後方への牽引を開始した．
図12d　1年4か月経過時，上下顎にアイディアルアーチを装着した．

ディアルアーチ(.016×.016・Co-Cr)を装着した(*図12d*).

治療結果(18歳10か月)

顔貌および口腔内所見(*図13*)：正貌では閉唇時の上下唇およびオトガイ部の過緊張が消失した．側貌でも同様の変化が認められ，Sublabial furrow[6〜8]に改善が認められた．口腔内所見では，大臼歯・犬歯のⅠ級咬合関係が達成され，前歯は適正な overjet，overbite を獲得し，上下顎歯列正中線はともに顔面線とほぼ一致した．

正面セファログラム所見(*図14*)：上顎両側大臼歯は3.0mm 側方へ，$\overline{6|6}$ は4.0mm 拡大され整直した．下顎歯列の拡大にともない Molar to jaws の値は減少した．

側面セファログラム所見(*図15*)：軟組織では口唇が E-line から下唇前縁までが0mm と前進し，口腔周囲筋の過緊張が消失した．上顎前歯は，VTP にて予測したとおり，圧下とリンガルルートトルクを

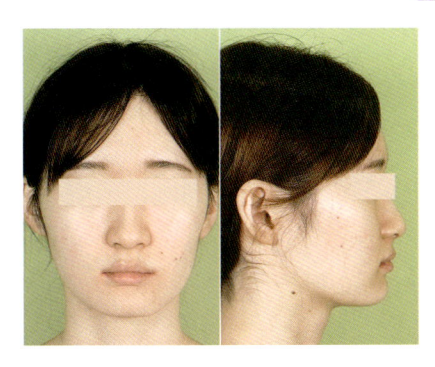

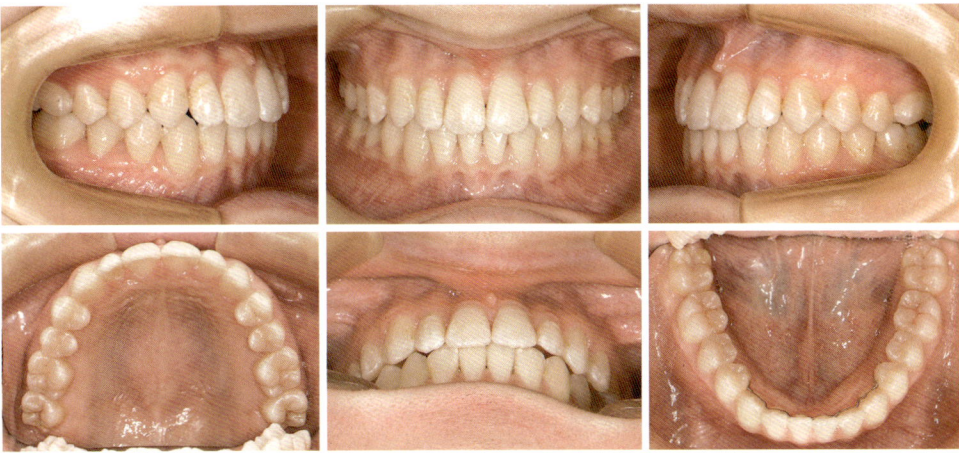

図13　矯正治療後の顔貌および口腔内写真（18歳10か月）．上下唇の過緊張が改善され，緊密な咬合が得られた．

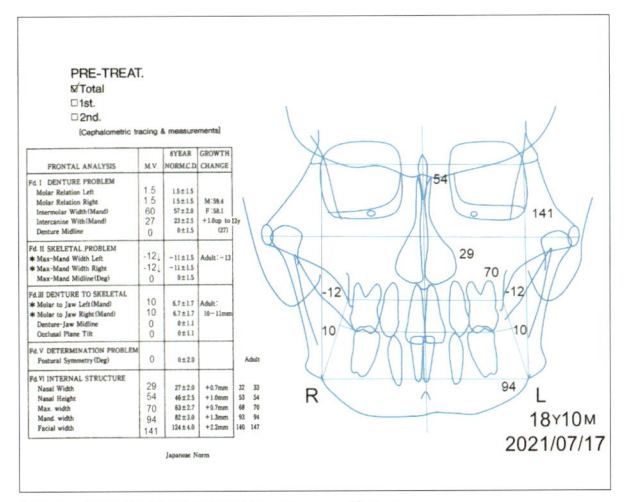

図14　矯正治療後の正面セファログラム．

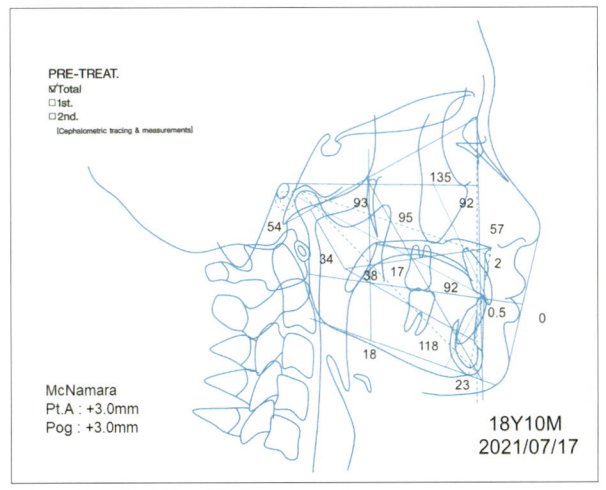

図15　矯正治療後の側面セファログラム．

付与した唇側への移動が行われた．下顎前歯は根尖部を中心とした傾斜移動と圧下が行われ，overjet，overbite が改善された．大臼歯は両側の下顎大臼歯が3.0mm 近心移動した結果，Ⅰ級の咬合関係が達成された（図16）．

パノラマエックス線写真所見（図17）：$\frac{8|8}{8|8}$ は抜歯され，歯根の平行性は良好であった．上下顎前歯の根尖部は移動量が多かったが，歯根吸収は認められなかった．

治療後（２年１か月経過の所見：21歳１か月）

　治療終了後２年１か月時の顔貌と口腔内（図18）は，正面観・側面観ともに良好で，よい咬合状態が保たれていた．セファログラムおよびパノラマエックス線写真上も大きな変化は認められなかった（図19〜22）．

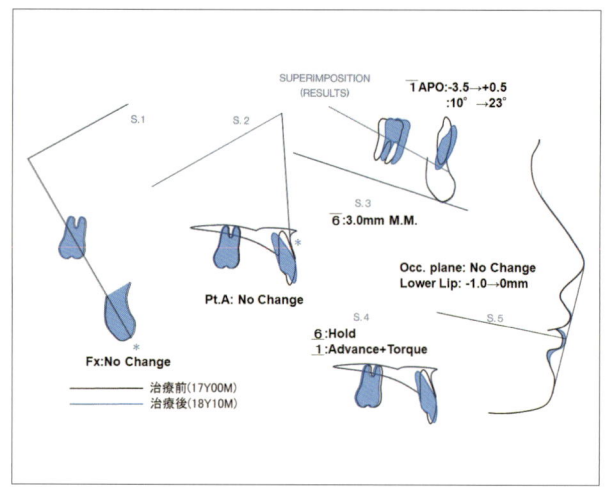

図16 矯正治療前後の重ね合わせ．上顎前歯がリンガルルートトルクをともない，唇側傾斜し，下顎前歯は根尖を軸に唇側傾斜していた．

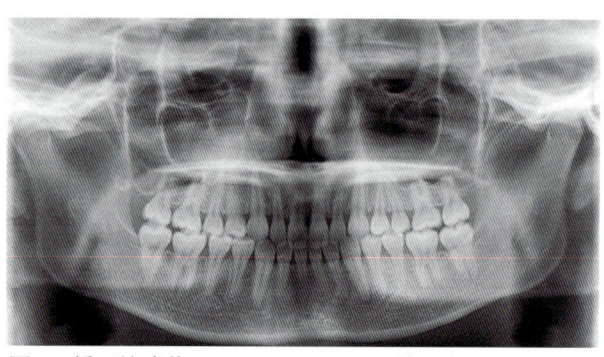

図17 矯正治療後のパノラマエックス線写真．上下顎前歯の根尖部は移動量が多かったが，歯根吸収は認められなかった．

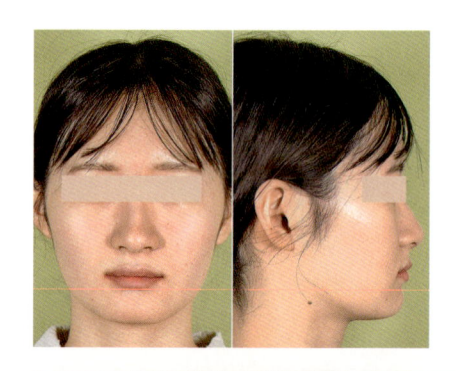

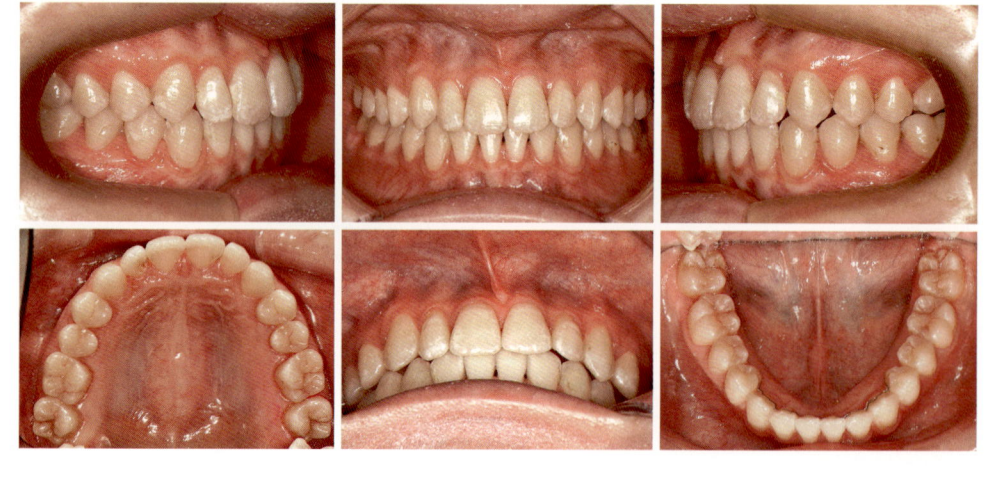

図18 保定中の顔貌および口腔内写真（治療後2年1か月）．緊張のない上下唇と緊密な咬合が維持されている．

まとめ

　本症例は大臼歯の咬合関係が両側Ⅱ級であったため，上顎両側小臼歯を抜去し，2級仕上げを選択する可能性も考えられた．しかし，初診時の上顎前歯は著しく舌側傾斜しており，非抜歯治療のVTPと比較すると，さらにリンガルルートトルクを付与した後方移動が予定された．根尖部の移動量は非常に多く，切歯管に接触する可能性も十分に考えられた．成人症例には，歯の移動限界があり，形態と機能から制限ファクターも多い．したがって成人の歯科矯正治療においては，最小限の移動で最大の効果を生む方法を吟味し，咬合，機能，審美，歯周組織，心理などの包括的なバランスを獲得することが重要である．VTPに例示したような，具体的な治療計画を術者と患者が共有し，不正咬合をアンロッキングすることが，何よりも重要であると思われた．

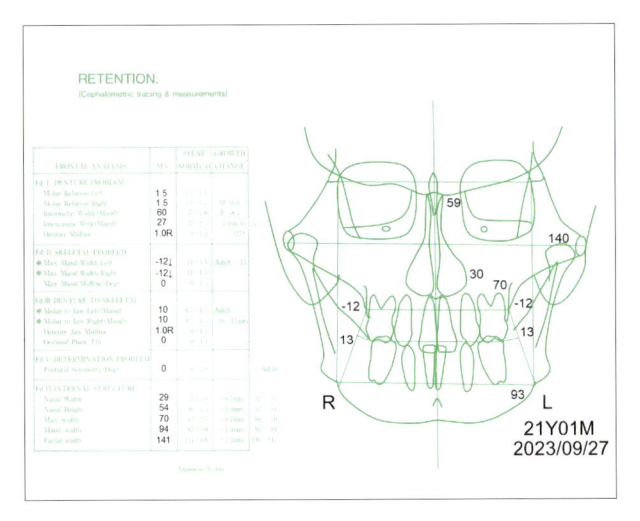

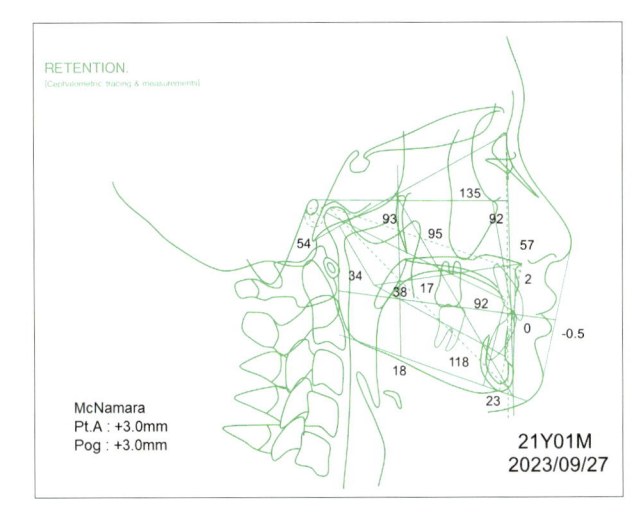

図19｜図20
図21

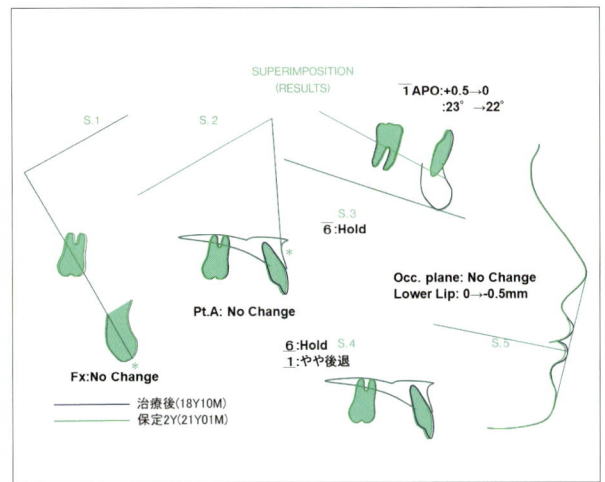

図19　保定中の正面セファログラム.
図20　保定中の側面セファログラム.
図21　矯正治療前と保定中の側面セファログラムの重ね合わせ. 上下顎前歯がやや舌側傾斜し，上下唇が後退した.

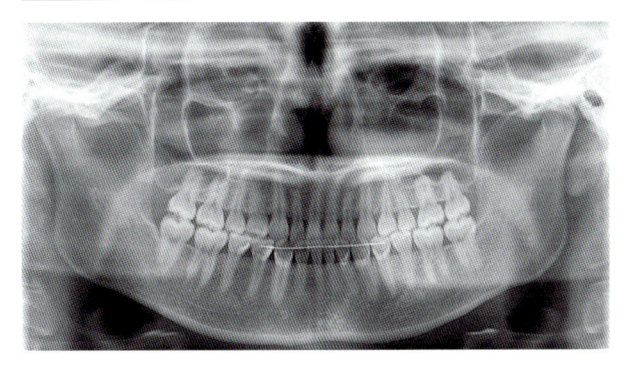

図22　保定中のパノラマエックス線写真. 歯根の平行性も変わらず良好であった.

参考文献

1．根津浩，永田賢司. 歯科矯正学 バイオプログレッシブの臨床. 東京：ロッキーマウンテンモリタ，1988（絶版）.

2．Ricketts RM, Bench RW, Gugino CF, Hilgers JJ, Schulhof RJ. Bioprogresssive Therapy Book 1. Denver: Rocky Mountain Orthodontics, 1979.

3．Gugino CF. Zerobase Bioprogressive Philosophy Book 1. Introduction, Philosophy etc. Sarasota:Bioprogressive Therapy Limited, 2018.

4．根津浩. ゼロベース・バイオプログレッシブ法の診断と治療. 臨床の難易度に応じた個別化を行うための包括的臨床体系. 東京：JM Ortho, 2021.

5．Gugino CF. Zerobase Bioprogressive Philosophy Book 3. VTP, Mechanics, Awareness wellness training etc.. Sarasota:Bioprogressive Therapy Limited, 2018.

6．Frederick S. The perioral muscular phenomenon: Part I. Aust Orthod J. 1991 Mar；12（1）：3-9.

7．Frederick S. The perioral muscular phenomenon: Part II. Aust Orthod J. 1991 Oct；12（2）：83-9.

8．Dawson PE. Evaluation, Diagnosis, and Treatment of Occlusal Problems. 2nd Edition, CV Mosby, St. Louis, 1989, 72-84, 298-319.

9．根津浩，永田賢司，吉田恭彦，菊池誠. 歯科矯正学 バイオプログレッシブ診断学. 東京：ロッキーマウンテンモリタ，1984（絶版）.

今ほど、矯正診断と治療計画立案の大切な時代はありません!!

ゼロベース・バイオプログレッシブ法の診断と治療

診断編

著者　根津　浩

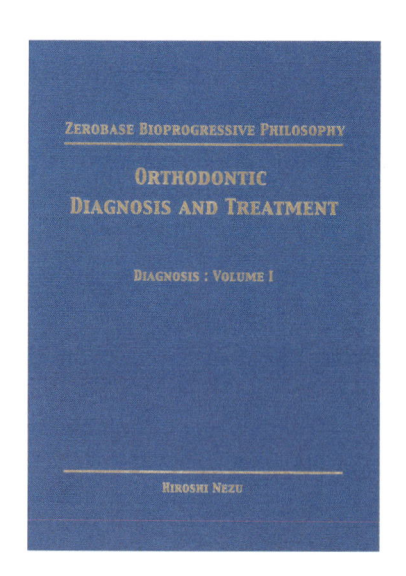

　医療の基本は、疾病に対する正しい診断にもとづき適正な治療を行うことにあります。その意味から、あらゆる疾病治療において、その診断理論は治療法より優先されるべきものであると考えられます。形態と機能の複合的な相互作用の結果として発現する不正咬合の場合、正確な矯正診断が行われ、治療後の将来を予想した治療目標の設定と個別化が行われ、症例の難易度に応じた治療メカニクスが選択、適用されるべきであります。

　多様な可変的要素を取り扱う矯正診断において、単一の歯の移動テクニックやフォースシステムにもとづく限定的な情報により、一定の分析法や公式を当てはめる診断法だけでは、時として、生体変異の多様性に対応しきれないことになりましょう。加えて、解剖・生理学的な根拠を欠き、また機能的諸問題を無視した不適切な診断・治療が横行するとすれば、多くのトラブルケースを生み、やがて不適切な矯正歯科治療の蔓延として社会問題となることを危惧しています。矯正治療の比重が、歯の移動メカニクスにあるかのような錯覚に陥ることなく、矯正診断や治療計画立案の重要性を理解することが、今こそ重要であると考えます。

　本書「ゼロベース・バイオプログレッシブ法の診断と治療」診断編 Volume 1、2 では、さまざまな形態と機能の多面的な診断情報を一定の論理的思考フロー（ゼロベースライン・ロジック）に沿って集積、体系化し、推論することにより、診断、治療目標の設定と個別化までを論じました。その結果、セファログラムのトレーシングとセファロメトリクスの基本、臨床診査の重要性、さまざまな Facial pattern における VTP の思考過程や治療目標の個別化など、臨床に添って診断と治療の思考がクリアーに直結するように展開しました。

　「診断編」に続く「治療編」では、個々の症例の形態的、機能的および治療目標の難易度の応じた治療について論じる予定です。すなわち、バイオメカニクスの基本、不正咬合の機能的およびメカニカルアンロッキング、アウェアネス・ウェルネス・トレーニング、歯列弓分割化のテクニック (UA とセクション)、抜歯・非抜歯の判定、II 級、III 級、開咬の診断と治療、咬合理論 (Zerobase occlusion) などについて記載する予定です。　　　　著者

著　者：根津　浩　　　　　　　発行元：株式会社 JM Ortho
サイズ：A4 判／ 2 分冊 608 ページ　　発売元：株式会社 JM Ortho
　　　　　　　　　　　　　　　　〔定価〕　42,000 円＋税

診断・治療目標（VTP）・治療メカニクスを直結する

「ゼロベース・バイオプログレッシブ法の診断と治療」申込書

氏　名	
医院名（大学名）	電話（　　　）　　一
お届け先	

お申し込みは、お出入りの歯科商店、または最寄りの株式会社 JM Ortho まで。

[PPAS 矯正歯科臨床研究会]

Straight Wire Edgewise System (SWES)を用いて治療した，成人過蓋咬合症例

林　宏己

千葉県開業　林歯科矯正歯科医院
連絡先：〒294-0036　千葉県館山市館山1052

Adult Deep Overbite Case Using SWES

Hiroki Hayashi

はじめに

　Andrews により開発された SWA(Straight Wire Appliance)は，Roth-SWA(Roth Set-Up)，McLaughlin-Bennett-Trevisi システム[2,3,5~7]を経て，改良を加え現在の McLaughlin Bennett システム5.0へと進化している．筆者らはこれらのシステムを Programmed and Preadjusted Appliance System(PPAS)と称していたが，最近では私たちの臨床情報を加え，Straight Wire Edgewise System(SWES) としてこのシステ ムを検討している．図1は，現段階での SWES (McLaughlin Bennett システム5.0＋ PPAS)を表している．今回，本システムを用いて治療した成人過蓋咬合症例を報告する．

症例概要

患者：28歳1か月，女性
主訴：上下顎右側中切歯の突出が気になるとのこと．
側貌所見：ストレート型であり，オトガイがしっかりとした形態であったため，上下口唇の前後的位置

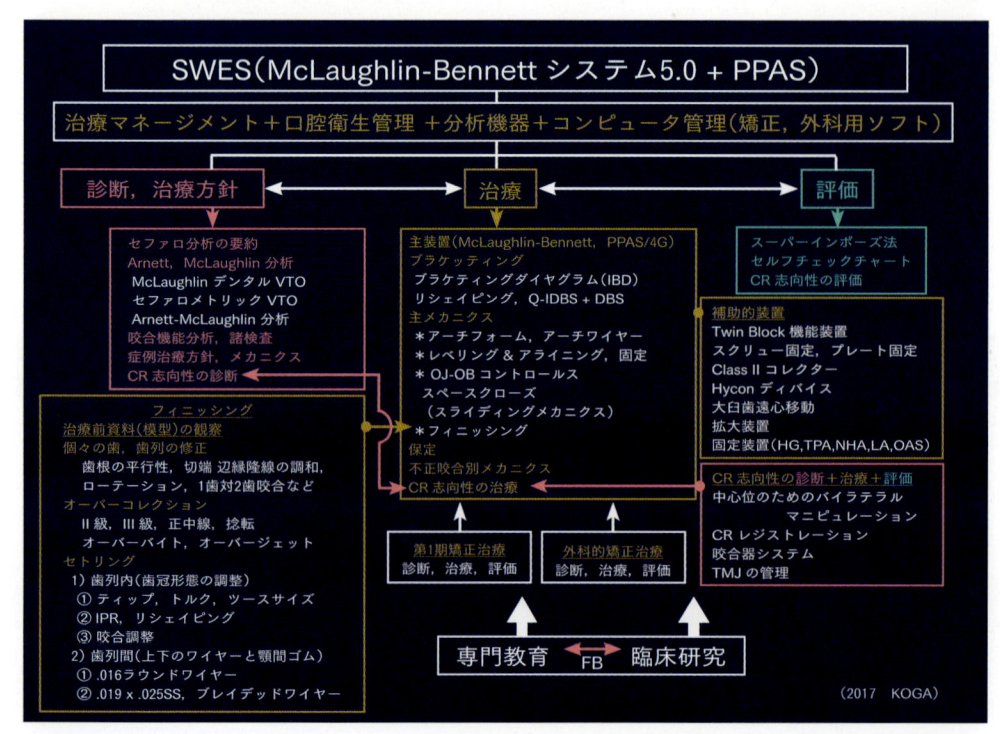

図1　Straight Wire Edgewise System（SWES）(2017/Koga)[2,3].

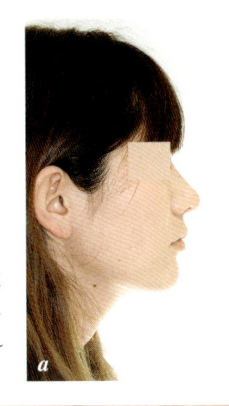
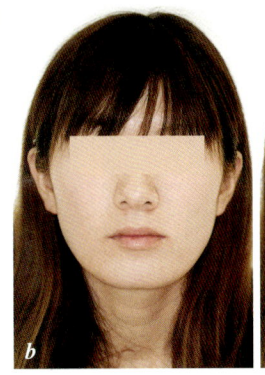
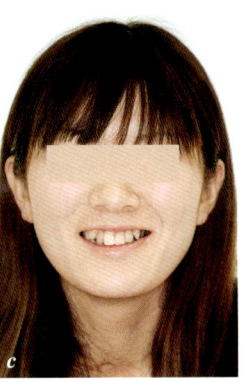

図2a〜c 初診時顔面．側貌所見では上下口唇にやや突出がみられるが，オトガイがしっかりとした形態であったため，側貌に大きな問題はみられなかった．

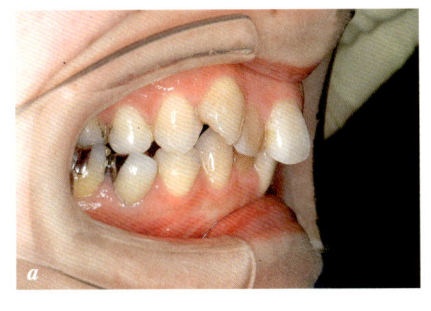
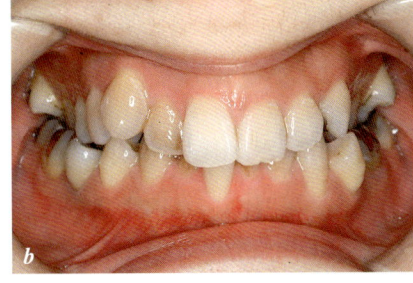
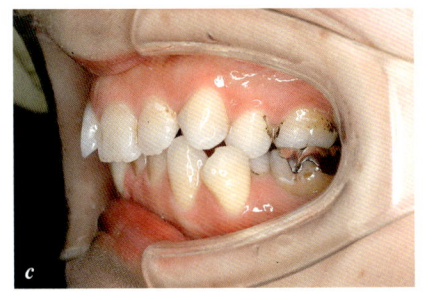

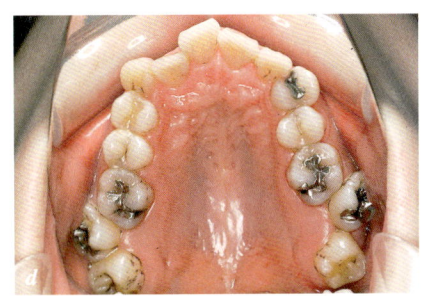
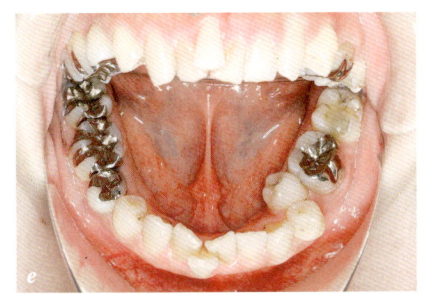

図3a〜e 初診時口腔内写真．上顎左側犬歯欠損，大臼歯関係 class II，上下両側側方歯の交叉咬合，上顎両側第二大臼歯の頬側転位がわかる．

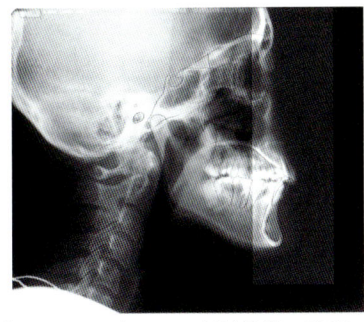

図4 初診時セファログラム．上顎前歯の突出，下顎前歯の後退がわかる．

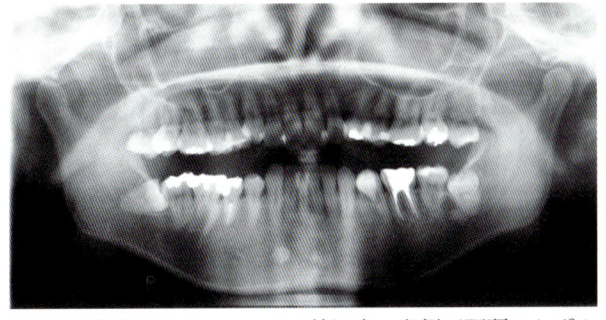

図5 初診時パノラマエックス線写真．右側下顎頭にわずかな変形，上下両側第三大臼歯を確認できる．

（側貌）の問題はみられなかった．

正貌所見：下顎骨正中の左方偏位がみられ，非対称性が認められた．上顎左側犬歯欠損，大臼歯関係 class II，overjet 7 mm，overbite 6 mm，Upper A.L.D. − 8 mm，Lower A.L.D. −18mm，上顎正中は顔面正中に一致し下顎歯列正中（下顎左側中切歯）は右方へ2.5mm 偏位，上下両側第二小臼歯，第一大臼歯は交叉咬合，上顎両側第二大臼歯の頬側転位した（*図2，3*）．上顎歯列弓形態[7]はオーボイド型，下顎歯列弓形態は見かけ上にはスクエアー型とみられるが，第一大臼歯を含む側方歯は歯槽頂より頬側寄りに並んでいると考え，オーボイド型と判定した．垂直的には短顔型傾向を示した．ANB の値から上下顎骨の前後的ずれの量が多く，上顎骨に対して下顎骨は後退している骨格性上顎前突であることがわかる．上顎前歯は唇側傾斜し，前後的位置には軽度の突出，下顎前歯は後退した位置にあった．下顎歯列では Spee の湾曲を認められ，最深部では

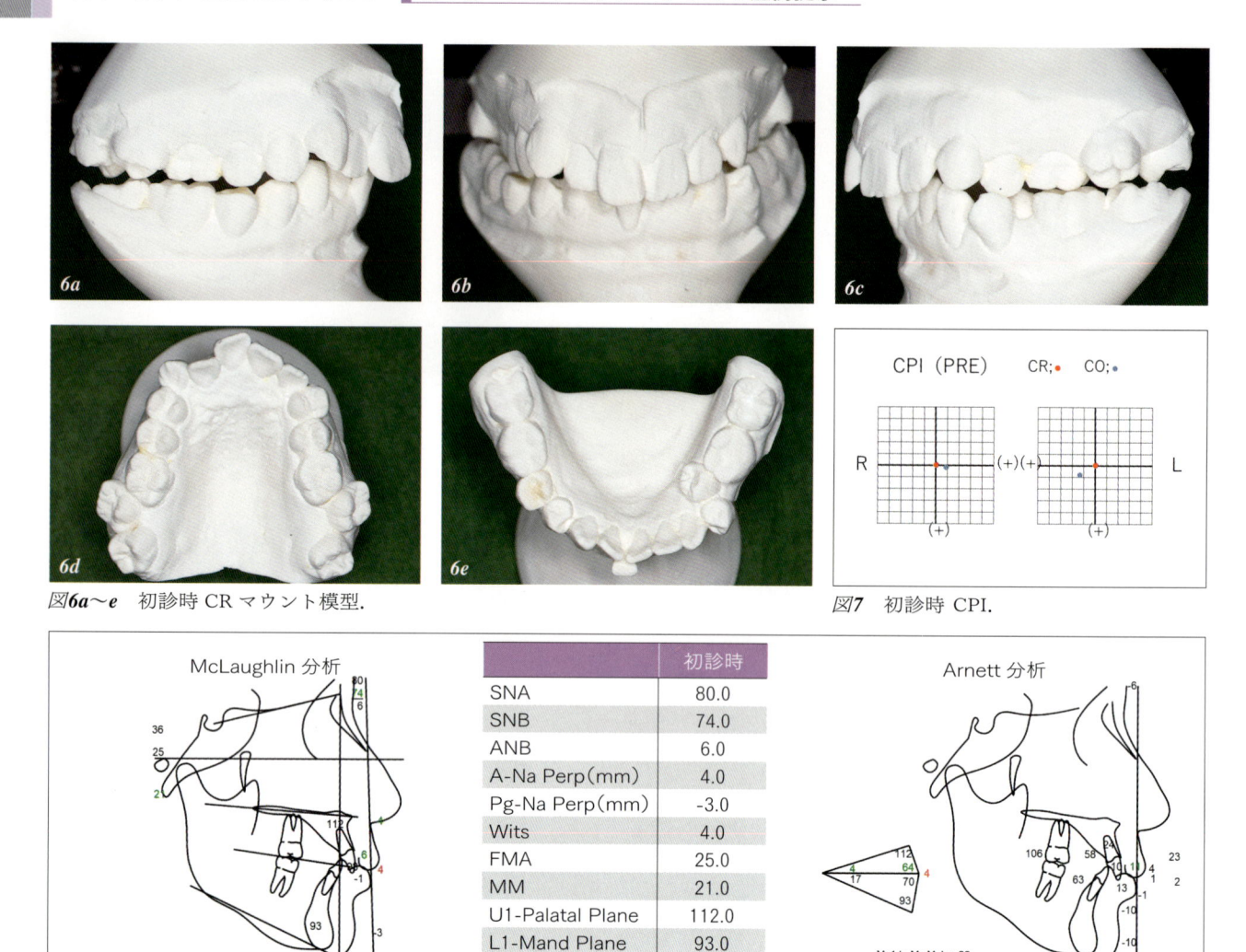

図6a～e　初診時 CR マウント模型.

図7　初診時 CPI.

	初診時
SNA	80.0
SNB	74.0
ANB	6.0
A-Na Perp(mm)	4.0
Pg-Na Perp(mm)	-3.0
Wits	4.0
FMA	25.0
MM	21.0
U1-Palatal Plane	112.0
L1-Mand Plane	93.0
O.J.(mm)	6.7
O.B.(mm)	6.0

図8a,b　初診時トレース分析項目. a：McLaughlin 分析, b：Arnett 分析.

−1.5mm であった(図4～8).

治療方針およびメカニクス

　本症例では，下顎歯列においては叢生量が非常に多いので，両側第一小臼歯の抜歯が必要なことは明確であり，上顎左側犬歯が欠損(既抜)していたので，上顎右側側方歯群でも叢生の改善，歯数一致のために第一小臼歯の抜歯が必要であった．この場合，上下両側臼歯関係はⅠ級に仕上げることが要求されるので，上顎臼歯の後方移動が必要である．

　上顎前歯の位置目標を決めた後の上顎臼歯後方移動量算出では，Dental VTO[5](図9)は非常に有効であった．とくにこの症例のように欠損歯をともない，左右大臼歯移動量が異なる場合，有効である．上顎

臼歯後方移動量を確保し，確実に実行するための方法(移動メカニクス・抜歯部位選定)決定では，Dental VTO シミュレーションを行い，上顎臼歯歯冠形態と歯冠幅径などを検討した結果，上顎両側第二大臼歯の抜歯を決定し，治療目標を，①上下前歯突出の改善，②上下歯列叢生の改善，③過蓋咬合の改善，④交叉咬合の改善，⑤犬歯，大臼歯Ⅰ級の1歯対2歯の形態的正常咬合(上顎左側では第一小臼歯を犬歯の位置に配列)，⑥機能咬合の獲得，とした．

　上顎臼歯後方移動時固定源として上顎両側第二大臼歯抜歯部位に歯科矯正用アンカースクリュー(以下，OAS と略)を埋入し，補助装置として上顎両側第一大臼歯にパラタルバーを装着することとした．上顎臼歯パラタルバーには大臼歯の垂直的コントロールの役目も担わせている．計画した上顎前歯後

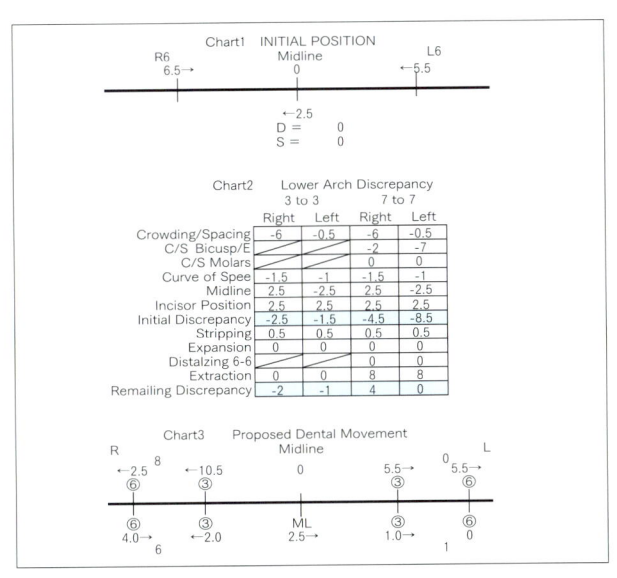

Chart1　INITIAL POSITION

R6		Midline		L6
6.5→		0		←5.5

←2.5
D = 0
S = 0

Chart2　Lower Arch Discrepancy

	3 to 3		7 to 7	
	Right	Left	Right	Left
Crowding/Spacing	-6	-0.5	-6	-0.5
C/S Bicusp/E			-2	-7
C/S Molars				
Curve of Spee	-1.5	-1	-1.5	-1
Midline	2.5	-2.5	2.5	-2.5
Incisor Position	2.5	2.5	2.5	2.5
Initial Discrepancy	-2.5	-1.5	-4.5	-8.5
Stripping	0.5	0.5	0.5	0.5
Expansion	0	0	0	0
Distalzing 6-6			0	0
Extraction	0	0	8	8
Remailing Discrepancy	-2	-1	4	0

Chart3　Proposed Dental Movement

R			Midline			L
←2.5	←10.5			5.5→	5.5→	
⑥	③			③	⑥	
8						
⑥	③		ML	③	⑥	
4.0→	←2.0		2.5→	1.0→	0	
6						1

図9　Dental VTO.

図10　Ceph VTO.

方移動量は 3 mm であり，上顎前歯歯根を確実に歯槽骨内に配列，コントロールするために上顎両側中切歯には22°トルクブラケットを使用した．上下歯列のバイトコントロール[3,5,7]では，上顎ワイヤーに compensating curve，下顎ワイヤーにはリバース Spee カーブをワイヤーフォーミング(Andrews)する．上顎前歯遠心移動では固定源に OAS の併用を予定した(図10)．

治療結果(図11〜24)

セファロトレースの重ね合わせより，上顎大臼歯の遠心移動は達成され，上顎前歯歯軸トルクコントロールは良好に行われた．上顎前歯の前後的位置は，U 1 to Apo 6 mm から 4 mm，上口唇に関しては，Upper lip anterior(STCA)[2〜5,8]では 4 mm から 2 mm へ，nasolabial angle は98°から105°へと改善した．Mx anterior height 24mm から21mm へ変化し，Upper incisor exposure(STCA)は 1 mm から－1 mm と変化(上顎前歯の圧下)したことがわかる．下顎前歯においては，前後的には治療前後とも L 1 Protrusion(L 1 -Apo) 1 mm で変化なく維持された．垂直的には比較できる分析項目が少ないが，lower incisor tip projection(Md 1 -Sn)15mm から17mm に変化したことから下顎前歯は垂直的に圧下され，下顎臼歯のわずかな挺出によって Spee の湾曲は改善

した．上下前歯の垂直的位置が改善されたことによって過蓋咬合が改善された．

治療前後のパノラマエックス線写真比較では，上顎前歯歯根尖にわずかに歯根吸収像はみられたが，歯根の平衡性も良好で，犬歯，大臼歯 I 級の 1 歯対 2 歯の形態的正常咬合(上顎左側では第一小臼歯を犬歯の位置に配列)を達成した．

考察と治療経過

本症例においては，上顎臼歯後方移動による咬合関係改善が必要であった．上顎左側犬歯が欠損し，下顎歯列左側に叢生が多く，下顎歯列正中は右側に偏位していたことから，上下左側咬合関係の改善(I 級関係の獲得)には上顎大臼歯を確実に遠心移動させる必要があった．大臼歯遠心移動時の挺出による咬合干渉，顎関節への影響を最小限に抑えるために，大臼歯遠心移動に際しては OAS を併用する移動メカニクスを用いた．また，大臼歯垂直方向のコントロールするために補助装置としてパラルバーの併用を決定した．

この症例では，上顎前歯遠心移動量は多く設定していなかったが，上顎前歯のトルクコントロールを確実に行い，上顎前歯歯根を槽骨内に収める目的から22°トルクブラケットを使った．動的治療期間中，バイトオープンには常にワイヤーフォーミング

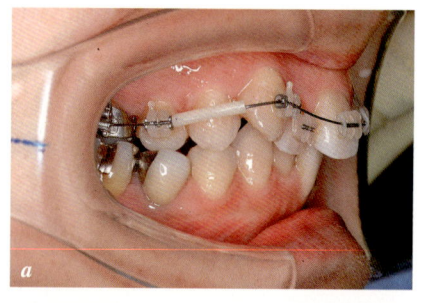 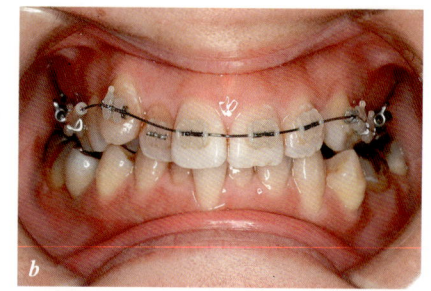 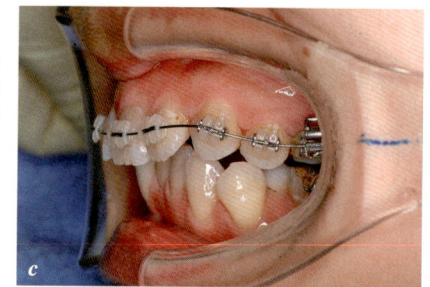

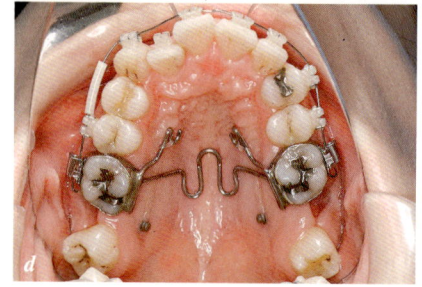 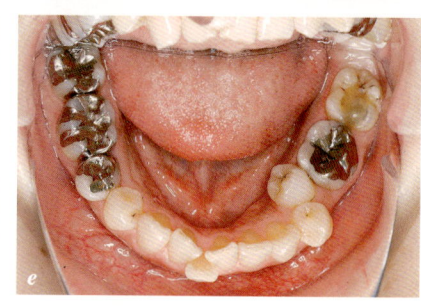

図11a〜e　上顎のレベリングとアライン（Ⅰ）．U1は22°トルクブラケットを使用した．上顎両側第二大臼歯抜歯，抜歯窩にOASを埋入した．上顎歯列は.016 HAワイヤーを装着し，レベリングと上顎臼歯の遠心移動を開始した．

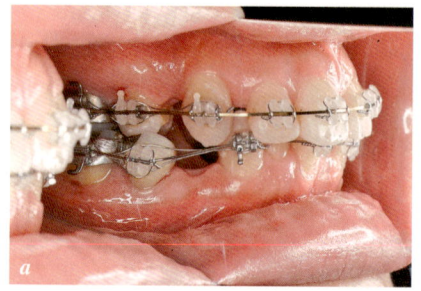 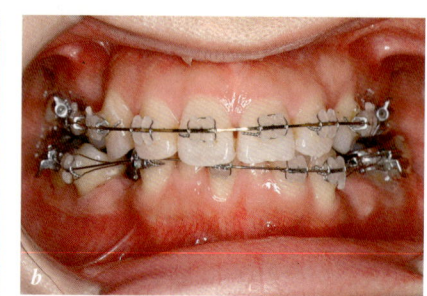 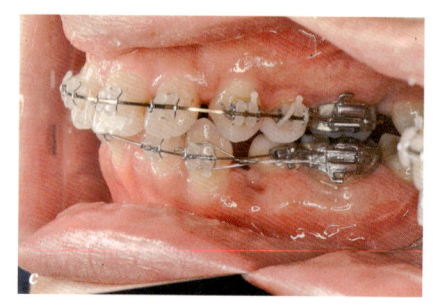

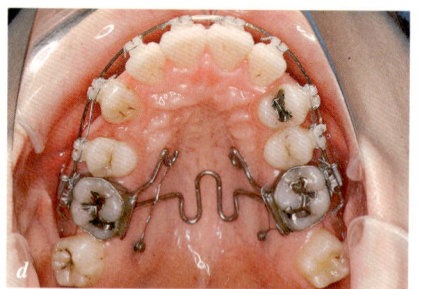 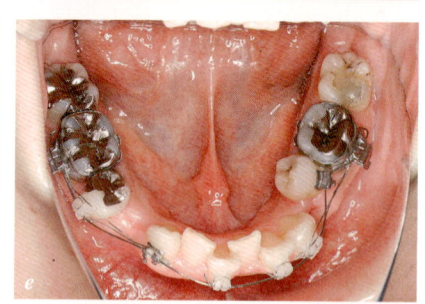

図12a〜e　上顎のレベリングとアライン（Ⅱ）．上顎歯列は.019×.025SS（スクエアー型）ワイヤー，Compensating curveを付与した．下顎のレベリングとアライン（Ⅰ）．下顎両側第一小臼歯抜歯後，.014HAワイヤー装着し，レベリングを開始した．

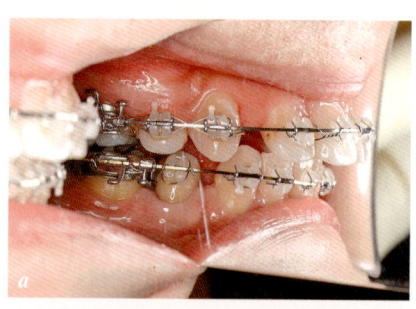 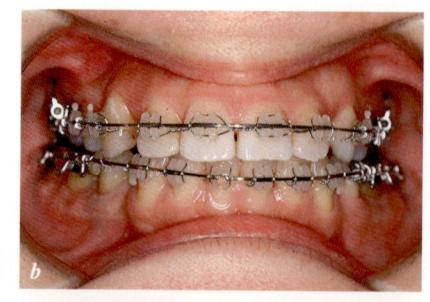 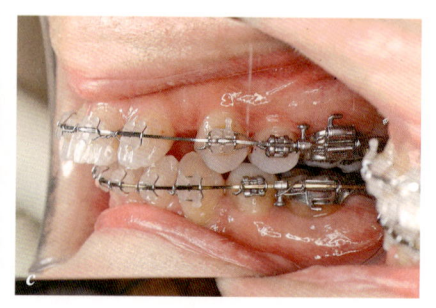

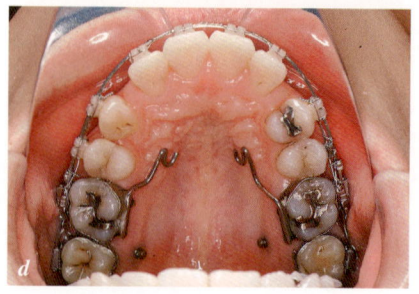 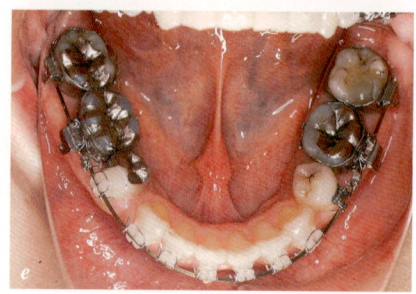

図13a〜e　上顎のレベリングとアライン（Ⅱ）．上顎歯列は.019×.025SS（オーボイド型）ワイヤー，Compensating curveを付与した．下顎のレベリングとアライン（Ⅱ）．下顎歯列は.019×.025SS（オーボイド型）ワイヤー，リバースSpeeカーブを付与した．写真は上下歯列のレベリングとアライン（Ⅱ）終了後のもの．

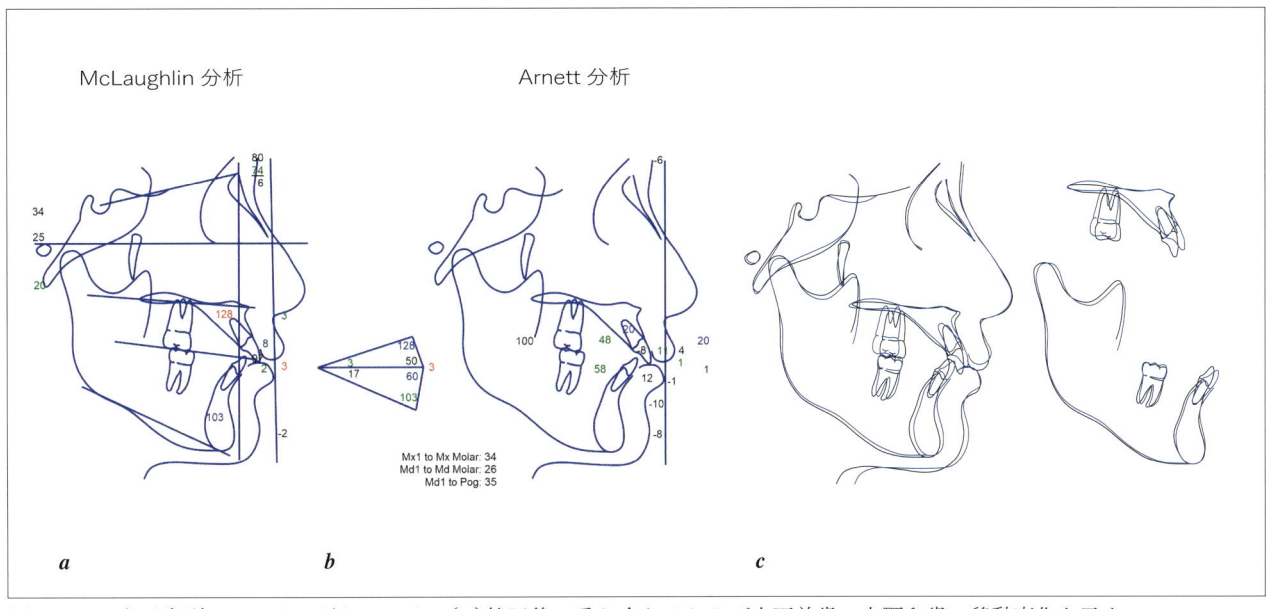

図14a〜c　上下歯列のレベリングとアライン（II）終了後の重ね合わせおよび上下前歯，上顎臼歯の移動変化を示す．

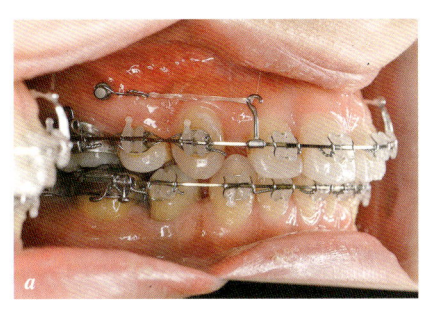
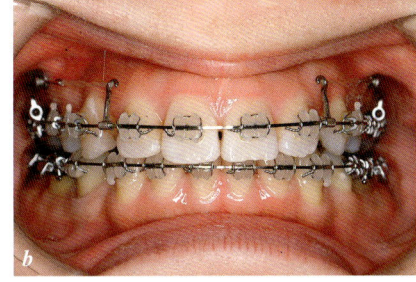
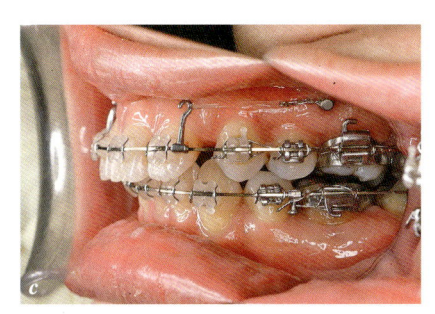

図15a〜e　上顎のスペースクロージング（II）．上顎歯列は.019×.025SS（オーボイド型）ワイヤー，Compensating curve を付与し，バイトコントロールを実施しながら上顎前歯遠心移動（Active tie back）を行った．下顎のスペースクロージング（II）．下顎歯列は.019×.025SS（オーボイド型）ワイヤー，リバース Spee カーブを付与し，バイトコントロールを実施した．

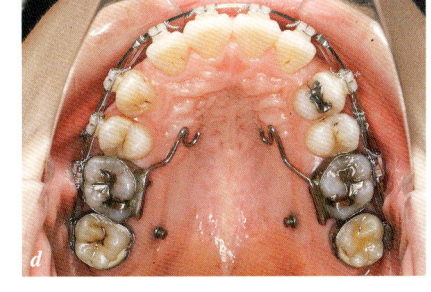
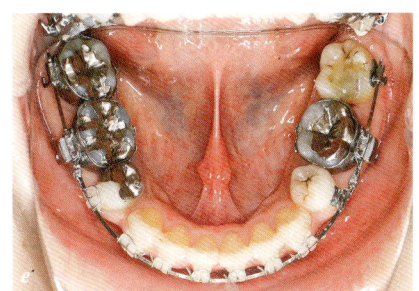

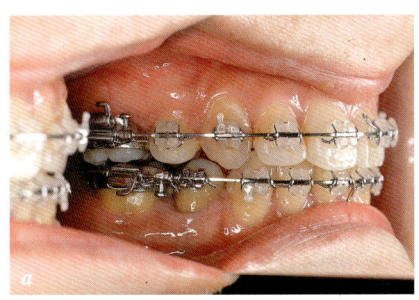
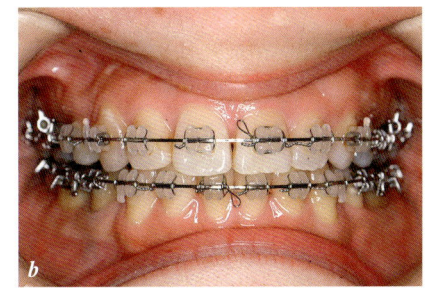
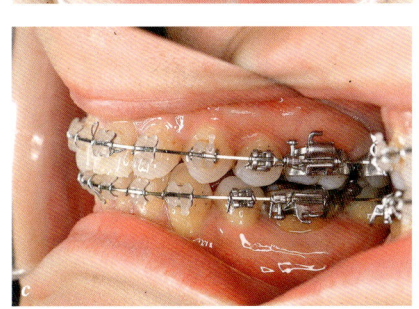

図16a〜e　上顎のフィニッシングとディーテーリング．上顎歯列は.019×.025SS（オーボイド型）ワイヤーを付与した．下顎のフィニッシングとディテーリング．下顎歯列は.019×.025SS（オーボイド型）ワイヤーを付与した．

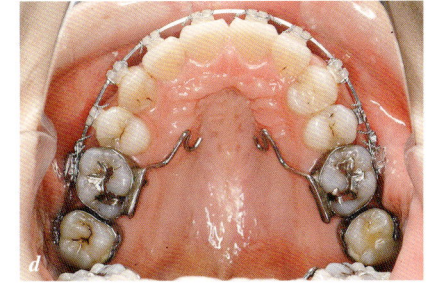
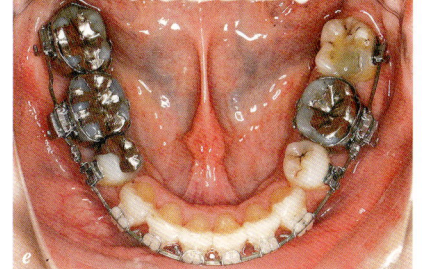

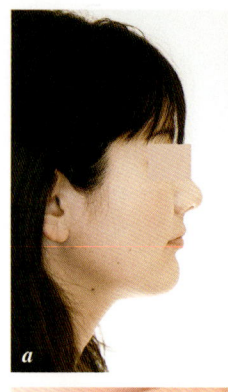 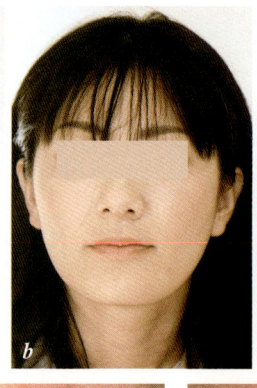 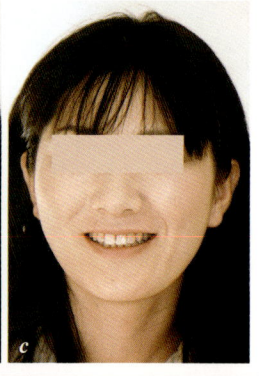

図17a〜c　動的治療終了時顔面写真．上下口唇の突出が改善されていることがわかる．

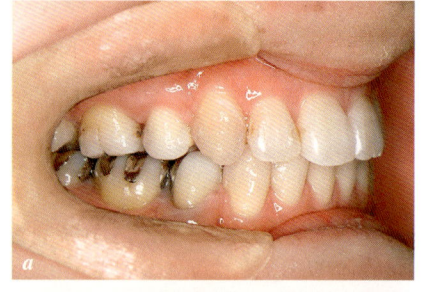 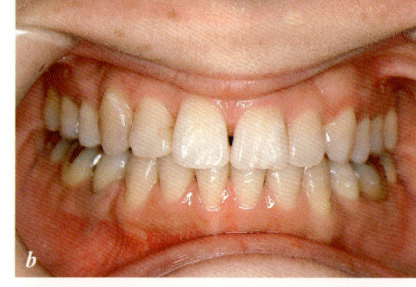 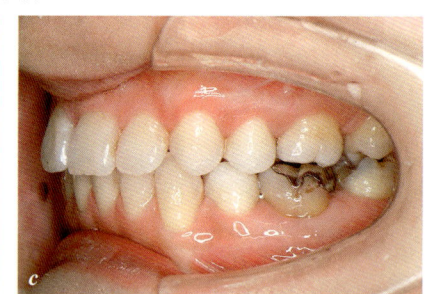

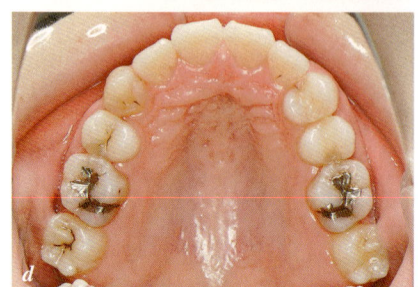 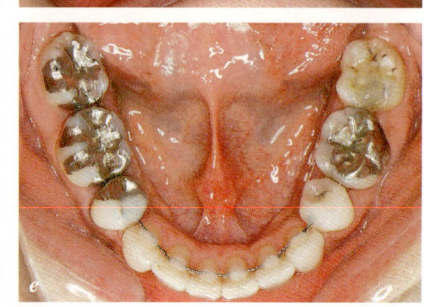

図18a〜e　動的治療終了時口腔内写真．犬歯，大臼歯Ⅰ級の1歯対2歯の形態的正常咬合を達成した．

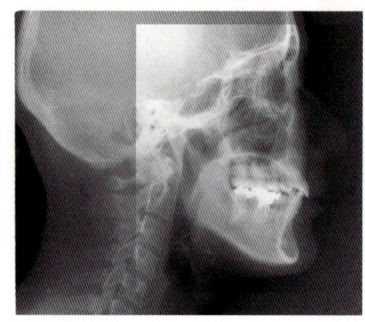 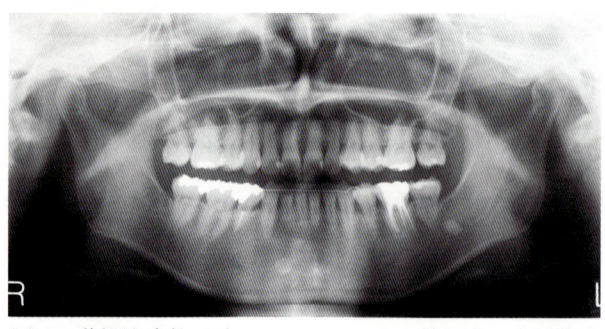

図19　動的治療終了時セファログラム．上顎前歯歯軸トルクコントロールは良好に行われたことがわかる．

図20　動的治療終了時パノラマエックス線写真．上顎前歯歯根尖にわずかに歯根吸収像はみられたが，歯根の平衡性も良好である．

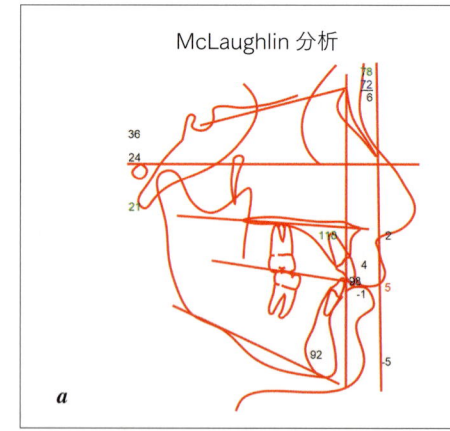 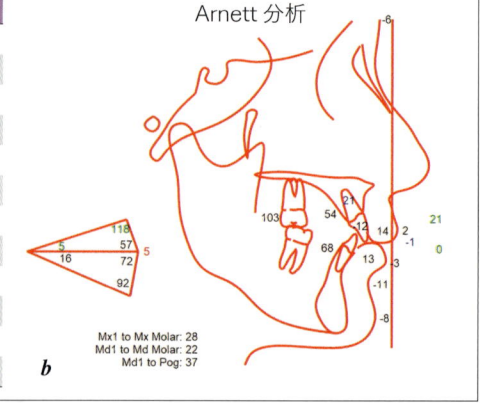

McLaughlin 分析	終了時	Arnett 分析
SNA	78.0	
SNB	72.0	
ANB	6.0	
A-Na Perp（mm）	2.0	
Pg-Na Perp（mm）	-5.0	
Wits	5.0	
FMA	24.0	
MM	21.0	
U1-Palatal Plane	118.0	
L1-Mand Plane	92.0	
O.J.（mm）	5.0	
O.B.（mm）	2.5	

Mx1 to Mx Molar: 28
Md1 to Md Molar: 22
Md1 to Pog: 37

図21a, b　動的治療終了時トレース分析項目．**a**：McLaughlin 分析，**b**：Arnett 分析．

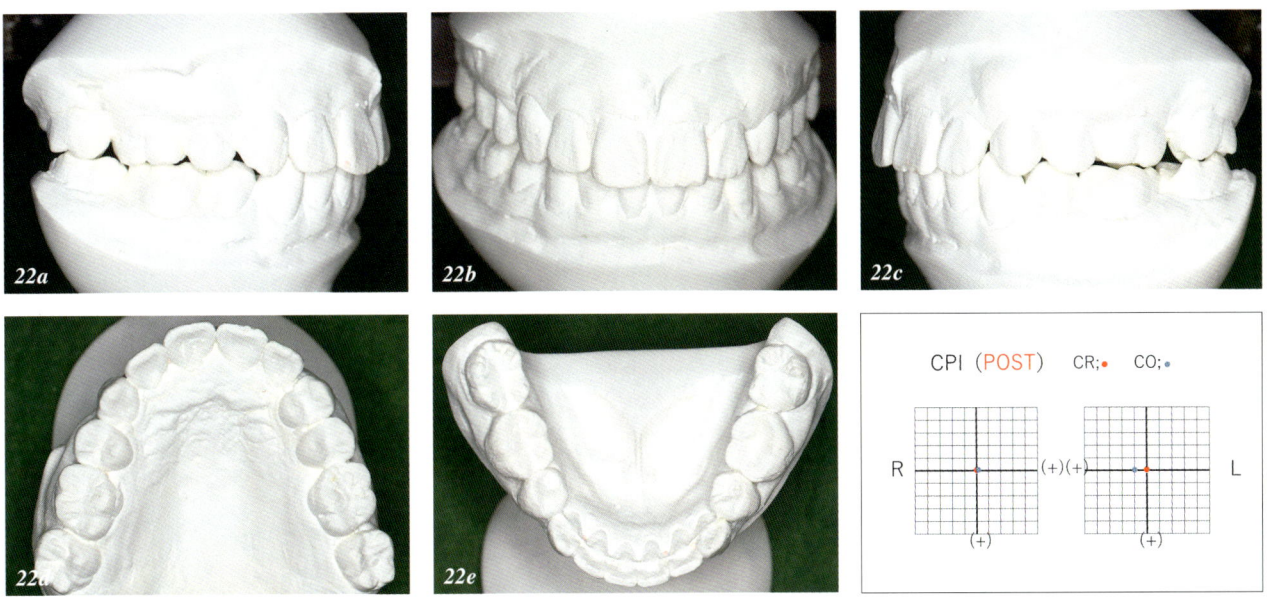

図22a〜e　動的治療終了時 CR マウント模型.

図23　動的治療終了時 CPI.

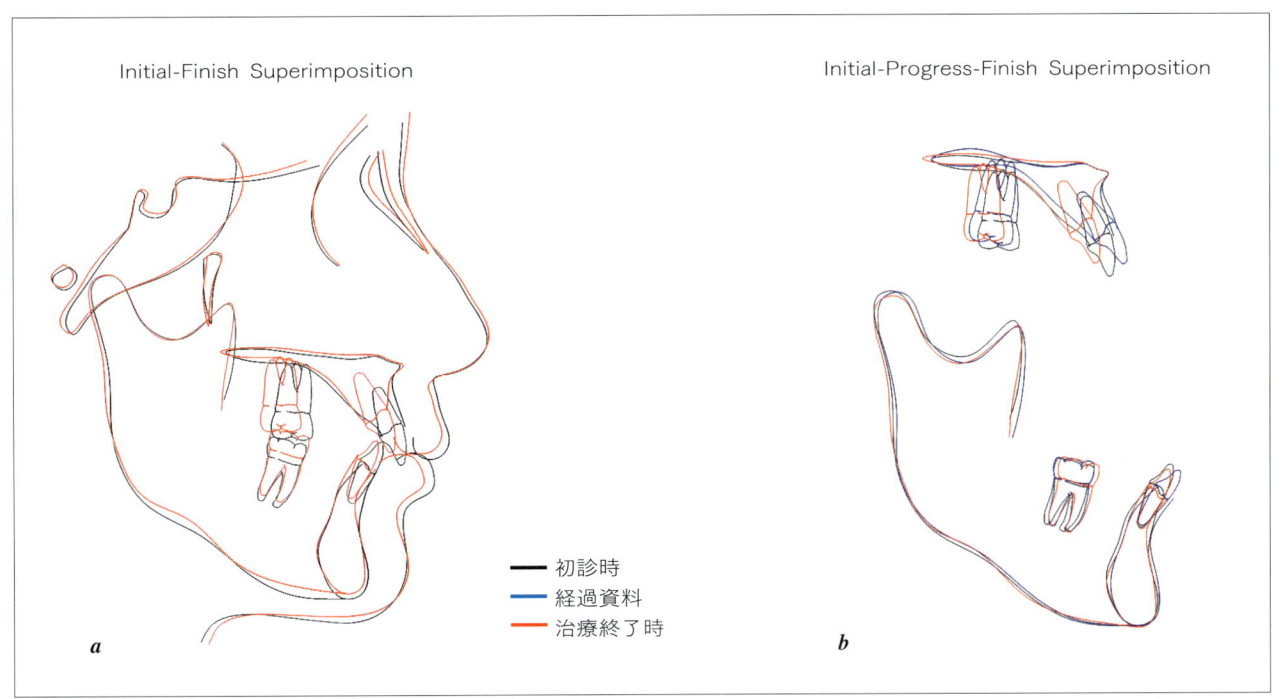

図24a, b　治療前後の重ね合わせ（*a*）.上顎前歯の良好なトルクコントロールがわかる.治療開始前，経過資料，治療終了時の重ね合わせ（*b*）.上顎前歯，上顎大臼歯の移動様式がわかる.

を行った.すなわち，上顎歯列では compensating curve，下顎歯列ではリバース Spee カーブを与えた.019×.025SS（Ovoid arch form）で行った.上顎歯列空隙閉鎖時，固定源には OAS を併用した.空隙閉鎖には ATB（Active Tie-Back）[2, 3, 5, 7]を用いたスライディングメカニクスを用いた.また，上顎前歯遠心移動に際しては，OAS 埋入部位を可能な限り上方に埋入し，ワイヤー側フックにロングフックタイ

プを使い，上顎前歯のバーチカルコントロールとトルクコントロールを確実に行った.

　保定11年6か月時の資料（*図25〜30*）から，上下前歯部の overbite は治療終了時の量が維持されており，上顎前歯歯根吸収の進行，歯肉の退縮などはみられず，下顎歯列弓形態も安定し，緊密な咬合関係が維持されていた.このような術後の安定は，下顎歯列弓形態の選定と維持，上下顎歯列犬歯間幅径の維持

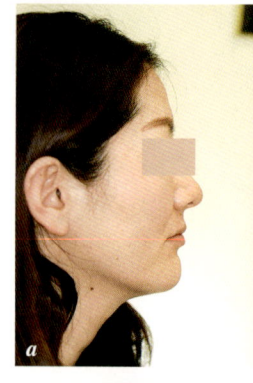
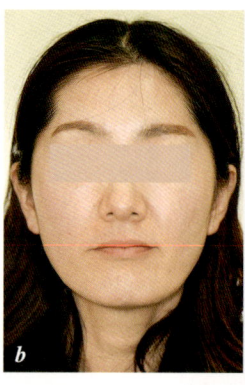
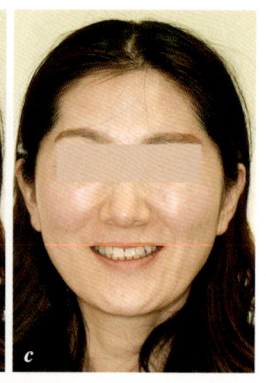

図25a〜c　保定11年 6 か月時顔面写真．上下口唇のバランスも維持され安定した状態にある．

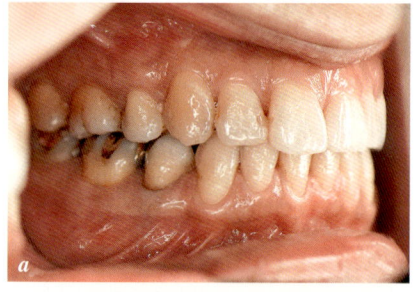
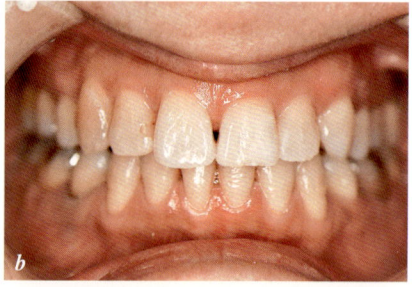
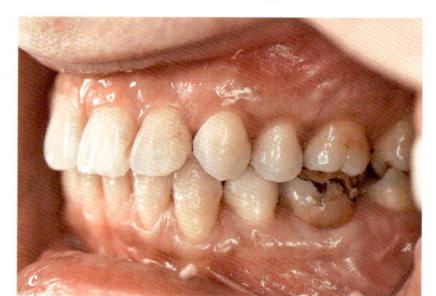
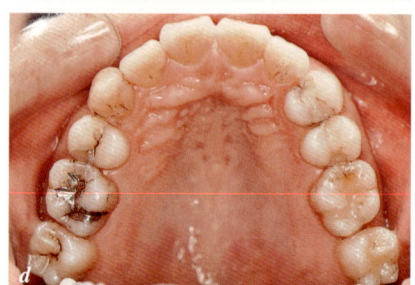
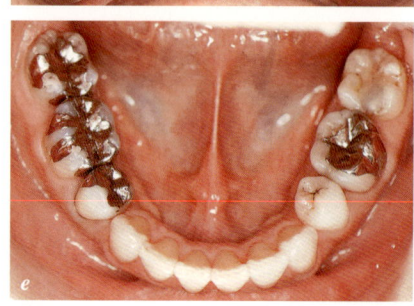

図26a〜e　保定11年 6 か月時口腔内写真．上下前歯部の overbite，上下歯列弓形態も維持されている．

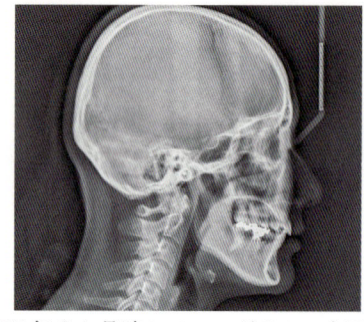

図27　保定11年 6 か月時セファログラム．上下前歯歯軸も安定した状態にある．

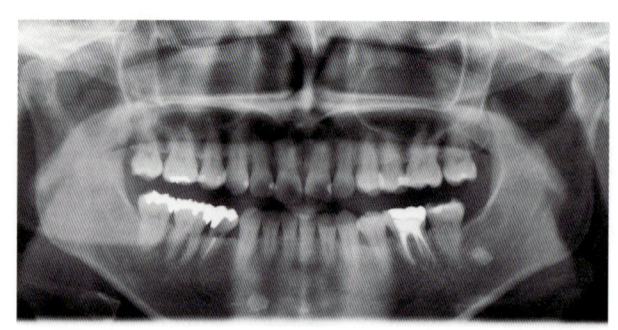

図28　保定11年 6 か月時パノラマエックス線写真．上顎前歯歯根吸収の進行はみられず，歯槽骨の状態も安定している．

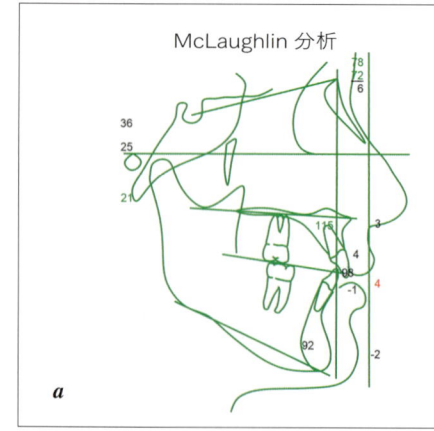
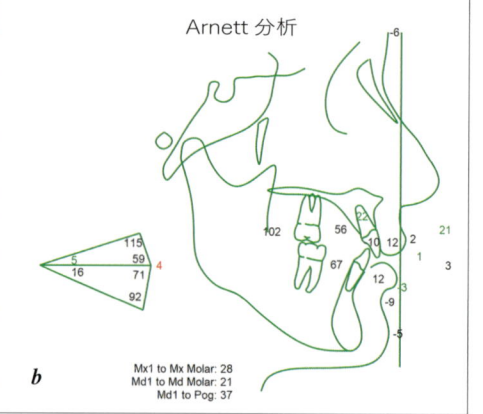

McLaughlin 分析		保定時	Arnett 分析
SNA		78.0	
SNB		72.0	
ANB		6.0	
A-Na Perp（mm）		3.0	
Pg-Na Perp（mm）		-2.5	
Wits		4.0	
FMA		25.0	
MM		21.0	
U1-Palatal Plane		115.0	
L1-Mand Plane		92.0	
O.J.（mm）		5.0	
O.B.（mm）		3.0	

Mx1 to Mx Molar: 28
Md1 to Md Molar: 21
Md1 to Pog: 37

図29a, b　保定11年 6 か月時トレース分析項目．**a**：McLaughlin 分析，**b**：Arnett 分析.

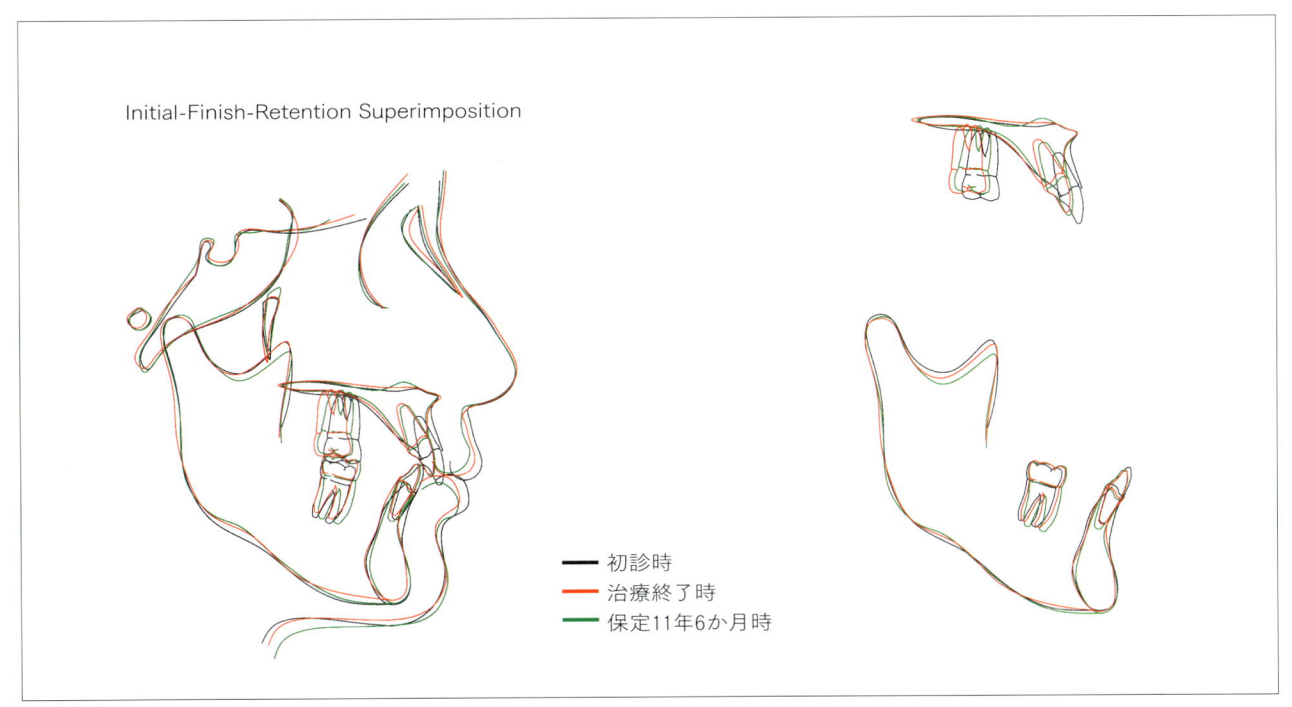

Initial-Finish-Retention Superimposition

■ 初診時
■ 治療終了時
■ 保定11年6か月時

図30　保定11年6か月時の重ね合わせ.

等がかかわっていると推察している.

まとめ

McLaughlin-Bennett システム5.0は SWA の発展系として主にメカニクスの再整理から出発したが，この再整理とは Straight Wire Edgewise メカニクス[2,3,5~7] の技術的な再構築を意味している．また McLaughlin がエネルギーを割いているのが診断系の再考である．これは Arnett 等によって開発された Soft Tissue Cephalometric Analysis（STCA）[2~5,8] の考え方を中心にしている．この思想は，従来，頭蓋骨格系，歯系を中心に治療計画を立てていたが，患者のコミュニケーションの基礎となる顔面軟組織のバランスに重きをおいて矯正治療の計画を立てて行こうとするものである.

McLaughlin，Bennett は教科書『矯正治療メカニクスの基本』[2] の中で"治療のゴールとアイディアルの概念"と称して1章を割いており，①治療のプロセス，②患者の意見，③健康な顎関節（TMJs），④健康な口腔周囲筋群，⑤顔貌のバランスと調和，⑥正しい静的咬合，⑦正しい機能的咬合，⑧健康な歯周組織として歯に対する十分なサポート，⑨気道の維持または改善，⑩治療結果の安定性，の10項目を挙げている．筆者は本法が矯正治療システムとして人種を超えた応用性の高い治療法であると考えている.

謝辞
　高閲いただいた古賀正忠先生，そしてともに学んでいる PPAS 矯正歯科臨床研究会の先生方に感謝いたします.

参考文献

1．Andrews LF. The six keys to normal occlusion. Am J Orthod. 1972 Sep；62（3）：296-309.

2．Bennett JC, McLaughlin RP（著），渡辺和也，二宮隆，古賀正忠（監訳）．矯正治療メカニクスの基本．京都：永末書店，2015.

3．古賀正忠，McLaughlin RP（監著）．ストレートワイヤーエッジワイズシステム．McLaughlinシステムのエッセンスと症例．京都：永末書店，2014.

4．Arnett GW, McLaughlin RP. Facial and Dental Planning for Orthodontists and Oral Surgeons. Mosby: Edinburgh, 2004.

5．McLaughlin RP, Bennett JC, Trevisi HJ（著），古賀正忠，氷室利彦（監訳）．システマイズドオルソドンティックメカニクス．東京：エルゼビア・サイエンス，2002.

6．Bennett JC, McLaughlin RP（著），高田健治，大西馨（監訳）．プリアジャストエッジワイズ法．装置とメカニクス．京都：プロスペクト，1994.

7．Bennett JC, McLaughlin RP（著），古賀正忠（監訳）．プリアジャスティッドアプライアンスを用いた矯正治療と歯列のマネージメント．Oxford：ISIS Medical Media Ltd，1998.

8．Watanabe K, Shimozuma R, Mizoguchi R, Kawamura M, Koga M. Arnett soft tissue cephalometric norms for Japanese adults. Orthod Waves 2014；73（3）：69-79.

[ロススタディクラブジャパン]

円板転位をともなう成人 Angle II 級過蓋咬合症例

池田和己

東京都開業　ヒルサイドビュー矯正歯科
連絡先：〒150-0033　東京都渋谷区猿楽町24-7　代官山プラザ3F

Adult Class II Deepbite Case with Disc Displacement

Kazumi Ikeda

症例の要約

　咬合関係は過蓋咬合であるが，過去に開口障害，関節雑音，そして違和感など TMD 症状をともなう[1~5]．どのような咬合状態であっても，成人症例では TMJ に症状をともなう場合が多い．矯正治療の目標に機能的な TMJ の確立を目標の 1 つとして掲げるロスフィロソフィでは，口腔内の歯列の並びに注目するより[6]，まず TMJ はどのような状態であるか知ることが重要と考えている[7,8]．これは家を建てる前にその地盤をチェックするのと同じである．

　今回提示する患者は，過去に右側開口時に開口障害まで経験している．この患者はスプリント療法を紹介していただいた当スタディクラブのメンバーで，また長崎で開業している先生よりすでに 1 年顎位を安定させる治療を受けている．その後，渡米し 1 年間スプリント[9]の夜間装着は継続していて，帰国後当院に来院された．

　ロスフィロソフィでの成人矯正の診断の特徴としては，第 1 に顔貌を観察し，どのようにすれば矯正治療後により良い顔貌を獲得できるか考える[10]．第 2 に TMJ の状態を必ず確認する．これは治療計画作成にあたって重要なチェックとなる．顔貌，そして TMJ の状態，これらを改善した上で，口腔内の咬み合わせを審美的配列と機能的咬合[11]をどのように達成するかを考える．

　この患者は前述した通り，他院ですでにスプリントを用いた顎関節治療を受けているため，初診時の顎関節臨床症状は消失しており，当院での精密検査・診断後，顎位の確認のため，さらに 3 か月ほどスプリントの装着・調整を行い，矯正治療に進んだ．

症例の詳細

初診：32歳，女性

主訴：歯の並び，とくに突出した上顎左側犬歯が気になるとのこと．

既往歴：5 歳の頃，走っていて転び，顔に外傷の既往がある．4 年前に右側顎関節で違和感，開口障害，関節雑音を経験し，クレンチング癖，頭痛もあった．当スタディクラブメンバーの地元の矯正歯科でスプリントを用いた顎関節治療を受けている．

チェアサイドの診査：右側 TMJ でとくに違和感もなく，臨床症状はなかった．触診でも咬筋をはじめとする咀嚼筋に緊張はなかった．

顔貌：口唇閉鎖時，口唇に緊張感がある．わずかにオトガイが右側に偏位している(図1)．

セファログラム・パノラマエックス線写真検査：下顎枝の長さにわずかに左右差があった．右側がやや短くオトガイはわずかに右側に偏位している．第三大臼歯は存在しない(図2)．

口腔内所見：前歯は過蓋咬合で上顎前歯は舌側傾斜している．犬歯および臼歯の咬合関係は II 級である．下顎前歯は挺出しており，強い Spee の湾曲を示している(図3)．

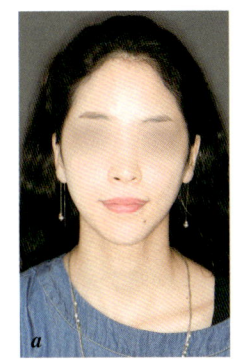
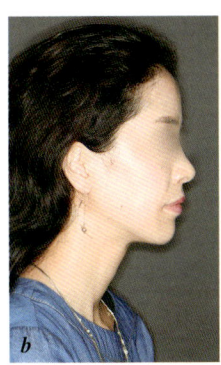

図1a,b　初診時の顔貌正貌および側貌．32歳女性．口唇閉鎖時，口唇に緊張感がある．幼少の頃，転んで顔を打つ外傷の既往がある．わずかにオトガイが右側に偏位している．

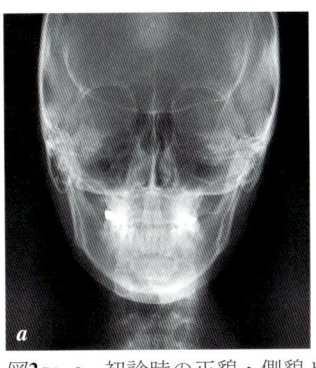
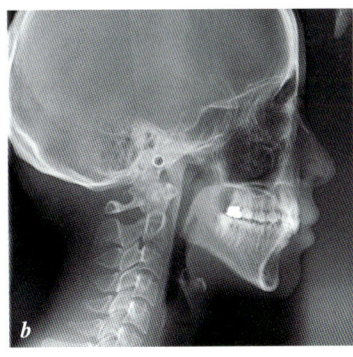
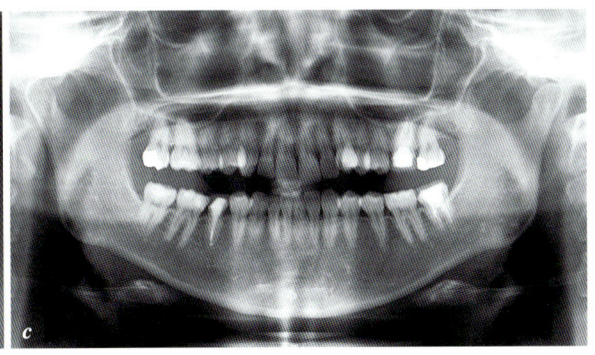

図2a〜c　初診時の正貌・側貌セファログラムおよびパノラマエックス線写真．下顎枝の長さにわずかに左右差がある．右側がやや短くオトガイはわずかに右側に偏位している．

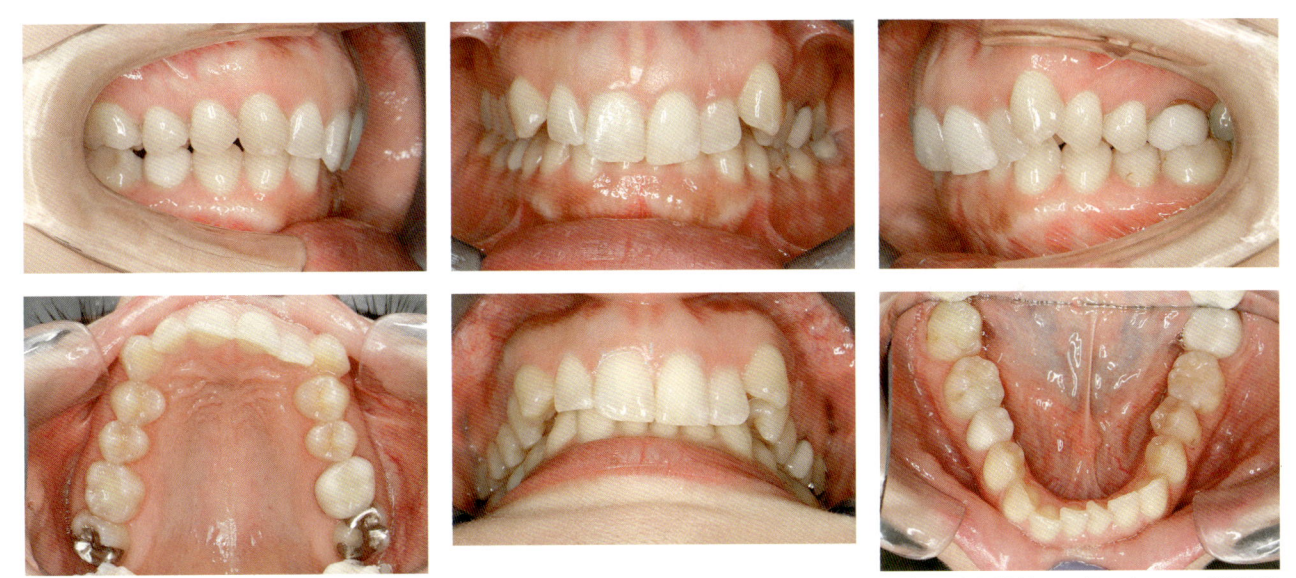

図3　初診時口腔内写真．前歯は過蓋咬合で上顎前歯は舌側傾斜している．犬歯および臼歯の咬合関係は II 級である．下顎前歯は挺出しており，強い Spee の湾曲を示している．

マウント模型所見：筋の緊張はなく，スムーズに顎位を採得でき，CO-CR のずれも少なかった．そのため，初診時の CR マウントされた咬合器上の咬み合わせを参考として治療計画を立てられた（図4）．

CBCT・MRI 所見：TMJ の CBCT 像でも下顎頭の位置異常は存在していたが，下顎頭とエミネンスの骨肥厚もなく，骨の外形もスムーズであった．下顎頭と関節窩の位置関係については，矢状面観における下顎頭は関節窩内で後方に位置しており，関節円板は前方へ転位しているのがわかる．前頭面観における下顎頭は関節窩内で外側に位置しており，内方へ転位している可能性があるのがわかる（図5）．前述の紹介ドクターからいただいた初診時の転院資料から，顎関節の MRI 像は左右とも矢状面観で前方へ，前頭面観で内側に円板転位が認められ，右側の方が進行しているのがわかる（図6）．

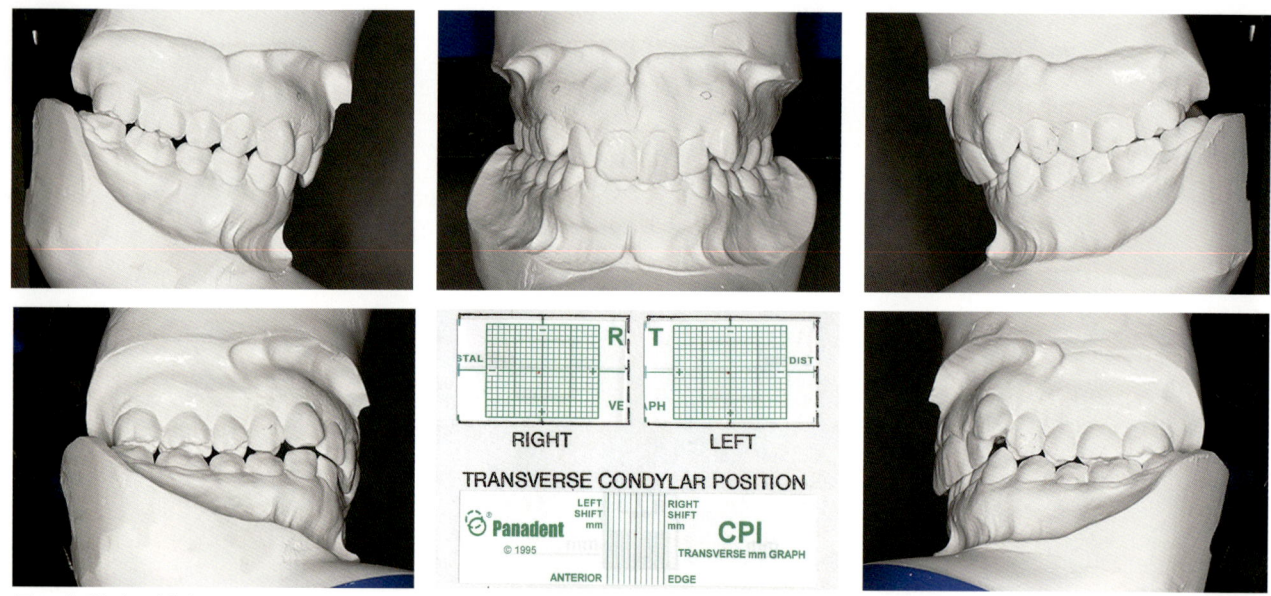

図4 初診時に採取された CR でのマウント模型および関節レベルでの CO-CR のズレを CPI データが示す．この患者はスプリント療法を紹介していただいた当スタディクラブのメンバーで長崎開業の先生よりすでに 1 年スプリントを用いて顎位を安定させていた．その後，患者は米国に 1 年程滞在し，来院された．3 か月ほどスプリントを調整し，顎位を確認した．歯の移動を考える前にこの顎位の確認が重要となる．

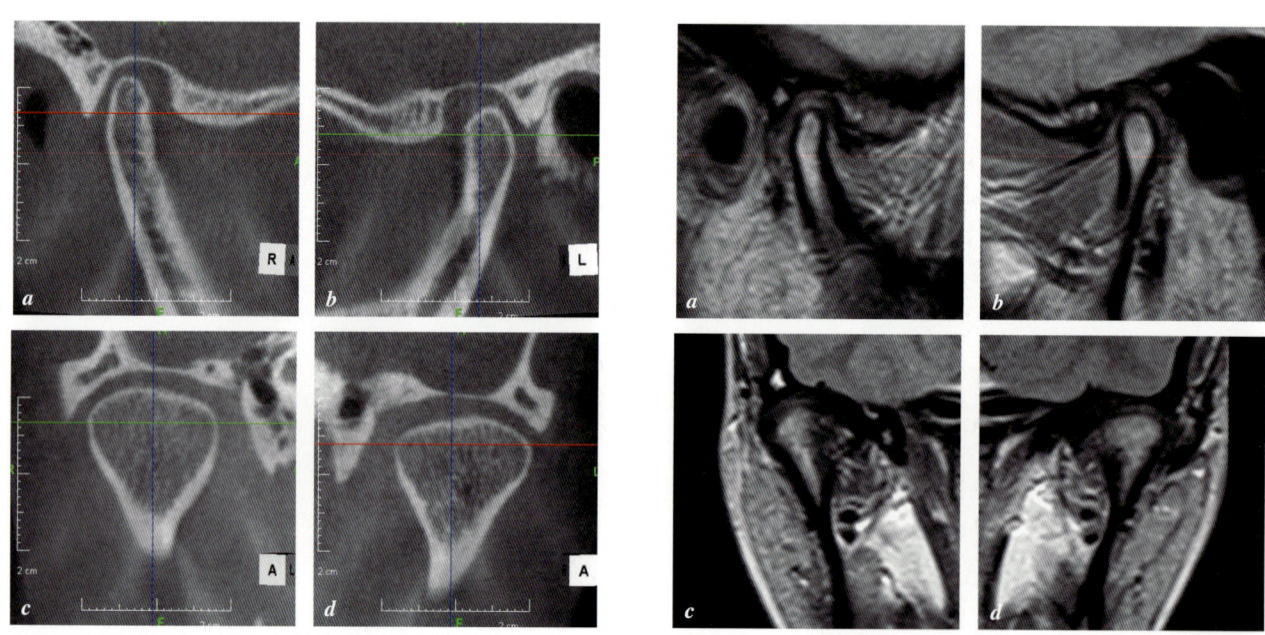

図5a〜d 初診時の TMJ の矢状面および前頭面の CBCT 像．下顎頭の位置は関節窩内で後方に位置している．下顎頭とエミネンスの骨肥厚もなく，骨の外形もスムーズである．図1 でふれたように，5 歳の頃走っていて転び，顔に外傷の既往があり，4 年前に右側顎関節で違和感，開口障害，関節雑音を経験し，クレンチング癖，頭痛もあったが，現在はとくにない．下顎頭と関節窩の位置関係で関節円板は矢状面観より前方へ，前頭面観より内方へ転位している可能性があるのがわかる．

図6a〜d 転院資料としての MRI 像．すでに両側とも円板転位が三次元的に発生している．4 年前に右側顎関節でロックの既往があり，歯の移動中に再発する可能性があることをもっとも注意しなければならない．患者は 1 年ほどスプリント療法を受け，さらに約 1 年スプリントの夜間装着を継続して TMJ は安定していた．

■ 治療計画とロスメカニクスの特徴

上顎左右第一小臼歯を抜歯し，VTO を作製した．

正常な前歯の overjet，overbite を確立するには下顎をやや CCWR（反時計回り）の回転を行い，さらに上顎前歯に十分なトルクが必要なことがわかる（図7）．

ロスメカニクスのおもな特徴は次の 5 つである．

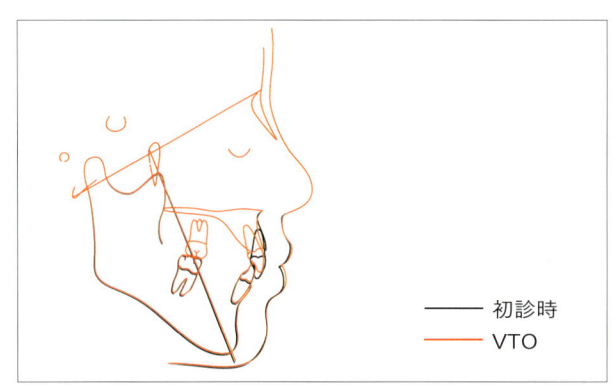

———— 初診時
———— VTO

図7　セファログラムを用いた VTO. 正常な前歯の overjet, overbite を確立するにはトルクが必要である.

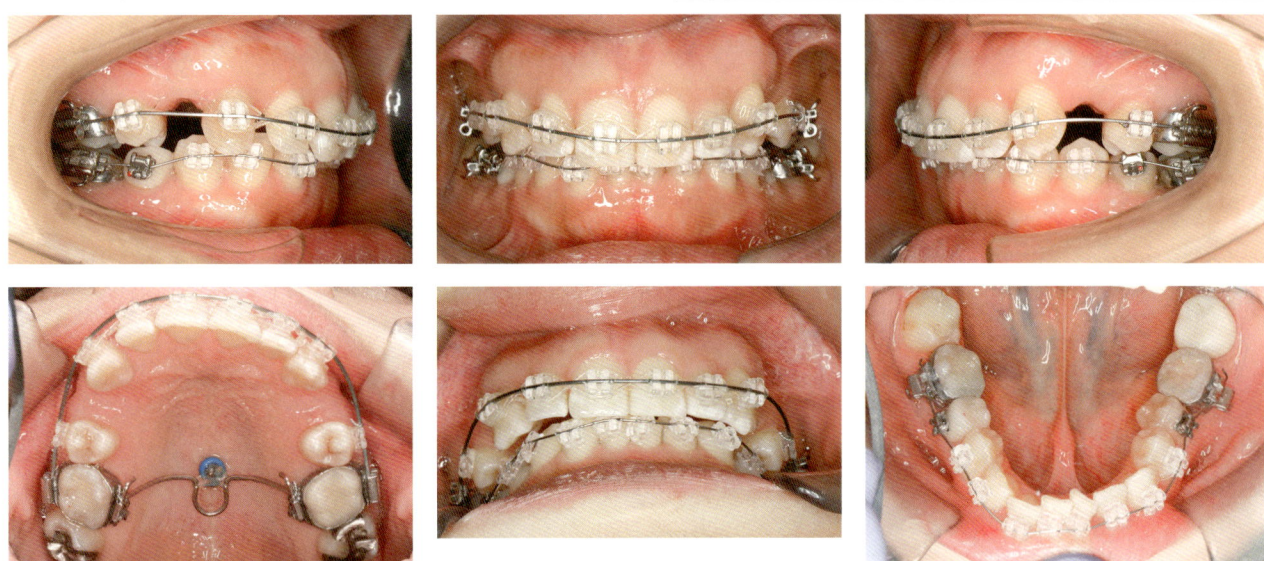

図8　歯の移動開始後3か月の口腔内写真. 上顎前歯にはスーパートルクブラケットを装着している. TPA と口蓋への歯科矯正用アンカースクリューにより安易な上顎大臼歯の前方への移動を防いでいる. 下顎は装置装着が可能になった時点で装着している.

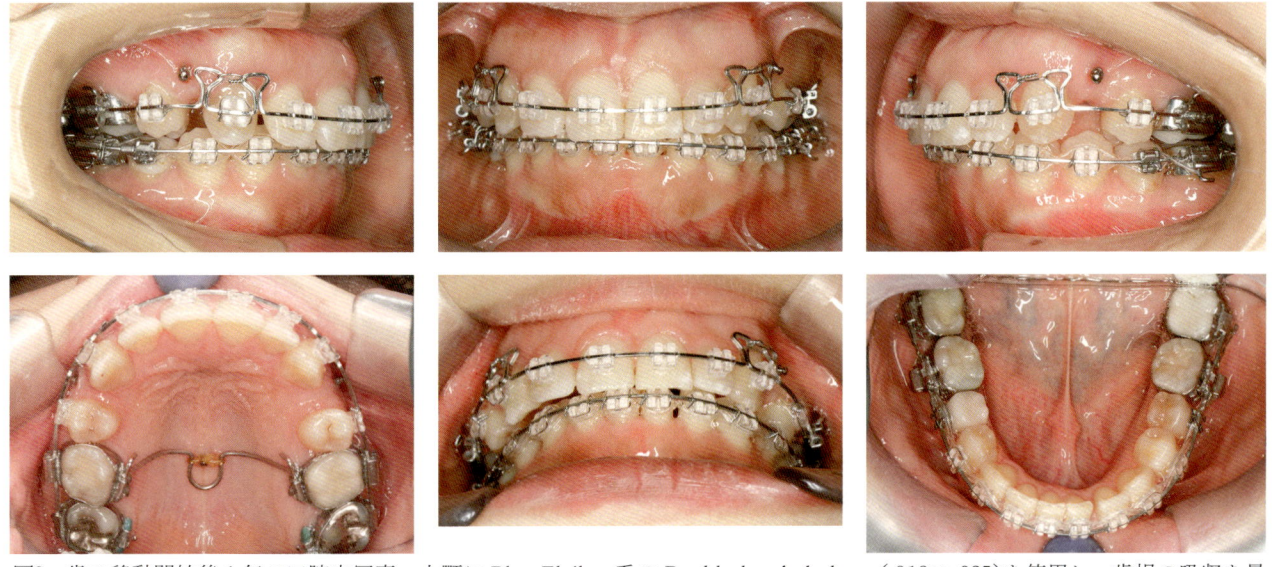

図9　歯の移動開始後1年の口腔内写真. 上顎に Blue Elgiloy 系の Double key hole loops(.019×.025)を使用し, 歯根の吸収を最小限にするのに努めている. 下顎は第二大臼歯の遠心に歯科矯正用アンカースクリューを植立し, 下顎前歯がフレアするのを抑え, ストリッピングを用いブラケットの位置の調整を行った. 下顎には018×.025Heat-Activated NiTi ワイヤーを装着した.

①本症例の犬歯関係はII級であるが, 犬歯を後退させてI級関係を確立したら, 次に他の4前歯を別々に移動させるのをよく見るが, 6前歯を一括で移動させる(En-masse movement).

②上顎前歯にトルクの強いスーパートルクのブラケットを用い, 効率よく前歯の傾斜の改善を行っ

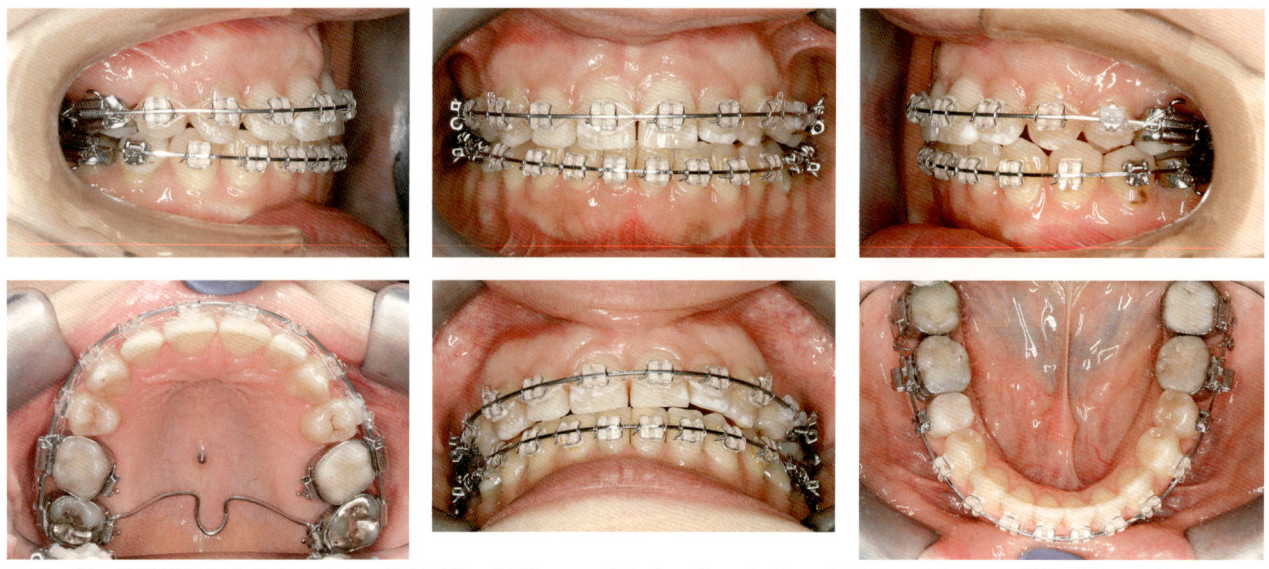

図10 歯の移動開始後2年2か月の口腔内写真. 上顎にフルサイズの Heat-Activated NiTi ワイヤー, 下顎に.021×.025のステンレススチールワイヤーが装着されている. ほぼ前歯の被蓋は改善, そして十分に上顎前歯のトルクが得られ, しかも臼歯部の咬合も安定している. TPA で上顎第二大臼歯のトルクコントロールをしている.

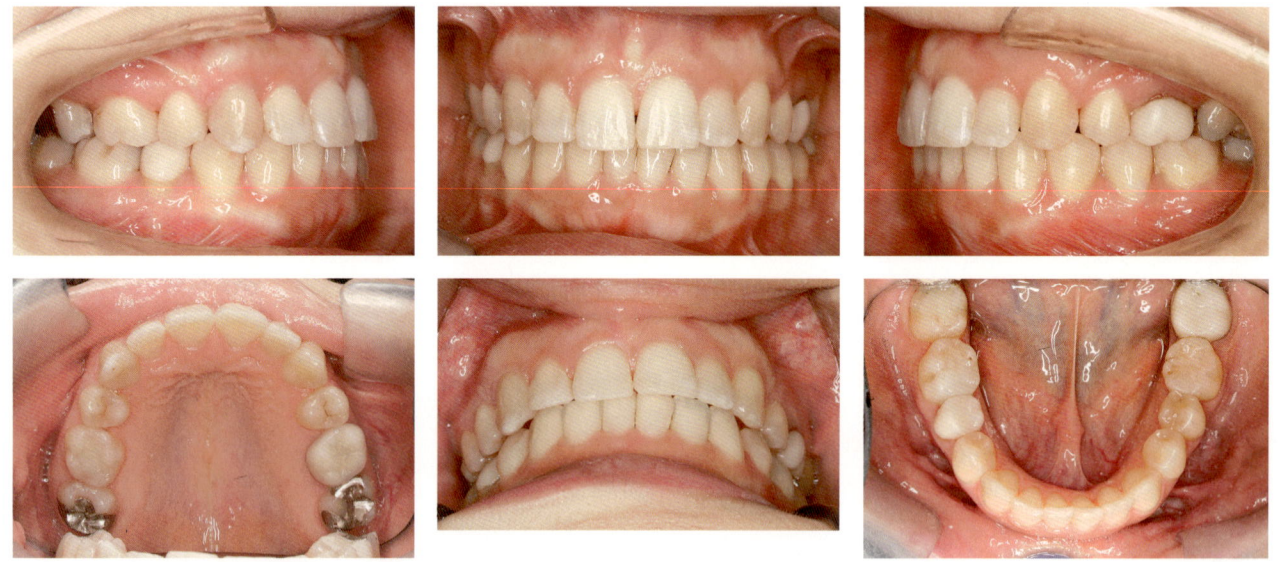

図11 治療終了時の口腔内写真. 治療期間は2年8か月であった. 矯正装置除去と同時に Gnathological tooth positioner を装着し, 細部の微調整と装置にあらかじめ組み込まれているオーバーコレクションの除去が行われている.

ている(*図8*).

③大臼歯関係はすでにⅡ級で上顎大臼歯のアンカレッジは重要であり, そのために TPA と口蓋への歯科矯正用アンカースクリューにより上顎大臼歯のアンカレッジロスを防いでいる(*図8, 9*).

④この症例では下顎の小臼歯を抜歯しない. Spee の湾曲があり, 歯の叢生もあるので, 第二大臼歯の遠心に歯科矯正用アンカースクリューを植立し, 下顎前歯がフレアするのを抑え, また必要に応じてストリッピングを用いている. 私たちが用いている矯正装置にはあらかじめ小臼歯, 大臼歯部に遠心へのローテーションが装置に組み込まれており, ストレートのワイヤーを入れると前歯が簡単にフレアするのを防いでいる(*図9*).

⑤円板転位が存在しているが, できるだけ安定した顎位を保持しつつ口腔内での咬合を確立している. そのことで将来の TMJ での負担を軽減させている. これ以上の円板転位を進行させることは患者が過去に右側でロックを経験していることを考慮する必要がある. そのためはに下顎頭の位置を安定させ, 臼歯部での早期接触を防ぎ, 前歯部でのアンテリアガイダンスが必要である(*図10*).

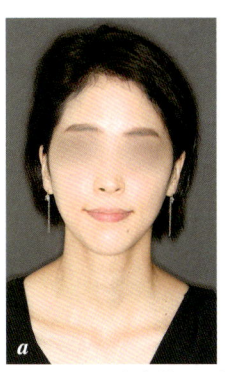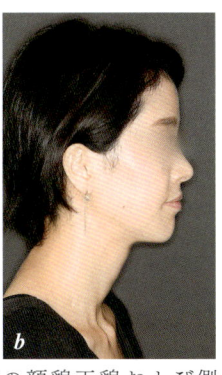

図12a, b　治療終了時の顔貌正貌および側貌．上下口唇の緊張感もなく，顔貌は改善している．

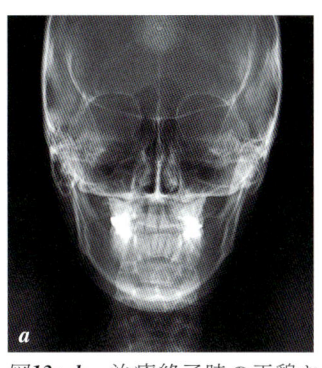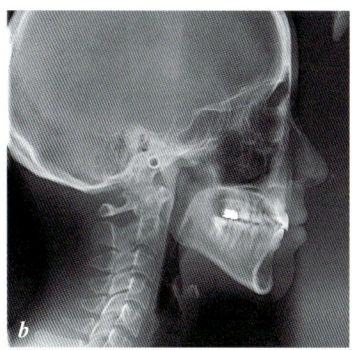

図13a, b　治療終了時の正貌および側貌セファログラム．前歯の overbite, overjet は著しく改善している．

図14　治療前後の側方セファロトレースの重ね合わせ．下顎は時計回りの回転をすることなく安定している．前歯の overbite, overjet は著しく改善し，TMJ にも負担の少ない咬合に有利となる．

―――― 初診時
―――― 治療終了時

治療結果

　治療期間は 2 年 8 か月であった．矯正装置除去と同時に Gnathological tooth positioner を装着し，細部の微調整を行った．前歯の overjet, overbite は著しく改善している．顔貌も上下口唇の緊張感もなく，改善している．治療前後のセファロトレース重ね合わせで比較しても下顎は時計回りの回転をすることなく安定し，前歯の overjet, overbite は VTO での予測通りに著しく改善している．CR マウント模型でも，CBCT 像では初診時と比較して骨形態に大きな変化はなく，また下顎頭の関節窩内での位置も安定している．顎関節に負荷をかけずに治療ができた（図11〜16）．

　治療後 5 年経過の記録をみても，治療直後とほぼ同じ水準で維持している．咬み合わせと TMJ はハーモナイズされているのがわかる（図17〜21）．

参考文献

1. Farrar WB. Diagnosis and treatment of anterior dislocation of the articular disc. NY J Dent. 1971 Dec；41(10)：348-51.

2. Ikeda K. 第10章：円板転位における変化の連続性．TMJ 1st Orthodontics<日本語版>. Concepts, Mechanics, and Stability. 東京：トップノッチ企画，2014：78.

3. Rasmussen OC. Description of population and progress of symptoms in a longitudinal study of temporomandibular arthropathy. Scand J Dent Res. 1981 Apr；89(2)：196-203.

4. Tasaki MM, Westesson PL, Isberg AM, Ren YF, Tallents RH. Classification and prevalence of temporomandibular joint disk displacement in patients and symptom-free volunteers. Am J Orthod Dentofacial Orthop. 1996 Mar；109(3)：249-62.

5. Okeson JP, Ikeda K. Orthodontic therapy and the patient with temporomandibular disorder. In: Graber LW, Vanasdall RL Jr, Vig KW, eds. Orthodontics: Current Principles and Techniques, 5 th ed., Philadelphia: Mosby; 2011：178-84.

6. Ikeda K. 第 3 章：下顎の反時計回りの回転．TMJ 1 st Orthodontics<日本語版>. Concepts, Mechanics, and Stability. 東京：トップノッチ企画，2014：23.

7. Ikeda K, Kawamura A. Assessment of optimal condylar position with limited cone-beam computed tomography. Am J Orthod Dentofacial Orthop. 2009 Apr；135(4)：495-501.

8. Ikeda K, Kawamura A, Ikeda R. Assessment of optimal condylar position in the coronal and axial planes with limited cone-beam computed tomography. J Prosthodont. 2011 Aug；20(6)：432-8.

9. Dyer EH. Importance of a stable maxillomandibular relation. J Prosthet Dent. 1973 Sep；30(3)：241-51.

10. Ikeda K, Ikeda R. Chapter 2 :Orthodontics and Beautiful Face and Smile.Face Design and Orthodontics. Concept, Mechanics and Clinical cases. 東京：トップノッチ企画，2021：16-20.

11. Robert LL. Chapter 5：Esthetics and its relationship to function. In: Rufenacht CR. Fundamentals of Esthetics. Chicago: Quintessence Pub Co., 1990, 137-50.

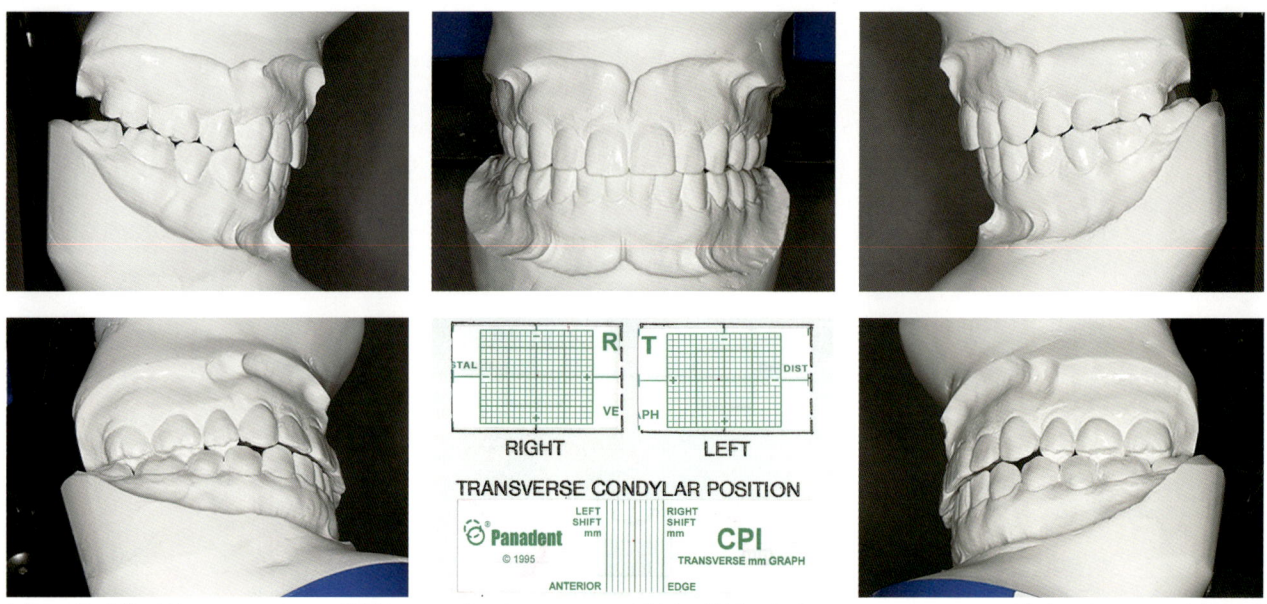

図15 治療終了時の CR マウント模型と CPI データ．TMJ での円板の位置は転位しているためやや不安定であるが，咬合のずれはほとんどなく仕上がった．TMJ レベルでの CO-CR のずれも最小限であった．

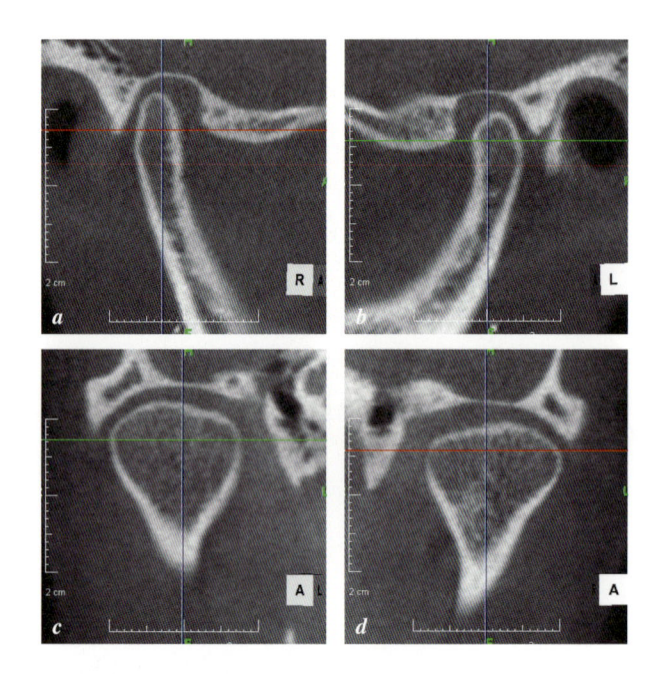

図16a～d 治療終了時の TMJ の矢状面および前頭面の CBCT 像．初診時と比較して骨形態に大きな変化はなく，また下顎頭の関節窩内での位置も安定している．

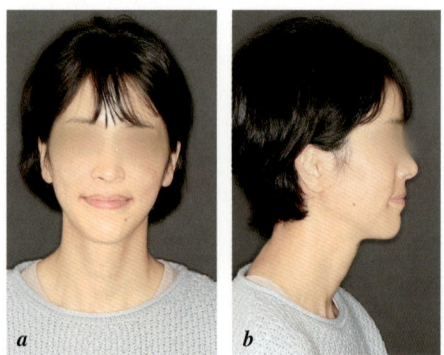

図17a, b 矯正治療終了5年後の顔貌正貌および側貌．顔貌に大きな変化はないが，口唇はリラックスしている．

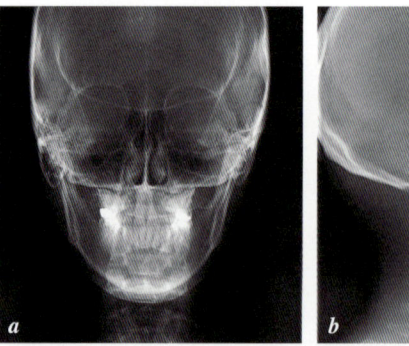

図18a, b 矯正治療終了5年後の正貌および側貌セファログラム．円板転位は進行する可能性があるが，この症例ではそのような変化はなく，顎位は安定している．

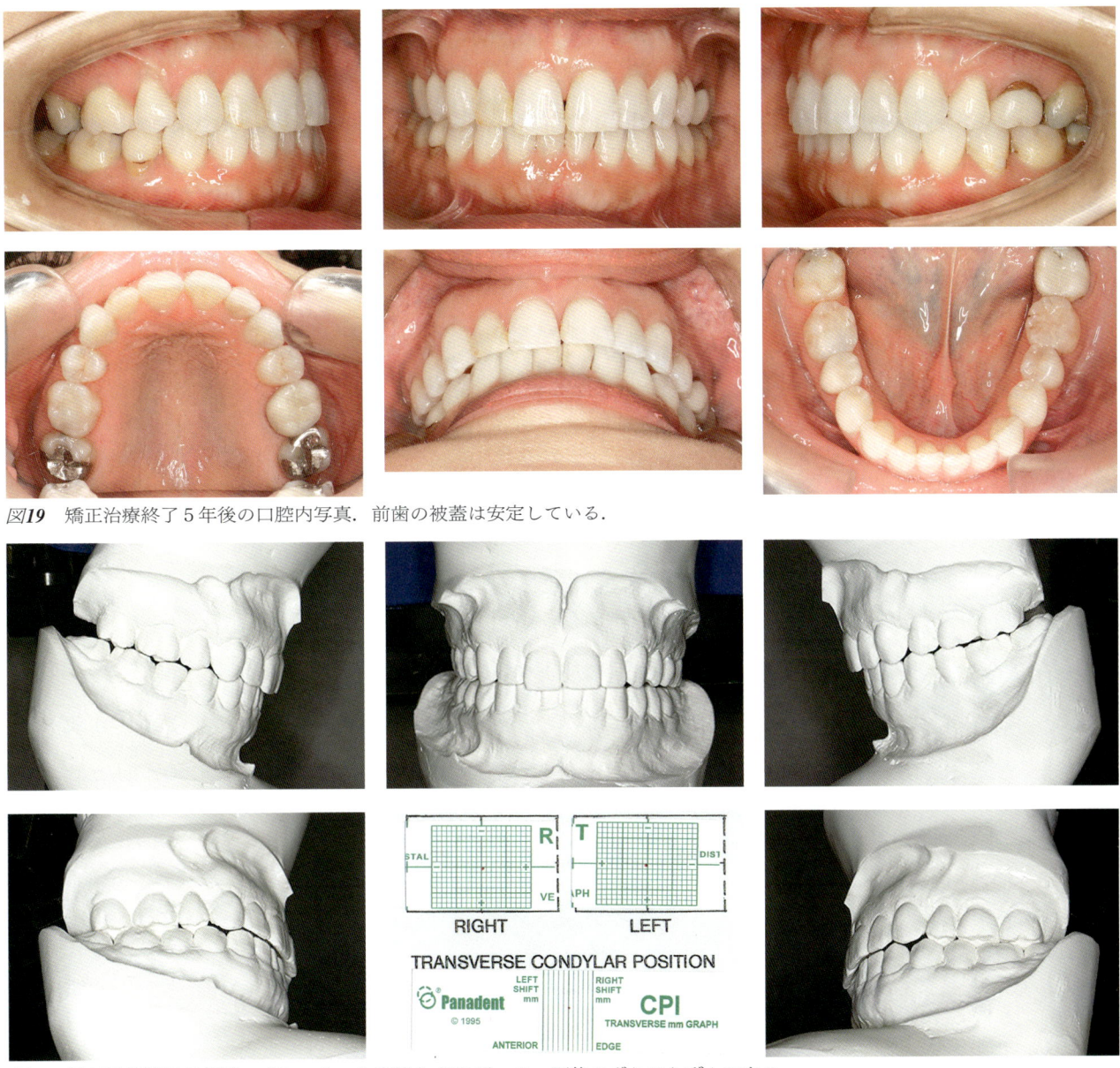

図19　矯正治療終了5年後の口腔内写真.前歯の被蓋は安定している.

図20　矯正治療終了5年後の CR マウント模型と CPI データ.顎位のずれはわずかである.

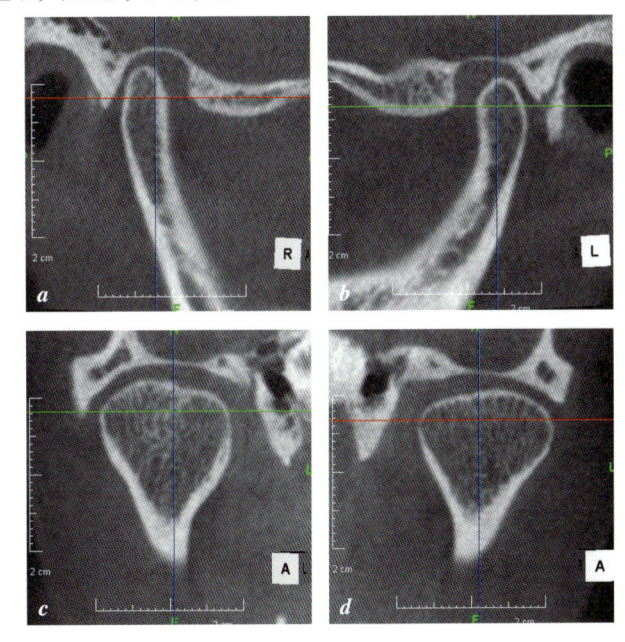

図21a〜d　矯正治療終了5年後の TMJ の矢状面および前頭面の CBCT 像.TMJ での下顎頭と関節窩の位置関係は安定している.

GUMMETAL®

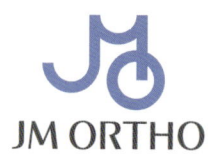

歯列矯正用ワイヤー **ゴムメタル**®

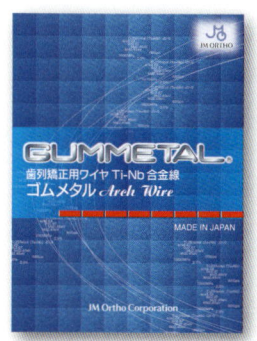

● アーチワイヤー

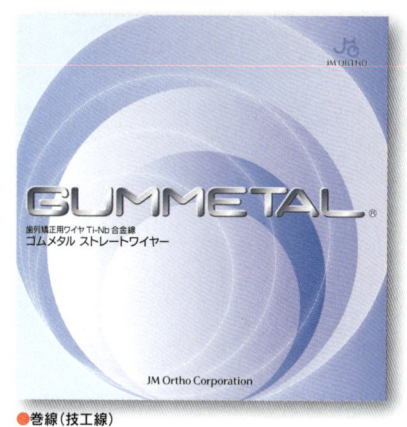

● 巻線（技工線）

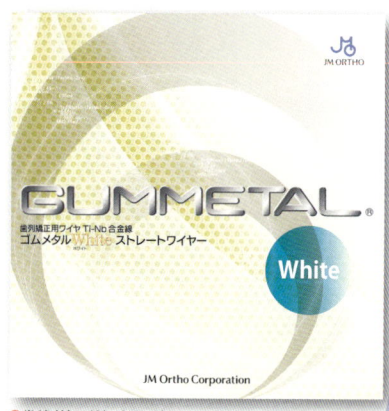

● 巻線（技工線）ホワイト

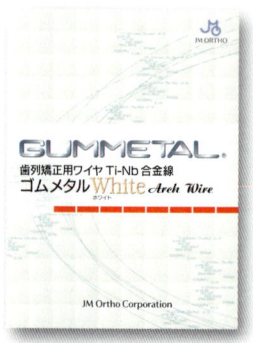

● アーチワイヤー ホワイト

Niフリーの ベータ チタン合金 Ti . Nb . Ta . Zr
だから、患者さんにとって安全です。

高い回復力と屈曲性を同時に実現
だから、先生にとって使いやすく効果の高いワイヤーです。

塑性変形時に結晶の転位が起きません
だから、加工硬化が起きません。CoCr、TiMoより低剛性。

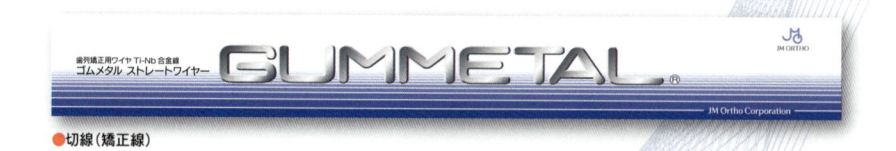

● 切線（矯正線）

詳細は こちら →

関連書籍

GUMMETALワイヤーによる歯の一括移動
—その概念と臨床—

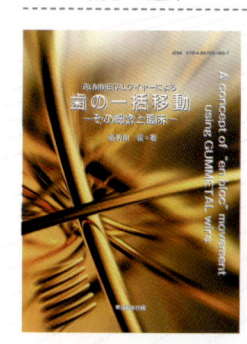

著者 　長谷川 信

GUMMETALワイヤーの優れた特性を引き出すことで治療期間を大幅に短縮させる治療コンセプトを豊富な臨床例を列挙し明解に解説した話題の書。ソフトカバー版。

必ず上達　GUMMETAL矯正歯科治療

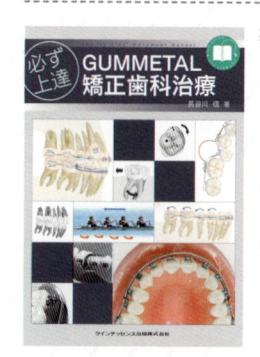

著者 　長谷川 信

開発者自らがその臨床応用を解説する、GUMMETALワイヤー "トリセツ" 決定版！「屈曲しやすく、高強度」との相反する特長を併せもつ金属・GUMMETAL。この新時代の金属を、矯正歯科治療用ワイヤーとして製品化した長谷川 信先生自らが、その臨床への応用を豊富なイラストと症例写真を用いて解説します。

株式会社 JM Ortho

〒101-0062　東京都千代田区神田駿河台2-2 御茶ノ水杏雲ビル14F
TEL.03-5281-4711　FAX.03-5281-4716
https://www.jmortho.co.jp/

販売名：ゴムメタル　一般的名称：歯列矯正用ワイヤ　医療機器認証番号：222AKBZX00025000
医療機器の分類：管理医療機器（クラスII）
製造販売：株式会社JM Ortho　東京都千代田区神田駿河台2-2　御茶ノ水杏雲ビル14F
製造：株式会社丸ヱム製作所

成人の過蓋咬合を考える

【第Ⅱ部】メーカーによる商品紹介＆臨床応用

CONTENTS

本特集の構造と見かた

PRODUCT INFORMATION

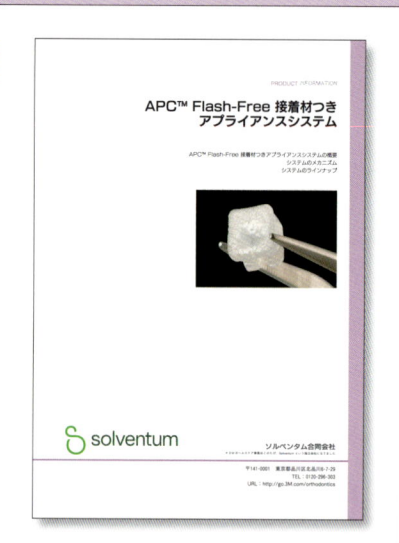

成人の過蓋咬合治療を行ううえで必要な主な装置の特長を
取り扱いの主要メーカーにより紹介

CASE REPORT

各メーカー推薦の臨床家による臨床報告

SYMPHONY

歯根連動セットアップとは
カスタマイズ矯正装置の意義
SYMPHONY とは

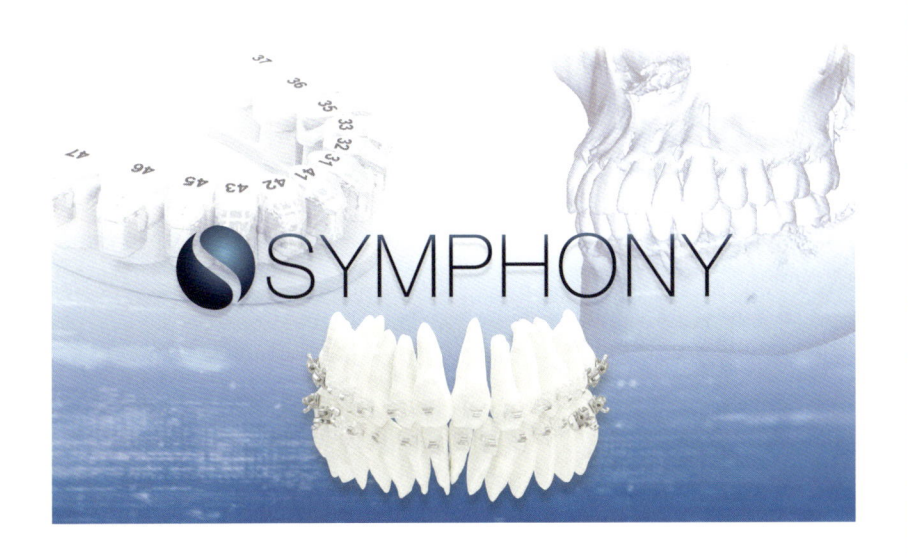

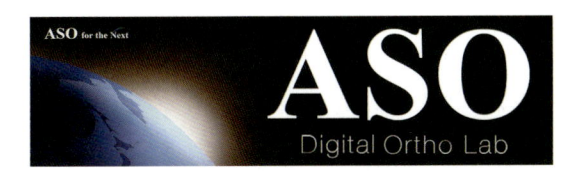

株式会社アソインターナショナル

〒104-0061　東京都中央区銀座2-11-8　第22中央ビル4F
TEL：03-3547-0471
FAX：03-3547-0475
URL：https://www.aso-inter.co.jp/

はじめに

　アソインターナショナルでは，技工作業の効率化，技工物の精度の向上などを目的とし，CAD/CAMシステムを日常臨床への応用に現在も取り組み続けている．

　3Dメタルプリント矯正装置，ASOアライナーデジタル，CHANGE（マウスピース型矯正装置），デジタルセットアップ，デジタル平行模型，カスタムメイド・リンガルシステム（HARMONY）などにおける3Dデータの活用方法は確立され，実際の臨床への応用が始まっており，デジタルで可能になった技工の範囲は拡大し続けている．

歯根連動セットアップとは

　従来，アナログ作業のセットアップ模型は，石膏模型を使い，歯科技工士が手作業により歯を切り出し，1歯1歯配列を行っていた．石膏模型のため，歯の表面に歯軸のラインなどを書き込み，歯根の方向などを予測し上下セットアップ模型を製作するが，歯科技工士の経験則による力量に頼ることが大きく，あくまでも予測の範囲であった．

　歯根連動セットアップでは，セットアップデータとCBCTデータを連動させ，これまで予測困難であった歯槽基底からの歯根の露出や歯根の方向，長さ，切歯孔，上顎洞などを考慮した，より個々の臨床に寄り添ったセットアップの製作が可能となった

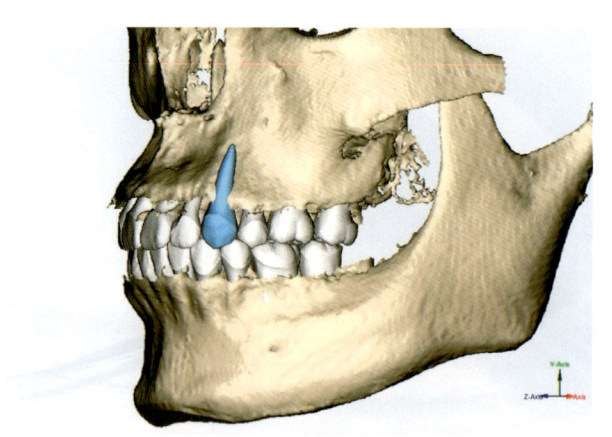

図1　顎骨から歯根が出てしまうような歯の移動の様子がわかる．

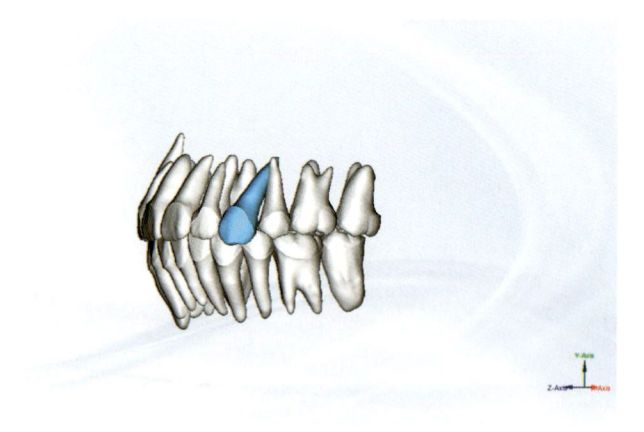

図2　根尖が当たっている様子がわかる．

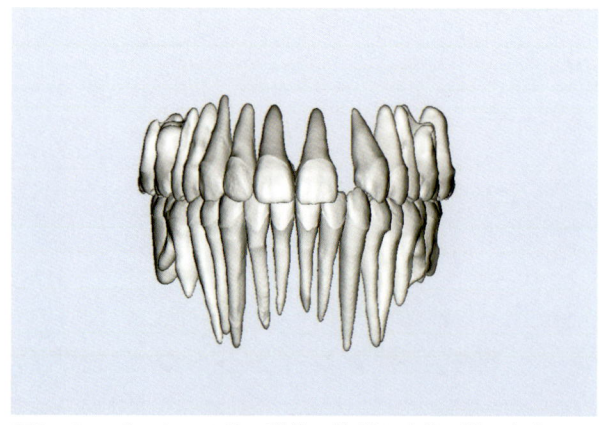

図3　3Dデータでは歯の形状の情報を立体画像で把握することができ，なおかつ歯根の形状も個人差があることが理解できる．

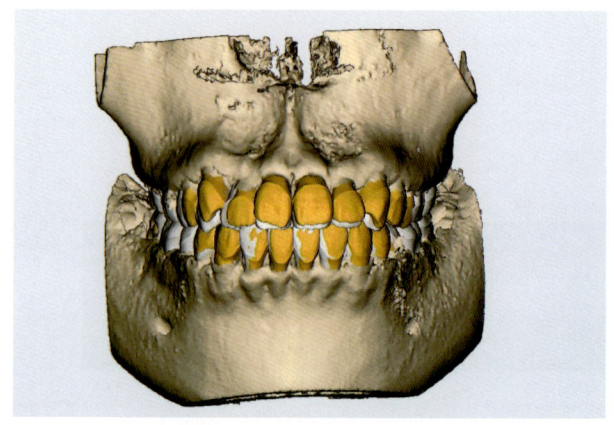

図4　ボーンハウジングを考慮したセットアップが可能になった．

（図1〜7）.

CBCTデータを取り入れたことで，当然のことだが，歯根，切歯孔，顎骨などすべてに個人差が存在するということを再認識させられる結果となった.

カスタマイズ矯正装置の意義

石膏模型では歯根や顎骨の状態を確認することが不可能だったが，３Dデータを活用することで三次元的な顎骨，歯根などの位置情報を精確に再現し，個々の臨床に即したセットアップを作製することができ，今まで見えなかった情報を目視することが可能になった．SYMPHONYは従来のように，石膏模型を作製する必要がないため，材料の変形もなく効率的な技工作業が実現可能になり，歯科技工士の負担軽減，環境の改善につながるとも考えている.

SYMPHONYとは

SYMPHONYは実際のIOSデータ，CBCTデータを元に，歯根連動セットアップが製作されるため，歯科医師，歯科技工士が同じ情報を共有することができる（図8〜10）.

歯根連動セットアップ，マシンベンドによるアーチワイヤー，デザイン上のブラケットポジションを正確に口腔内で再現するハイブリッドコアによって，治療の効率化や患者の利益にもつながっていくと期待できる（図11）．また，歯科医師も使い慣れたブラケットを選択することが可能なため，日々の臨床に導入する際の障壁も小さく済むと思われる.

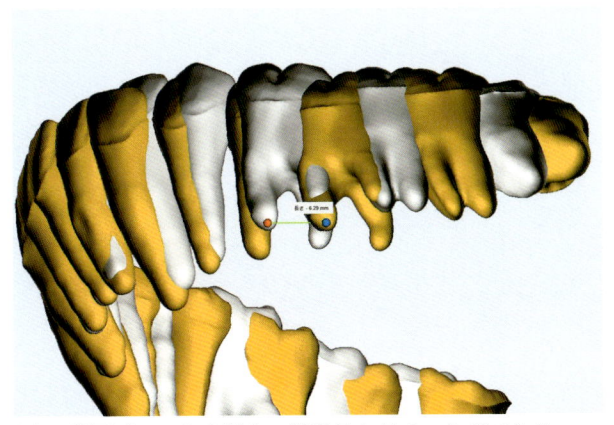

図5　歯冠だけでなく根尖の移動量も見ることができる.

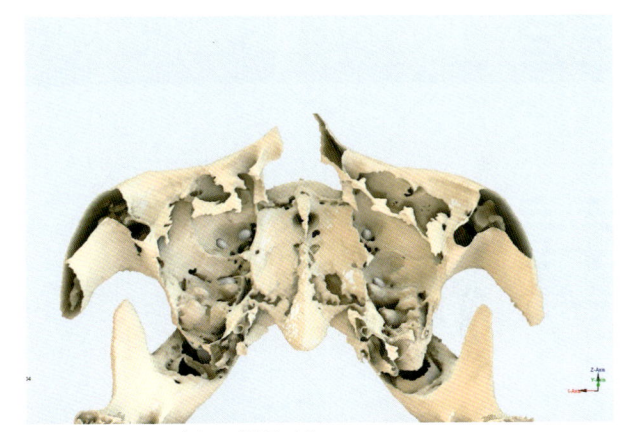

図6　上顎洞の確認も視認可能.

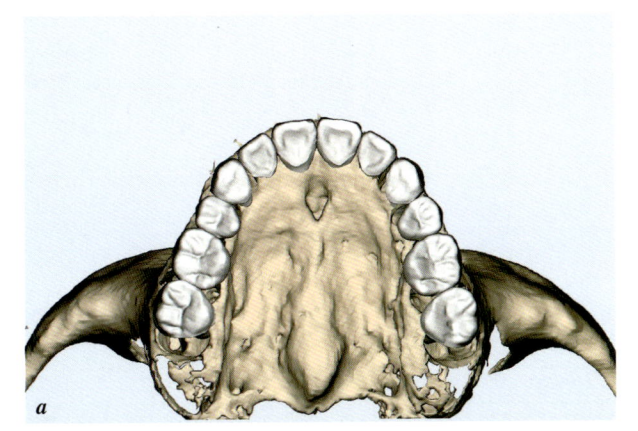

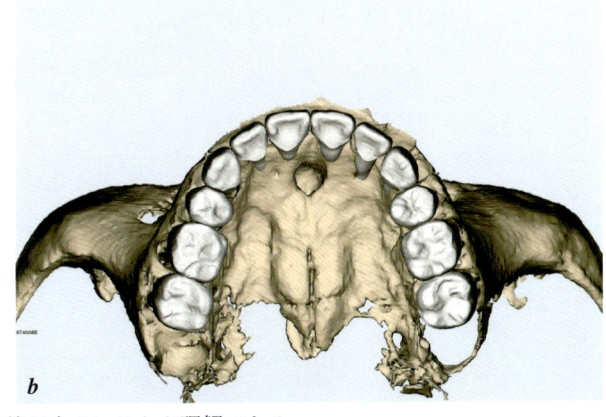

図7a, b　a, bを見比べてみてもわかるように切歯孔の大きさも個人差が大きいことが理解できる.

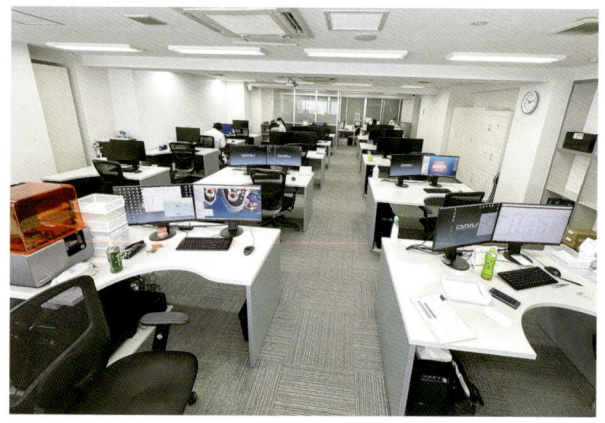

図8　銀座 CAD/CAM センターでは，歯科医師と同じデータを共有し，どこに歯を移動させるか，臨床上問題がないかなどを確認し設計している．

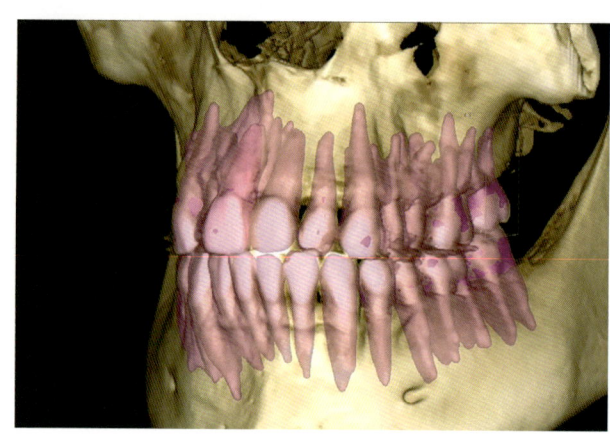

図9　SYMPHONY 専用ソフトによる CBCT データからの情報の取り出し．

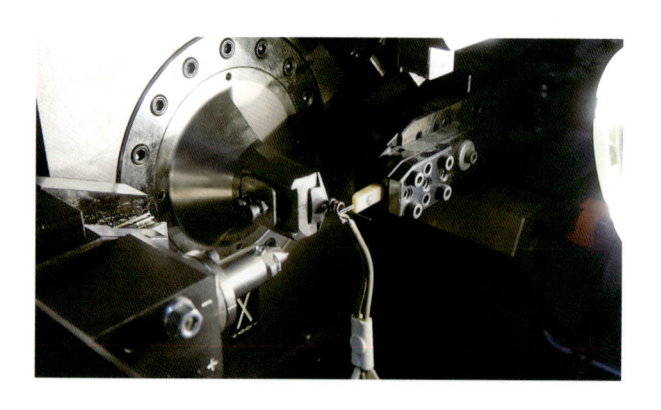

図10　ワイヤーベンディングマシン(Ni-Ti ワイヤーのベンディングも可能)．

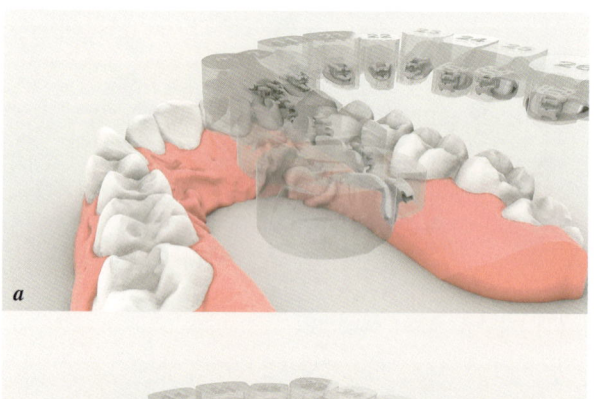

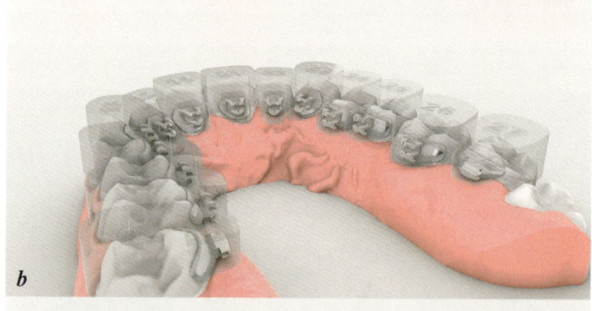

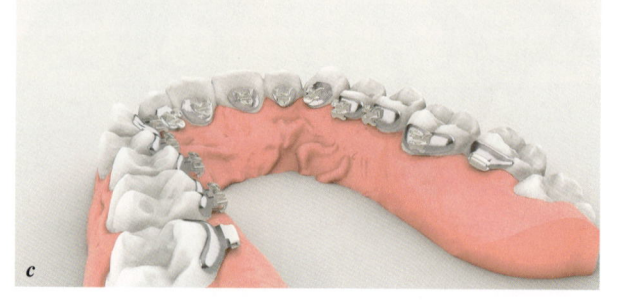

図11a〜c　デジタルハイブリッドコア(赤坂まつの矯正歯科の松野功先生との共同開発)．*a*：歯にハイブリッドコアをセットするイメージ．*b*：実際にセットされたイメージ．*c*：ハイブリッドコアを除去し歯にブラケットがセットされたイメージ．

デイモン　アルティマ　システム

デイモンシステムの進化とデイモン　アルティマ

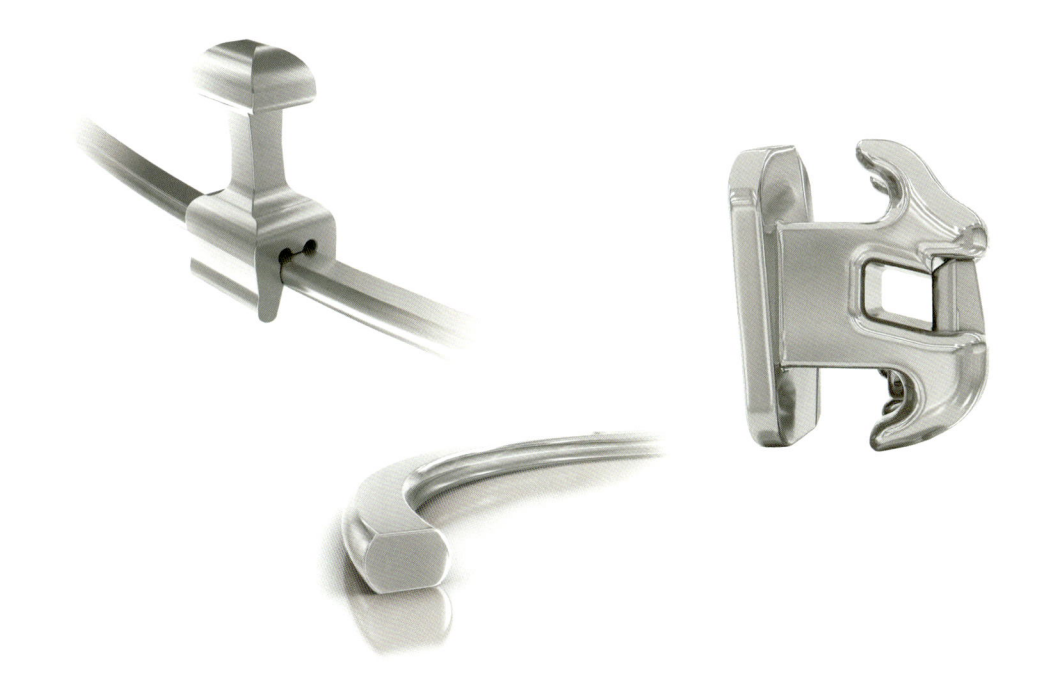

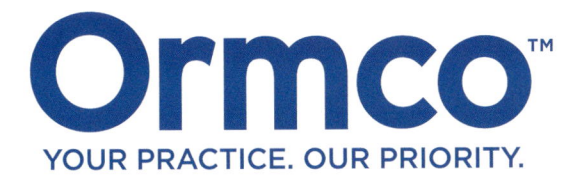

YOUR PRACTICE. OUR PRIORITY.

エンビスタジャパン株式会社　オームコ

〒140-0001　東京都品川区北品川4-7-35　御殿山トラストタワー13F
TEL：0800-111-8600
FAX：0120-65-0653
URL：https://www.envistaco.jp/

デイモンシステムの変遷

2021年に米国で発表された「デイモン　アルティマ　システム」は，デイモンシステムの20年を超える歴史の集大成である(*図1*)．

ローフォース，ローフリクション，口腔周囲筋の平衡と調和，そして自由度の高い「デイモンシステム」はパッシブセルフライゲーションブラケットの進化と歩調を合わせて発展してきた．1996年に発売されたデイモン SL ブラケットを第1世代として2018年の第8世代であるデイモン Q2 ブラケットまで機能的，審美的観点からの進化，発展を遂げている．ローフォース，ローフリクションの「デイモンシステム」によって痛みの少ない，歯および歯周組織に優しい，より生体適合性の高い治療が体系づけられてきた．しかし，パッシブセルフライゲーションではブラケットとワイヤーの間に"あそび"(デイモンシステムでは.022スロットに対してフルサイズのワイヤーが.019×.025)があり，より正確な歯の排列，トルクコントロールを達成するためには，フィニッシング相で精緻なマニュアルでのワイヤー

ベンディングを必要とすることが少なくなく，ベンディングを加えたワイヤーから予想以上に強い矯正力が発現し，痛み，歯および歯周組織への侵襲，そして治療期間の延長が懸念されていた．

そこで，デイモンシステムの開発者である Dr. Dwight Damon は，フィニッシング相でのワイヤーベンディングを極力減らした，すなわちカッパーナイタイワイヤーでの治療相からより正確な排列とトルクコントロールを実現する方法を探求し，従来のエッジワイズ装置の概念とはまったく異なる新しい形状のブラケット，ワイヤーによる「デイモン　アルティマ　システム」(*図2*)を考案し，日本でも2022年10月に発売が開始された．

デイモン　アルティマの特徴

「デイモン　アルティマ」のブラケットはスロットが平行四辺形(ニュートラルトルクブラケットを除く)，アーチワイヤーの断面が俵型(側面がラウンドの横長)である．従来のシステムに比べてはるかに"あそび"は少なく，より正確なコントロールを実現した(*図3*)．

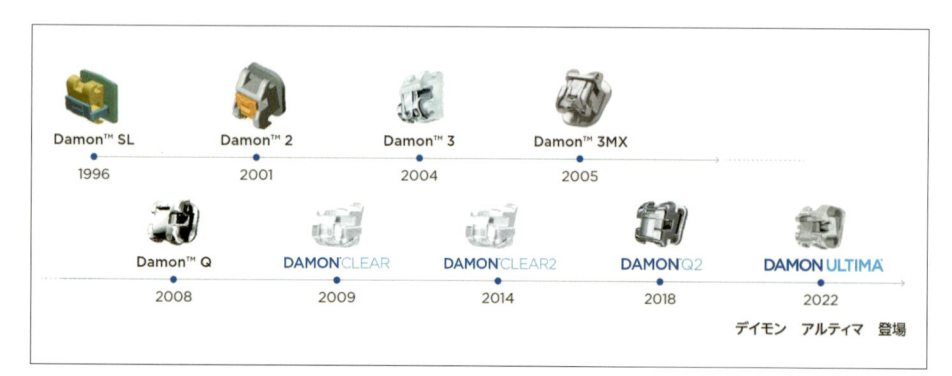

図1　デイモンブラケットの歴史.

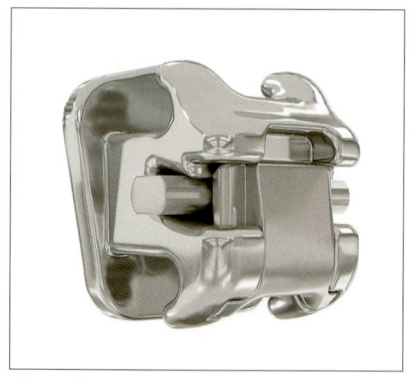

図2　デイモン　アルティマ.

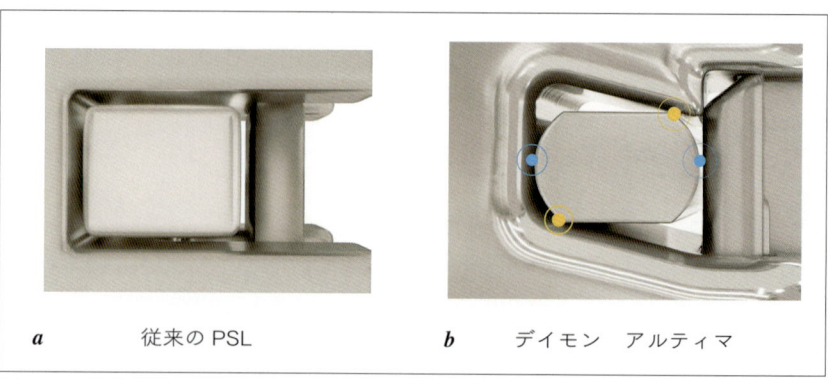

a　　　従来の PSL　　　*b*　　　デイモン　アルティマ

図3a, b　従来の PSL(*a*)とデイモン　アルティマ(*b*)の比較.

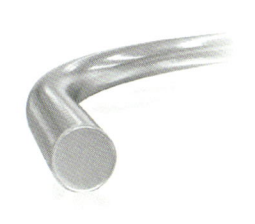 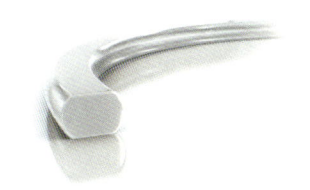 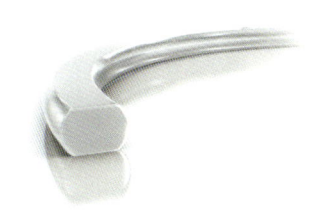

ラウンドワイヤー
.014カッパーナイタイ
.018カッパーナイタイ

デイモン　アルティマ　ワイヤー
.014×.0275カッパーナイタイ

デイモン　アルティマ　ワイヤー
.018×.0275カッパーナイタイ

図4 代表的なワイヤーシークエンス.

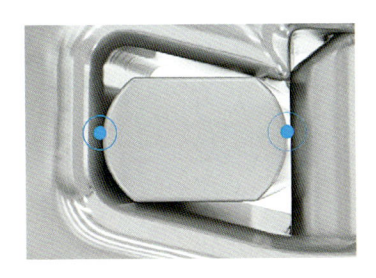 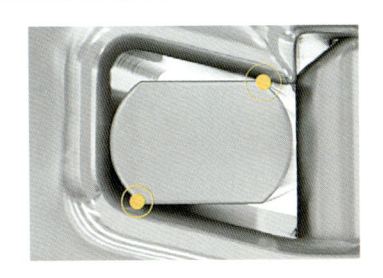 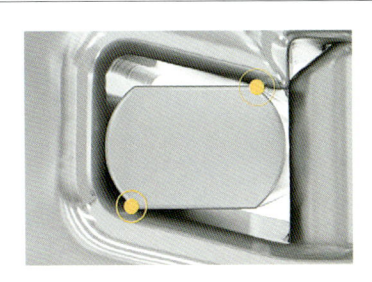

ローテーション

アンギュレーション

トルク

水平コンタクトポイントで，早期の
ローテーションコントロールを実現

垂直コンタクトポイントで，早期のア
ンギュレーションコントロールを実現

垂直コンタクトポイントで，より緩や
かな力でプリスクリプション通りの結
果を実現

図5 デイモン　アルティマで得られるコントロール.

正確な歯のコントロール

「デイモン　アルティマ　システム」による代表
的なワイヤーシークエンス(*図4*)は，ラウンドワイ
ヤーの次のステップで，断面が俵型の「デイモン
アルティマ　ワイヤー」を使用する.

1本目の「デイモン　アルティマ　ワイヤー(.014
×.0275 カッパーナイタイ)」で水平方向のブラケット
とワイヤーのコンタクトポイントを得ることで早期
にローテーションとイン・アウトのコントロールを
実現する.

次に，2本目の「デイモン　アルティマ　ワイ
ヤー(.018×.0275 カッパーナイタイ)」で水平方向に
加えて，垂直方向のコンタクトポイントを得ること
でアンギュレーション，バーティカル，トルクのコ
ントロールが実現し，この時点でより緩やかな力で
プリスクリプション通りの結果が実現される．すな
わち，矯正医の治療目的がほぼ達成される(フルエ

クスプレッション)(*図5*)．これは，平行四辺形のブ
ラケットスロットと俵型の断面のワイヤーを組み合
わせた「デイモン　アルティマ　システム」だからこ
そ得られるものである.

3つのブラケットオプション

「デイモン　アルティマ」にはトルクの異なる3つ
のブラケットオプションがある(前歯部のみ).

名称をより直感的な表現に変更し，従来のスタン
ダードトルクを「ニュートラル」，ロートルクを「レ
トロクライン(舌側傾斜)」，ハイトルクを「プロクラ
イン(唇側傾斜)」としている.

従来のデイモンブラケットにおいて，トルクすな
わちブラケットオプションはブラケットベースの
傾きを変えることで実現されていたが，「デイモン
アルティマ」では特有の平行四辺形のブラケットス
ロットとブラケットベースの傾きによって所定のト
ルクを実現している．そのため，ブラケットのトル

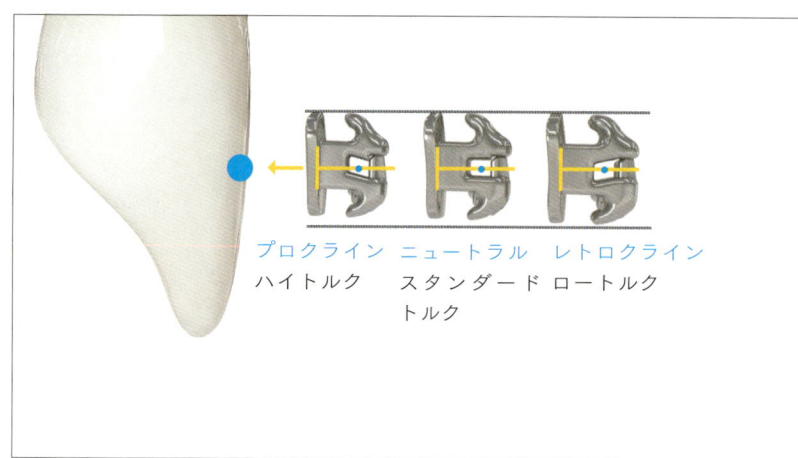

図7　デイモン　アルティマ　システムの詳細と関連製品のラインナップ.

図6　スロットの中心線が水平.

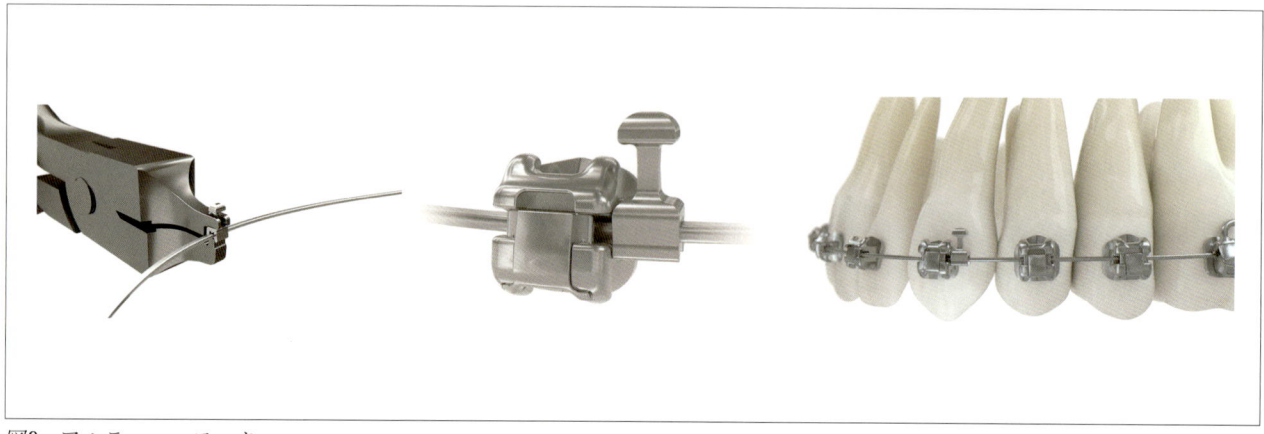

図8　アルティマ　フック.

クが異なっていても，ブラケットスロットの中心点は上下的にも水平的にも一致している(図6)．これにより，従来のデイモンブラケットのポジショニングにおいて必要であったトルクの違いによる微妙な垂直方向の調整が不要になり，より簡単で正確なブラケットポジショニングが可能となった．

アルティマ　フックの特徴

2023年10月には，デイモン　アルティマ　システムにジンジバルオフセット付きの小臼歯ブラケット，アルティマ　フックおよびワイヤーの追加製品が発売された．「デイモン　アルティマ」のブラケットの詳細なラインナップは，二次元コード(図7)へアクセスの上，ウェブサイトからご覧いただきたい．
とくに「アルティマ　フック」は「デイモン　アル

ティマ　ワイヤー」に予めセットされた状態で販売されている可動式フックで，通常のフックとして使用する以外にもブラケットに接するように取り付けることで「ストッパー」として使用でき，スペースクローズ時の連続結紮を最小限にし，口腔衛生や快適性の向上にも寄与する．フックはニッケルチタン製であり，アルティマ　フック専用のインスツルメントを用いて最大3回まで移動が可能である(図8)．
今後もパッシブセルフライゲーションのパイオニアカンパニーとして，矯正界の Game Changer として既成の概念にとらわれず，新たな発想の製品を提供していきたい．

謝辞
本稿の執筆に際し，多大なるご助言をしてくださいました武内豊先生に，心より深謝いたします．

APC™ Flash-Free 接着材つき アプライアンスシステム

APC™ Flash-Free 接着材つきアプライアンスシステムの概要
システムのメカニズム
システムのラインナップ

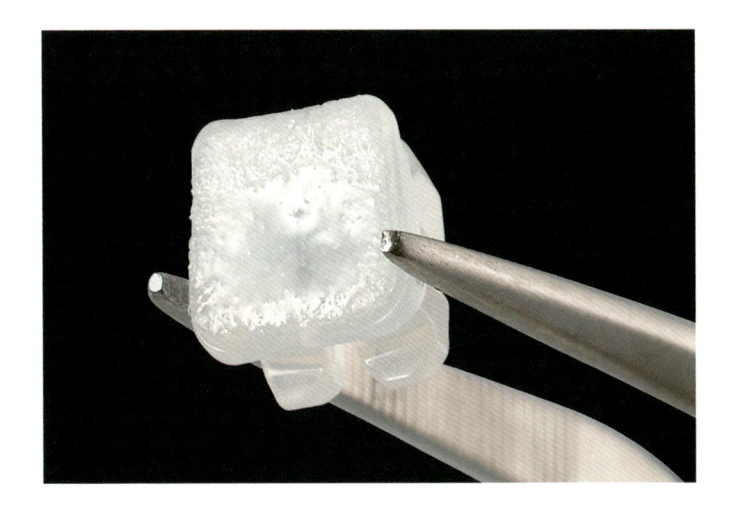

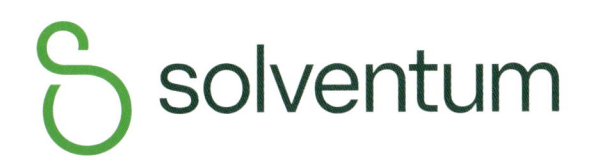

ソルベンタム合同会社

＊3M のヘルスケア事業はこのたび，Solventum という独立会社になりました

〒141-0001　東京都品川区北品川6-7-29
TEL：0120-296-303
URL：http://go.3M.com/orthodontics

APC™ Flash-Free 接着材つき アプライアンスシステムの概要

「APC™ Flash-Free 接着材つきアプライアンスシステム」は，あらかじめブラケットベース面に接着材がついたブラケットシステムである．従来，歯面へ圧接した後に生じるブラケットベースからはみ出した接着材を取り除く必要がない（*図1*）．

システムのメカニズム

「APC™ Flash-Free 接着材つきアプライアンスシステム」は3Mが独自にもつ接着材テクノロジーと不織布テクノロジーを組み合わせた製品である．ブラケットベースに不織布マットが貼り付けられ，そのマットにフィラーの少ない液状の接着材が，適量含有されていることが特徴である（*図2*）．

「APC™ Flash-Free 接着材つきアプライアンスシステム」は歯面へ圧接すると，光重合型の液状接着材が不織布から適量染み出し，この液の表面張力によって，ブラケットベースの辺縁を均一に覆いながら歯面との隙間を満たす（*図3*）．硬化後，ブラケット下のエナメル質表面はマイクロリーケージによる酸の浸食から保護される．圧接するだけで，*図3*の形状が作り出されるため，余剰接着材除去のステップは不要である．

この特徴から以下のようなメリットが期待できる．

ポジショニングの操作性

適切なポジションにブラケットを置き，圧接すれば，余剰接着材を除去することなく，光照射をしてボンディングが完了する（*図4*）．

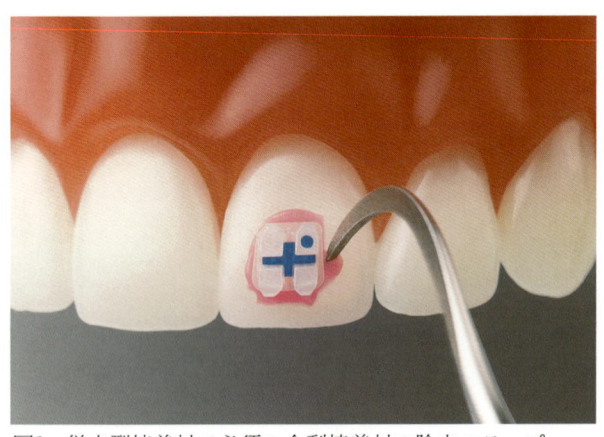

図1　従来型接着材で必須の余剰接着材の除去ステップ．

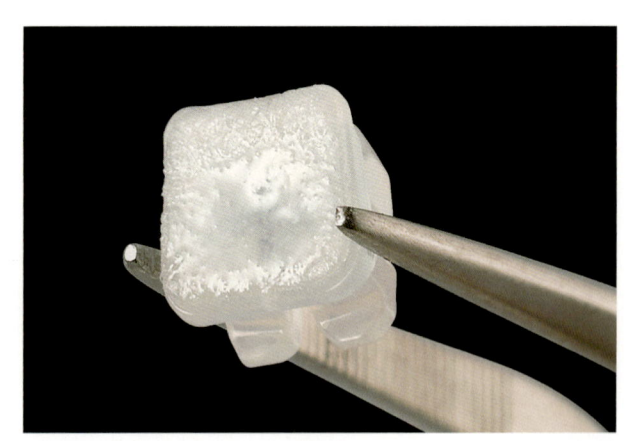

図2　各ブラケットのベース形状にカスタマイズされた不織布マットが貼り付けられている．

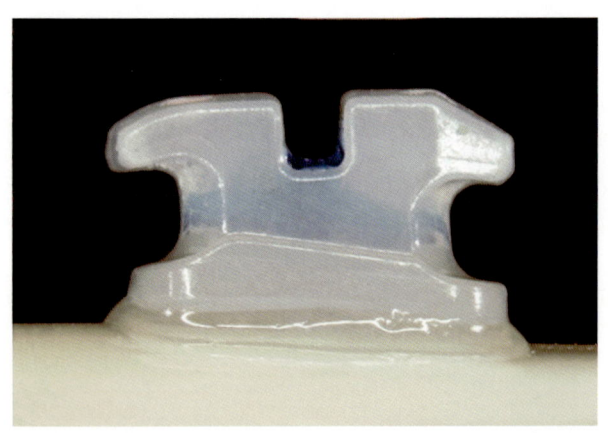

図3a | *図3b*

図3a, b　液状接着材の表面張力により，なだらかな曲面を形成しながらブラケットと歯面の間を均一な厚みで満たす．ブラケット圧着時の様子は二次元コード（*b*）にアクセスのうえ，動画をご覧いただきたい．

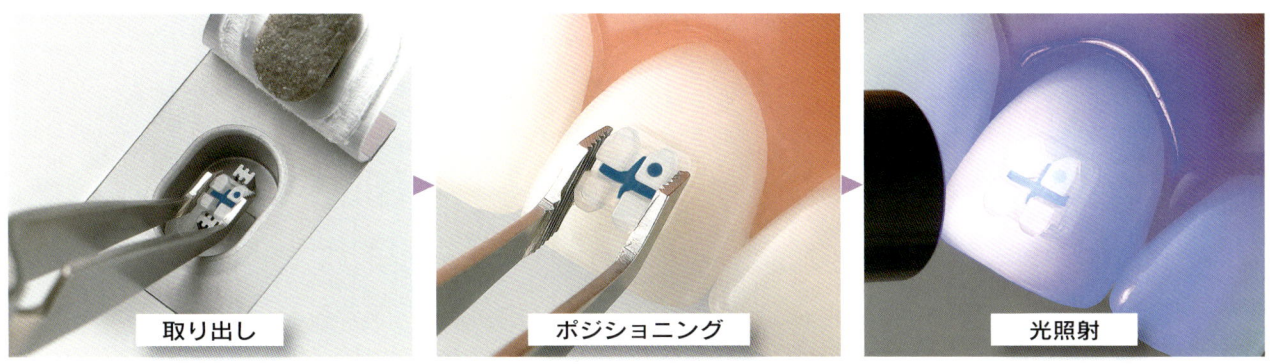

| 取り出し | ポジショニング | 光照射 |

図4　ステップが少ないため，テクニカルエラー，チェアタイムの削減が期待できる．

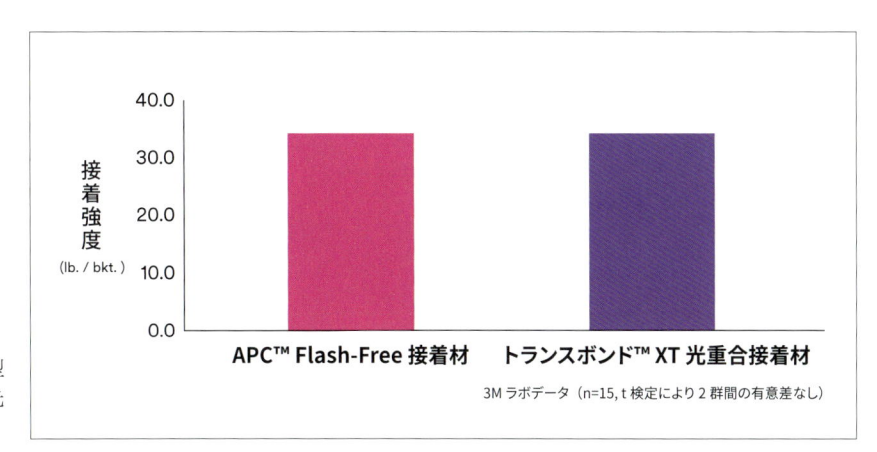

図5　APC™ Flash-Free 接着材と従来型光重合接着材(トランスボンド™ XT 光重合接着材)の接着強度の比較．

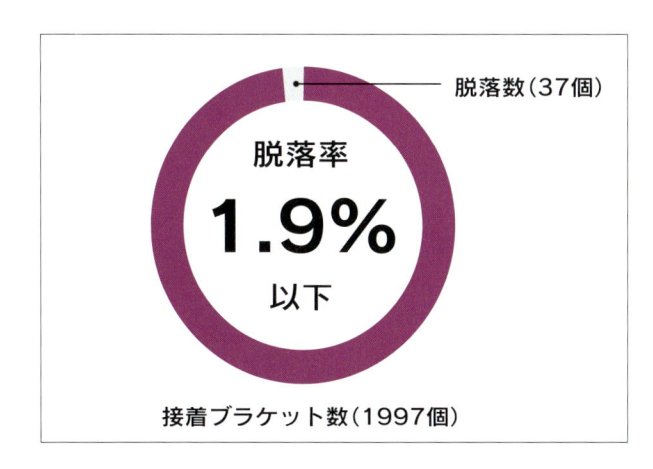

図6　APC™ Flash-Free 接着材つきアプライアンスシステムのブラケット脱落率調査結果(矯正歯科医42名による評価)(スリーエム ヘルスケア ジャパン合同会社のカタログより引用改変)．

　余剰接着材を除去する際に生じやすい，ブラケットポジションがずれるリスクを低減し，ポジショニングの操作性向上が期待できる．

脱落率の低減

　「APC™ Flash-Free 接着材つきアプライアンスシステム」は，接着強度において，当社製品「トランスボンド™ XT 光重合接着材」と同等の強度が得られている(*図5*)．

　また，本システムでは，歯面とブラケットベース面の間の隙間ができにくくなる．この隙間は余剰接着材を除去する際のポジショニング修正によってできやすく，ブラケットの脱落の一因となっていた．実際に，本システムにおける矯正歯科医42名による調査では，ブラケット脱落率1.9%以下というデータが得られており，脱落率の減少が期待できる(*図6*)．

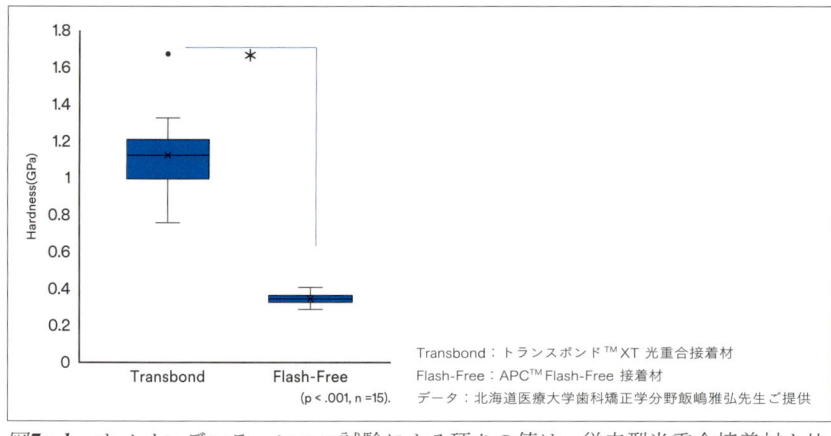

図7a | *図7b*

図7a, b ナノインデンテーション試験による硬さの値は，従来型光重合接着材と比べて APC™ Flash-Free 接着材が有意に小さく，歯面からの除去が容易となることが期待できる．歯面に残ったレジンの除去の様子は二次元コード（***b***）にアクセスのうえ，動画をご覧いただきたい．

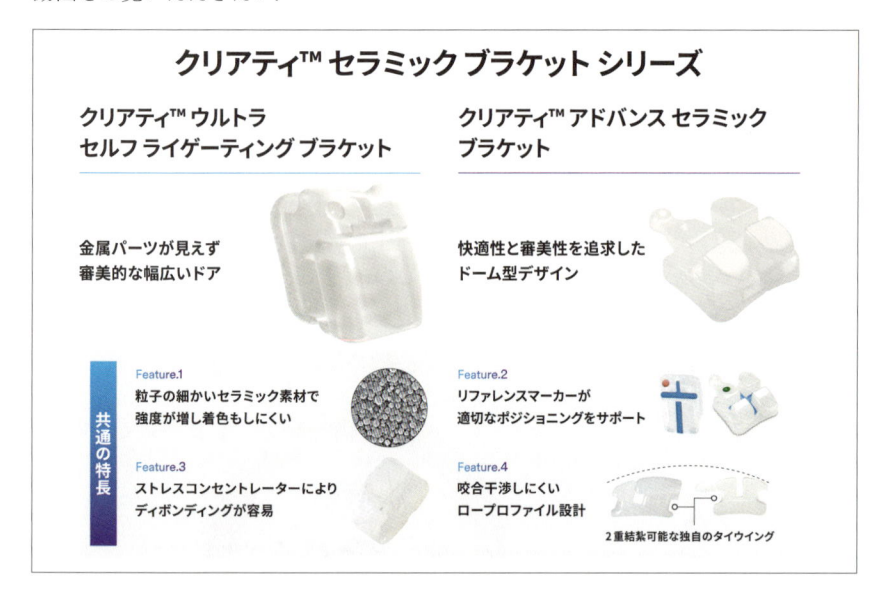

図8 クリアティ™ セラミックブラケットの特徴．

ディボンディング後のレジン残渣の除去が容易

「APC ™ Flash-Free 接着材」は硬化タイミングのコントロールが容易な光重合型の接着材でありながら，フィラーの含有量を少なくしているため，硬度が低く（*図7*），ブラケット除去後に歯面に残った接着材は，低速回転のバーでも簡単に除去することが可能である．

以上のことにより，「APC ™ Flash-Free 接着材つきアプライアンスシステム」は，効率的な操作性と，低い脱落率，そしてチェアタイムの削減が期待でき，患者さま，歯科医師，歯科衛生士の皆さまの負担軽減に貢献する．

販売名：クリアティ セラミック ブラケット	認証番号：219AKBZX00120000
販売名：ビクトリー シリーズ™ メタル ブラケット	認証番号：219AKBZX00142000
販売名：ビクトリー シリーズ™ チューブ	認証番号：219AKBZX00174000
販売名：トランスボンド™ XT 光重合接着材	認証番号：219AKBZX00119000

システムのラインナップ

現在「APC ™ Flash-Free 接着材つきアプライアンスシステム」は，以下の製品で導入されている．

- クリアティ™ ウルトラ セルフ ライゲーティング ブラケット（*図8*）
- クリアティ™ アドバンス セラミック ブラケット（*図8*）
- ビクトリーシリーズ™ メタル ブラケット ロープロファイル
- ビクトリーシリーズ™ スーペリア フィット チューブ

セルフライゲーティングブラケットを使用した成人過蓋咬合治療ケース

杉山晶二

東京都開業　杉山矯正歯科
連絡先：〒150-0001　東京都渋谷区神宮前4-16-3 B1F

Adult Deep Over Bite Case Treated with Ceramic Self Ligate Brackets

Shoji Sugiyama

はじめに

日本人成人の前歯部 overbite 平均値は，2 mm から 3 mm 前後であり[1]，平均値＋2 SD となる 5 mm 以上の overbite を有するケースは，過蓋咬合と診断される．過蓋咬合の成因には，小児期からの成長発育，口腔周辺の悪習癖等さまざまな事柄があり，小児期では，バイオネーター等の機能的矯正装置，MFT 等の筋機能訓練等により治療されることが標準的治療となっている．

成人の過蓋咬合ケースの形態的特性としては，歯系で大きな下顎スピーカーブ，上顎前歯部の挺出，上顎前歯部の大きな舌側傾斜がみられ，骨格系で，上顎骨過成長または下顎劣成長による骨格性 II 級傾向を示し，機能的に口唇閉鎖圧の強い状態が認められることが多く，外科的治療かマルチブラケットによる矯正治療が行われる．過蓋咬合の問題点として，ガミースマイル等の審美的問題，下顎前歯による上顎前歯および上顎舌側歯肉への外傷性咬合，また上顎前歯の過度の舌側傾斜による下顎前方運動障害，顎関節へのストレス等があげられ，過蓋咬合の治療意義として考えられている[2]．

今回，成人骨格性 II 級をともなう前歯部過蓋咬合症例をセルフライゲーティングブラケットにより治療したケースについて，過蓋咬合の治療メカニクスおよび保定方法を含めて供覧したい．

症例概要

患者：24歳 6 か月男性

主訴：前歯部叢生を主訴として来院した．

顔貌所見：左右対称で，スマイル時，歯肉の露出はなく上口唇と歯頚部のラインはバランス良く一致していた．上顎歯列正中と顔面正中のズレはなかった（*図1*）．

口腔内所見：上顎前歯部に A.L.D.-3.0mm の叢生を認め，咬頭嵌合時に上顎前歯が下顎前歯の 4/5 程度を被蓋して overbite 6.0mm, overjet 2.0mm であった．左右犬歯関係，大臼歯関係は 4 mm 程度の II 級関係を呈し，下顎スピーカーブの深さは，3 mm であった（*図2*）．

セファログラム分析：骨格系では，水平的に ANB 6.5° より軽度の骨格性 II 級を示し，垂直的に FMA 10° から Brachyofacial pattern を示した．歯系では U 1 -SN 92° より上顎前歯部に舌側傾斜が認められた．以上より，前歯部に軽度の叢生をともなう骨格性 Class II Division 2 ケースと診断された（*表1*）．

治療計画

大臼歯および犬歯関係の II 級関係改善のため，上顎小臼歯の抜歯治療を考慮したが，側貌プロファイルが良好であったため，埋伏していた上顎左右第三大臼歯を抜歯の上，小臼歯は非抜歯，上顎歯列全体

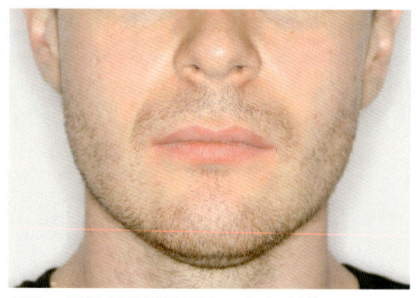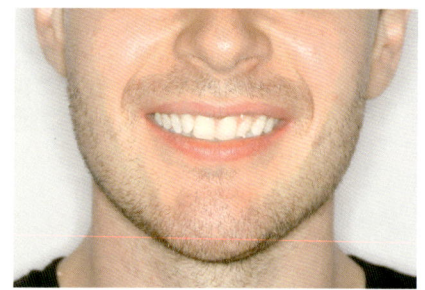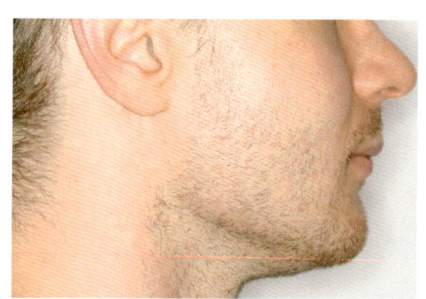

図1　初診時顔貌写真．左右対称でスマイル時，歯肉の露出はない．上顎歯列正中と顔面正中は一致していた．

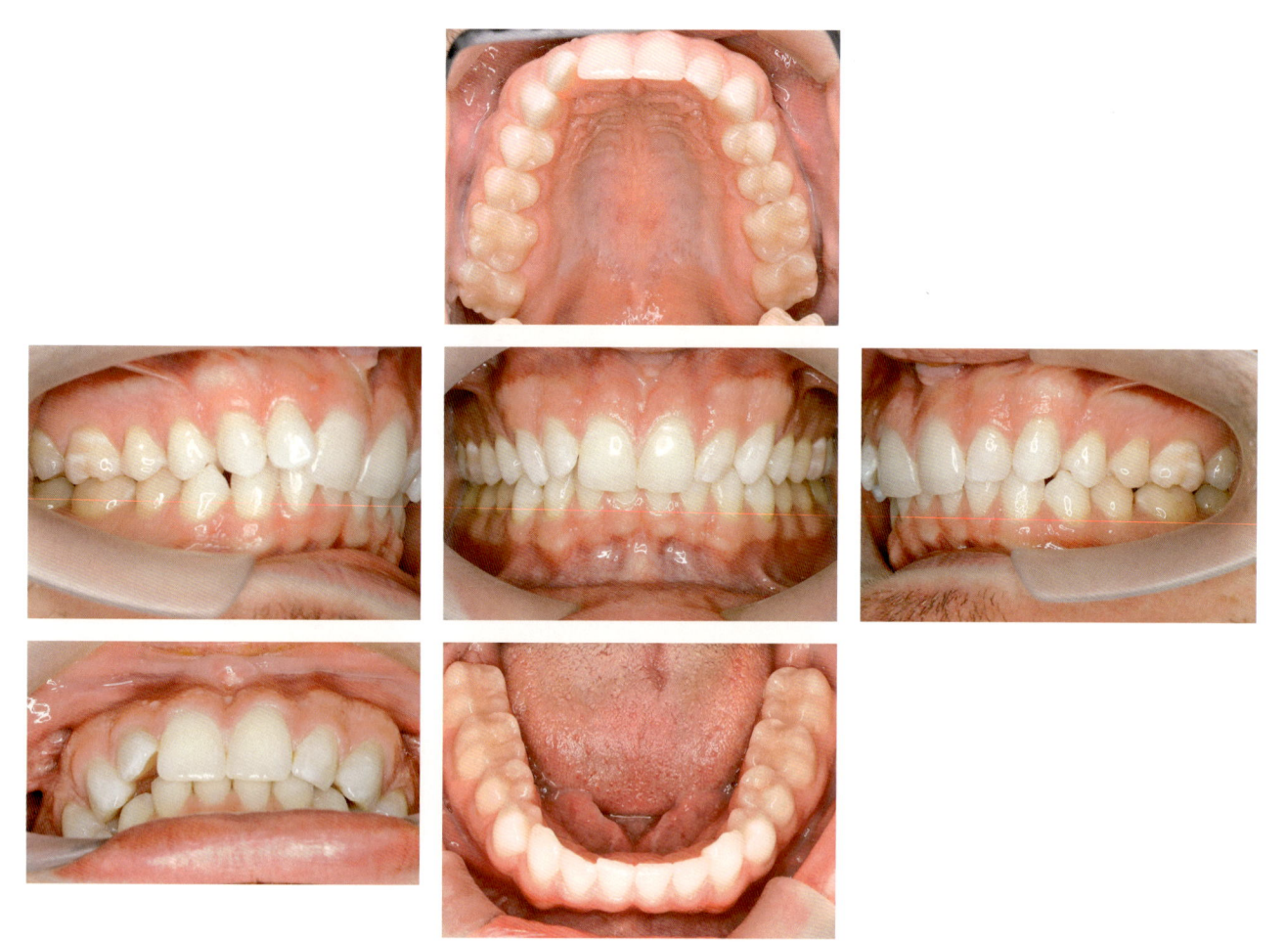

図2　初診時口腔内写真．上顎前歯部に舌側傾斜と軽度の叢生を認め，咬頭嵌合時 overbite 6.0mm の過蓋咬合を示す．　左右犬歯，大臼歯は 4 mm 程度のⅡ級関係を呈していた．

を遠心移動して第一大臼歯Ⅰ級，犬歯Ⅰ級の確立を行うこととした．上顎歯列遠心移動方法として，口蓋部のアンカースクリューを固定にしたメカニクスの提案をしたが，患者の希望により，可撤式カリエールディスタライザーによる治療方法を選択した（*図3*）[3]．

治療ステップは，カリエールディスタライザーにより大臼歯Ⅰ級関係を確立して水平的な問題を改善

した後，過蓋咬合と前歯部叢生改善のため，上下顎にクリアティ™ ウルトラ セルフ ライゲーティング ブラケットをダイレクトボンドして，マルチブラケットによる治療を行った（*図4*）[4]．

過蓋咬合改善には，上顎大臼歯咬合面にバイトアップレジンを添付して咬合挙上を行い，ゴムメタル，ステンレススチールへのアンチスピーカーブによる力系により垂直的問題の改善を行った．

表1　セファログラム分析値の変化

計測項目	治療開始時 24歳6か月	動的治療終了時 26歳7か月	術後2年以上 28歳10か月
SNA	87.0	85.5	85.5
SNB	80.5	80.5	80.5
ANB	6.5	5.0	5.0
Facial angle	92.0	92.0	92.0
Y-axis	54.0	54.0	54.0
FMA	10.0	10.0	10.0
SN-MP	20.0	20.0	20.0
Gonial angle	112.0	112.0	112.0
Occ. Plane to SN	16.0	17.0	17.0
U1 to SN	92.0	103.0	100.0
IMPA（L1 to MP）	115.0	116.0	115.5
FMIA	55.0	54.0	54.5
Interincisal angle	133.0	121.0	124.5
U1 to A-Pog(mm)	2.5	5.0	5.0
L1 to A-Pog(mm)	0.0	1.5	1.0
E-line:Upper（mm）	-6.5	-6.5	-6.5
E-line:Lower（mm）	-8.0	-6.5	-6.5
Overjet（mm）	3.0	3.0	3.0
Overbite（mm）	4.0	2.5	2.5

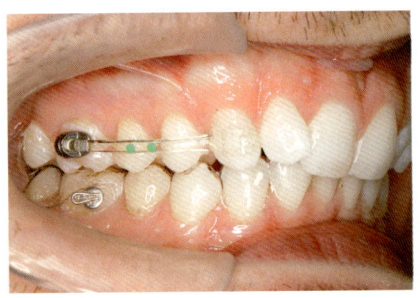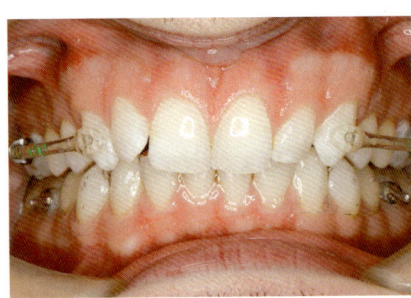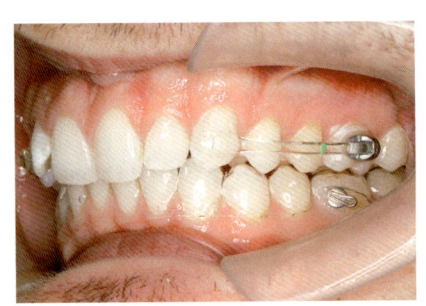

図3　カリエールディスタライザー装着時口腔内写真．左右犬歯，大臼歯のII級関係改善のため下顎にアライナーを装着，上顎犬歯より下顎第一大臼歯に片側約200gの顎間II級ゴムフルタイム使用を指示した．

治療経過

上顎左右第一大臼歯および犬歯に，カリエールディスタライザーをボンディング，下顎左右第一大臼歯頬側面に2級顎間ゴム用のフックをボンディングした．2級顎間ゴムは片側約200gの力を設定して，顎間ゴム装着時に下顎歯列に厚さ0.75mmのマウスピース型固定装置を使用させた．装着時間は，食事以外フルタイムの使用を指示した．患者の協力は良好でカリエール使用後6か月，犬歯，大臼歯関係はI級に改善された(図5)．

治療経過7か月後，上下顎クリアティ™ウルトラ セルフ ライゲーティング ブラケットのダイレクトボンドを行い，上下顎に.014CuNi Wireでレベリングを開始する．前歯部過蓋咬合のため，下顎前歯部のブラケットポジションは深めに設定して，上顎左右臼歯部に，青色のバイトアップレジンを添付して人工的に咬合挙上を行い，上顎前歯と下顎にボンディングされたクリアティ™ウルトラ セルフ ライゲーティング ブラケットとの咬合干渉を防止した(図6)．

治療経過1年9か月後，.019×.025ゴムメタルにて最終ディテイリングを行った(図7)．

治療経過2年，矯正動的治療を終了した．上下顎にマウスピース型保定装置，下顎には舌側4-4 FIX

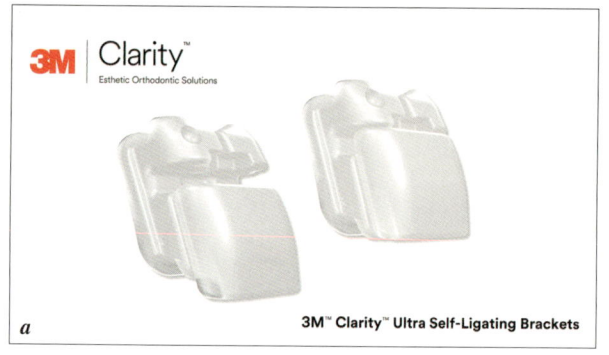

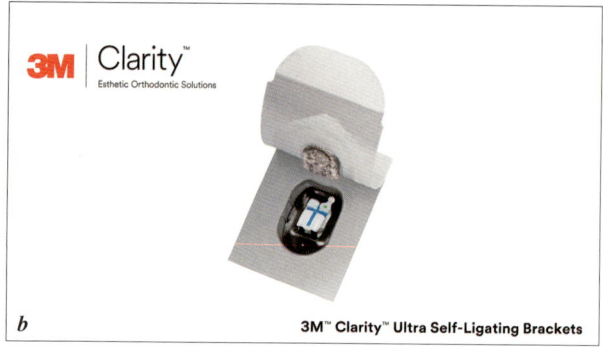

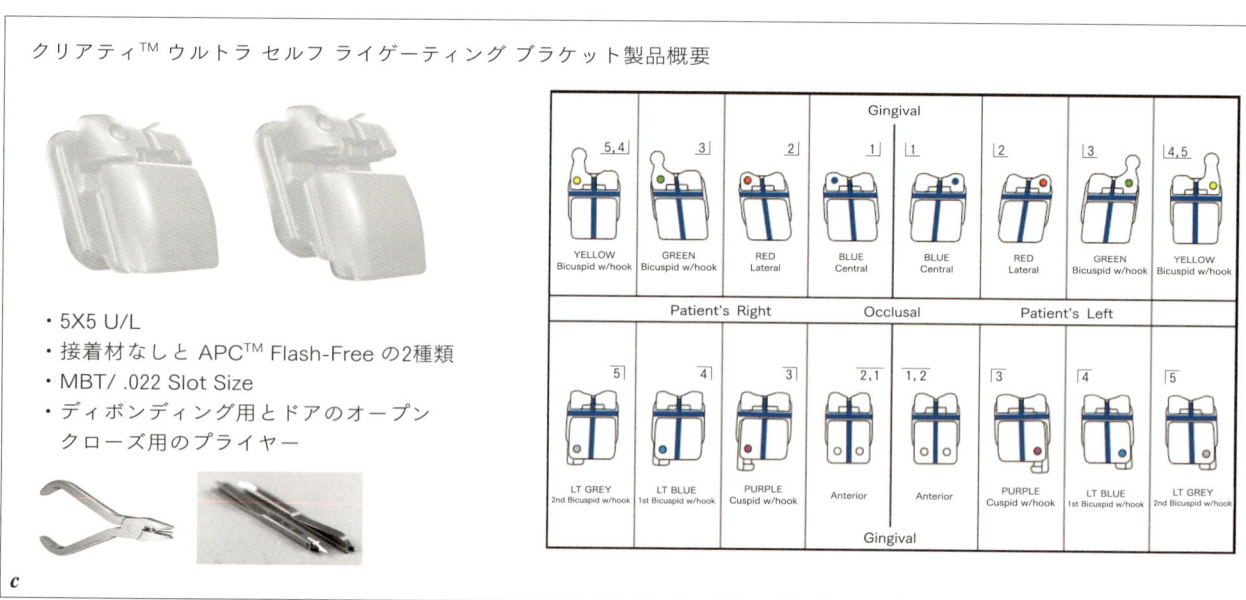

クリアティ™ ウルトラ セルフ ライゲーティング ブラケット製品概要

・5X5 U/L
・接着材なしと APC™ Flash-Free の2種類
・MBT/ .022 Slot Size
・ディボンディング用とドアのオープン
　クローズ用のプライヤー

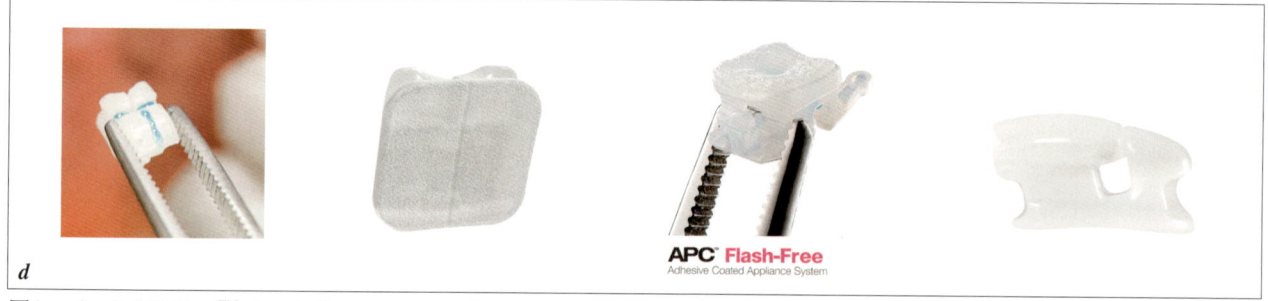

図4a〜d　クリアティ™ ウルトラ セルフ ライゲーティング ブラケット. a：スロット幅をフルカバーするセラミック製ドア, b：ポジショニングを容易にする垂直，水平方向のリファレンスマーカー（写真は APC™ Flash-Free 接着材つき）, c：ブラケットの概要と関連製品, d：術者の操作性，患者の快適性に配慮されたデザイン.

保定装置も併用した(図8).

　治療後2年経過時，過蓋咬合の後戻りはみられず，安定した咬合状態を呈している.

治療結果

　口腔内所見より，上顎前歯部の叢生は改善され，overbite は，6.0mm から2.0mm に変化した. セファログラム分析から，ANB は6.5°から5.0°とやや改善され，FMA は変化がみられなかった. U 1 to SN は92°より103°に変化して標準値内に改善された. 治療前後の側貌に変化なく良好な状態である(図9).

考察

　本症例は，上顎前歯部に軽度の叢生と舌側傾斜をともなう，Angle Ⅱ級 Division 2ケースであった. 上下顎の水平的Ⅱ級関係の改善にはカリエールディ

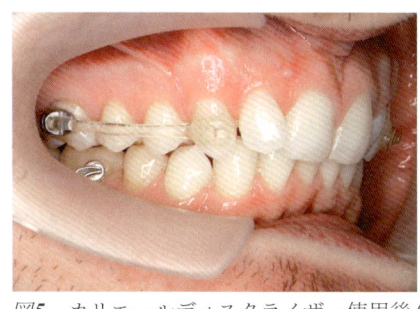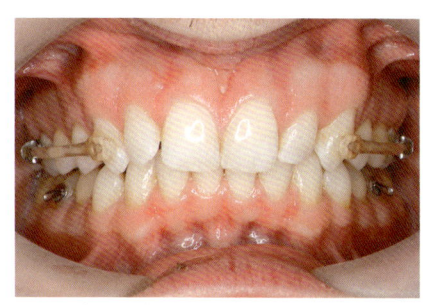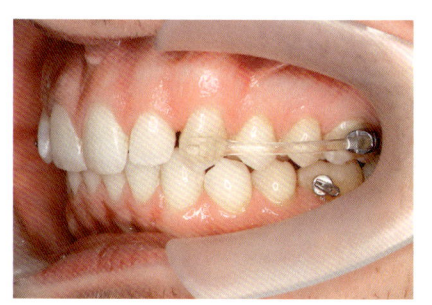

図5　カリエールディスタライザー使用後6か月口腔内写真．顎間ゴム使用協力が良好で，犬歯，大臼歯関係はⅠ級に改善された．

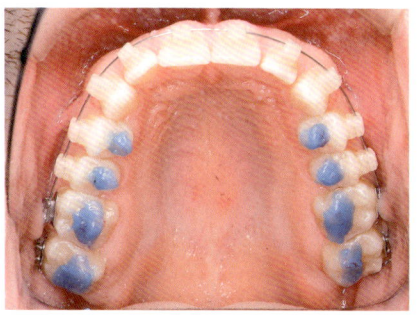

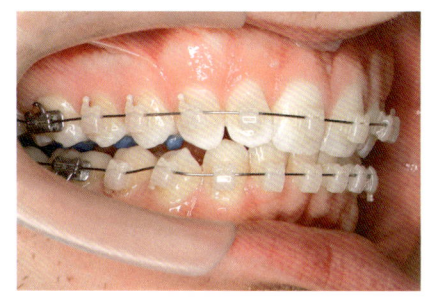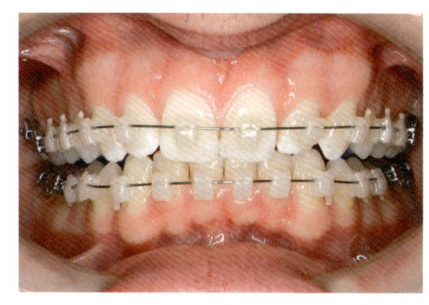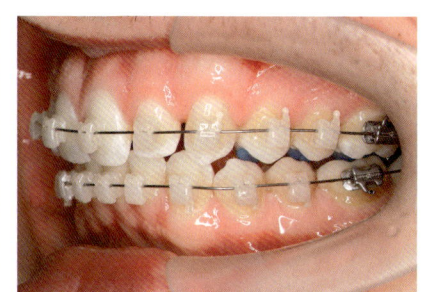

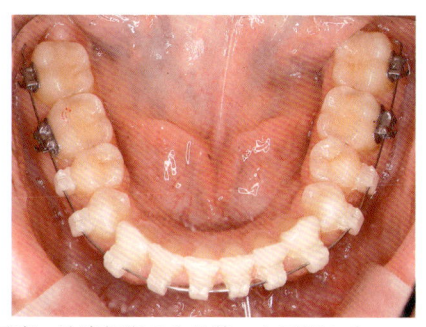

図6　マルチブラケット装置装着時口腔内写真．治療経過7か月後，上下顎クリアティ™ウルトラ セルフ ライゲーティング ブラケットのダイレクトボンドを行い，.014CuNi Wire でレベリングを開始した．上顎左右臼歯部にバイトアップレジンを添付して咬合挙上を行い，上顎前歯と下顎ブラケットとの咬合干渉を防止した．

スタライザーを使用したが，カリエールのⅡ級改善メカニクスとして，上顎大臼歯歯冠の遠心ローテーション，犬歯および大臼歯の傾斜による遠心移動が報告[5]されている．また，比較的強い2級ゴムの使用により下顎位の前方移動が引き起こされ，2態咬合を呈するケースもあり，治療中の下顎位の変化に留意が必要である．

　治療後模型から，上顎犬歯および第一大臼歯の歯冠には報告と同様の移動傾向が認められたが，セファログラムの重ね合わせから下顎位に変化はみられず，治療後2年経過時の後戻りはわずかで安定している．骨格性 Class Ⅱ Division 2 に分類される過蓋咬合の改善には，上顎前歯の適正なトルクコントロールの確立が必須であり，今回は剛性の強いクリアティ™ ウルトラ セルフ ライゲーティング ブラケットを使用することで，上下顎の適正なトル

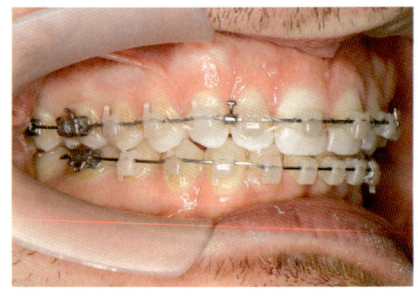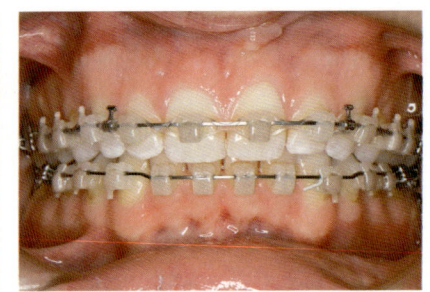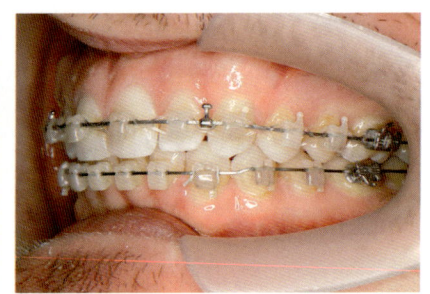

図7　治療経過1年9か月時口腔内写真．上下顎.019×.025ゴムメタルワイヤーにてアーチコーディネートと最終ディテイリングを行う．

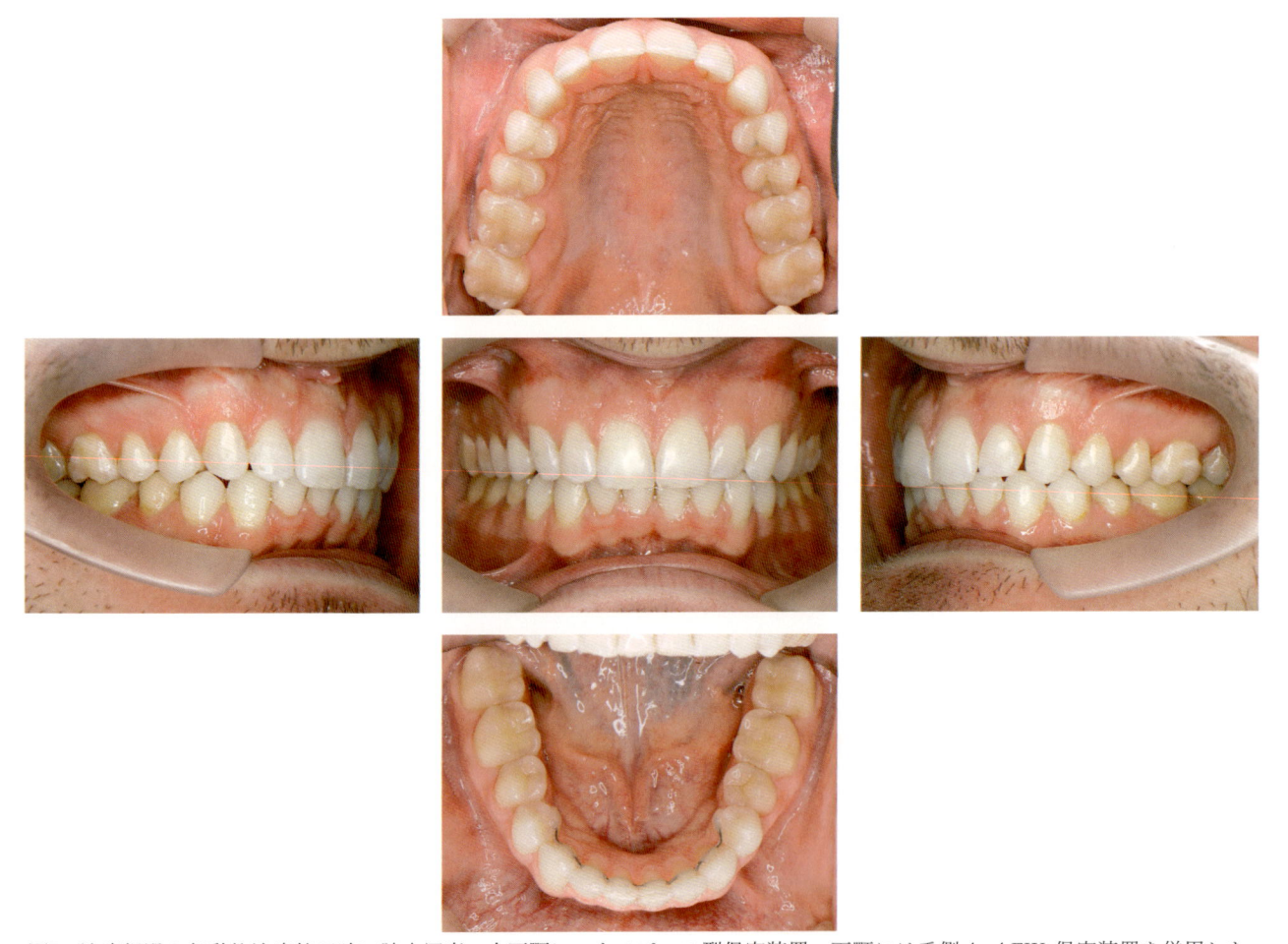

図8　治療経過2年動的治療終了時口腔内写真．上下顎にマウスピース型保定装置，下顎には舌側4-4 FIX保定装置を併用した．

クコントロールを確立することができた．最終仕上げには.019×.025ゴムメタルワイヤーを使用したが，.022×.028slotブラケットに.019×.025サイズのワイヤーを装着した際のslot内でのトルク遊びは7°あり（図10），クリアティ™ ウルトラ上顎前歯部ブラケットには17°のプラストルクが設定されているため，.019×.025サイズのワイヤーをセットした場合，前歯には＋10°の Crown Labial トルクがか

かる計算になる．

　本症例では.019×.025サイズのワイヤーセット後，適正な歯冠トルクが得られなかったため，さらに約15°のプラストルクをワイヤーベンドして上顎前歯の適正トルクを確立することができた．治療開始時は上顎前歯が下顎前歯の唇側面に過蓋咬合しているため，上顎大臼歯部に咬合挙上用のバイトアップレジンを添付して下顎前歯部のブラケットボンディン

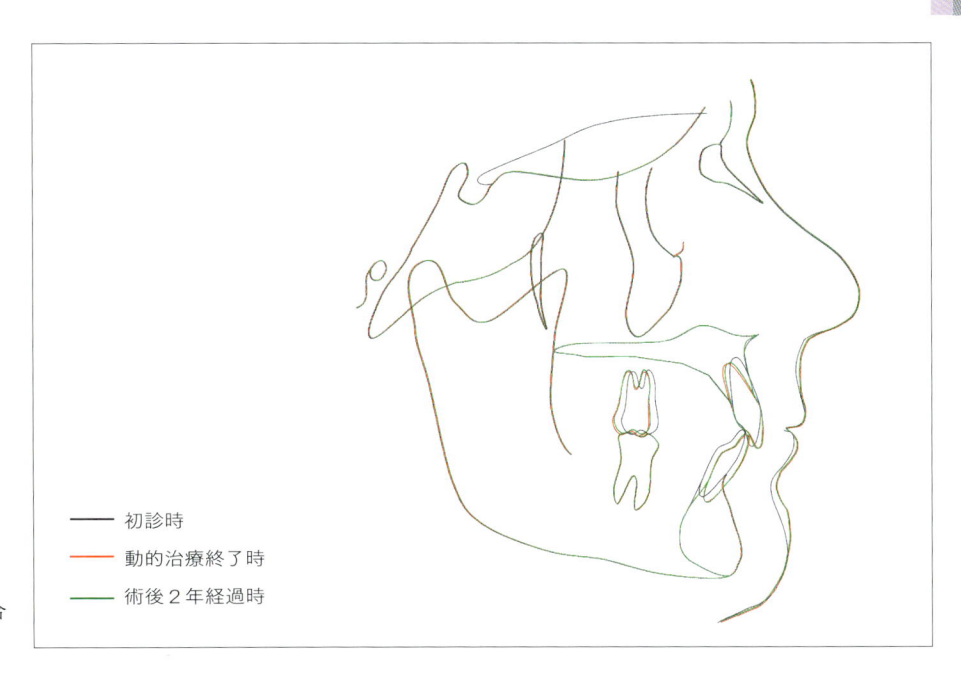

図9　セファロトレースの重ね合わせ.

凡例:
── 初診時
── 動的治療終了時
── 術後2年経過時

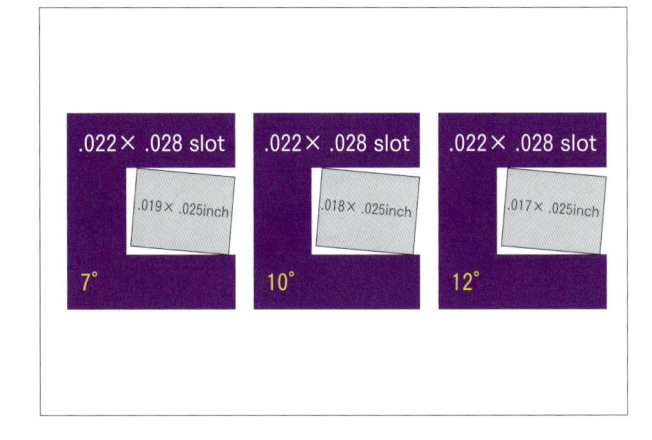

図10　.022×.028slot 内に.017×.025, .018×.025, .019×.025 サイズのワイヤーをセットした場合のトルク遊びについて示す. トルクを活性化するには遊び角度以上のトルク調整が必要である(参考文献6より引用改変).

グスペースを確保する必要があった. 上顎前歯と下顎のブラケットがコンタクトしないよう, 上顎前歯の咬耗のリスクには留意が必要である. バイトアッププレジンは, 上顎前歯のトルクおよびスピーカーブの改善とともに, 適宜削合を行い, 最終的にすべてのバイトアッププレジンを削除することで適正な咬合状態を得ることができた. 治療後の保定装置は, 前歯部トルクおよびスピーカーブの後戻りを防止する効果が高いマウスピースタイプの可撤式クリアリテーナーを装着した. 保定2年後も後戻りはみられず良好な咬合状態を呈している.

まとめ

　骨格性 Class Ⅱ Division 2 前歯部過蓋咬合ケース治療では, 大臼歯および犬歯Ⅰ級関係の確立と, 前歯部の適正な overjet, overbite 確立のため, 上下顎前歯部の適正なトルクを付与することが必要となる. 前歯部トルクコントロールには, ワイヤーおよびブラケットの精度が治療成功の重要な要素となる.

　成人を対象とする矯正治療では, 治療過程における審美性維持も重要な要素となる. 過蓋咬合症例では, 咬合干渉の懸念からメタルやプラスチック素材のブラケットが選択されることが少なくないが, 本症例で使用したクリアティ™ ウルトラ セルフ ライゲーティング ブラケットは, ロープロファイル設計により, 咬合挙上とブラケットポジショニングによる対応が容易となる. そのため, 患者の審美的な満足を得ながら効率的に精度の高い治療を目指すことができた.

参考文献

1．宮下邦彦．カラーアトラスX線解剖学とセファロ分析法．東京：クインテッセンス出版，2009．

2．Demisch A, Ingervall B, Thüer U. Mandibular displacement in Angle Class II, division 2 malocclusion. Am J Orthod Dentofacial Orthop. 1992 Dec；102（6）：509-18．

3．Biggs EV, Benavides E, McNamara JA Jr, Cevidanes LHS, Copello F, Lints RR, Lints JP, Ruellas ACO. Three-dimensional Evaluation of the Carriere Motion 3D Appliance in the treatment of Class II malocclusion. Am J Orthod Dentofacial Orthop. 2023 Dec；164（6）：824-36．

4．Armineh Khachatoorian. Form meets function: Science and Technology that lead to the 3M™ Clarity™ Ultra Self-Ligating Brackets. 3M Innova, Vol. XXV, No. 2 - October 2018.chrome-extension://efaidnbmnnnibpcajpcglclefindmkaj/https://multimedia.3m.com/mws/media/1593328O/innova-volxxv-no2-70-2013-7082-5-armineh.pdf(2024年6月5日アクセス)．

5．Areepong D, Kim KB, Oliver DR, Ueno H. The Class II Carriere Motion appliance. Angle Orthod. 2020 Jul 1；90（4）：491-9．

6．安井正紀．インシグニアの理論と臨床-5．ワイヤーシークエンスについて．矯臨ジャーナル．2024；3：11-23．

ビートル

製品特徴と仕様
サイズバリエーション
臨床使用例
使用方法

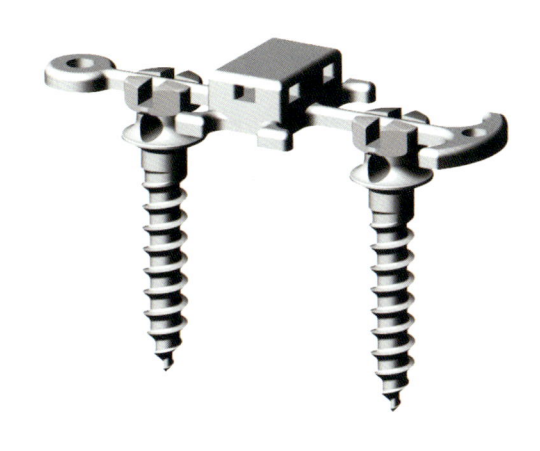

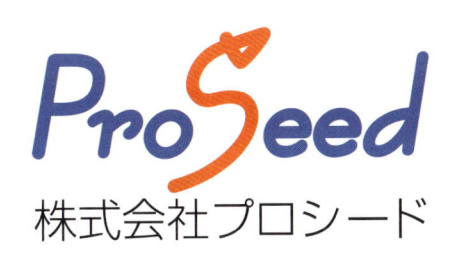

株式会社プロシード

株式会社プロシード

〒150-0002　東京都渋谷区渋谷2-10-13 東信青山ビル3階・4階
TEL：03-5468-1666
FAX：03-5468-1650
URL：https://www.proseedcorp.com/

製品特徴と仕様

ビートルは上顎口蓋正中の固定源に装着する歯列矯正用アタッチメントである．ビートルのバーは0.022インチのスロットに固定できるように設定されており，固定源に接続することができるように設計されている．歯科矯正用アンカースクリューを口蓋正中の固定源として使用する場合，当社の取り扱い製品の中では，デュアル・トップ　オートスクリューⅢのG1，G2，JDタイプに接続が可能となっている（*図1*）．

エラスティックチェーンなどを本体のフック部やエッジ部に直接かけて歯列を牽引できる他，ワイヤー技工物をビートル本体のあるワイヤーホールや加工用ホールに接続することで，口蓋正中を中心としたハブステーションとしてあらゆる方向への牽引を可能にしている（*図2, 3*）．材質は生体親和性に優れた純チタンで製造されている．

サイズバリエーション

ビートルは4種類のサイズが異なるタイプがある．これは患者の口蓋の深さ，近遠心の距離により使い分けができるようになっている（*図4*）．

臨床使用例

ビートルはリンガル矯正治療だけでなく，ラビアル矯正治療においても使用することができる．*図5, 6*に臨床使用例を提示する．

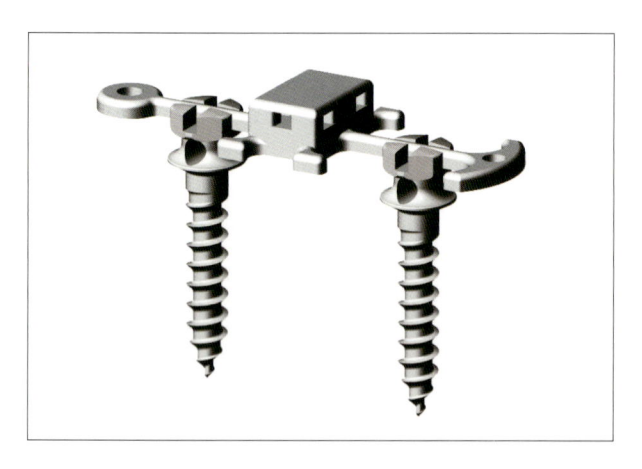

図1　ビートル（G2　スクリュー接続イメージ）．

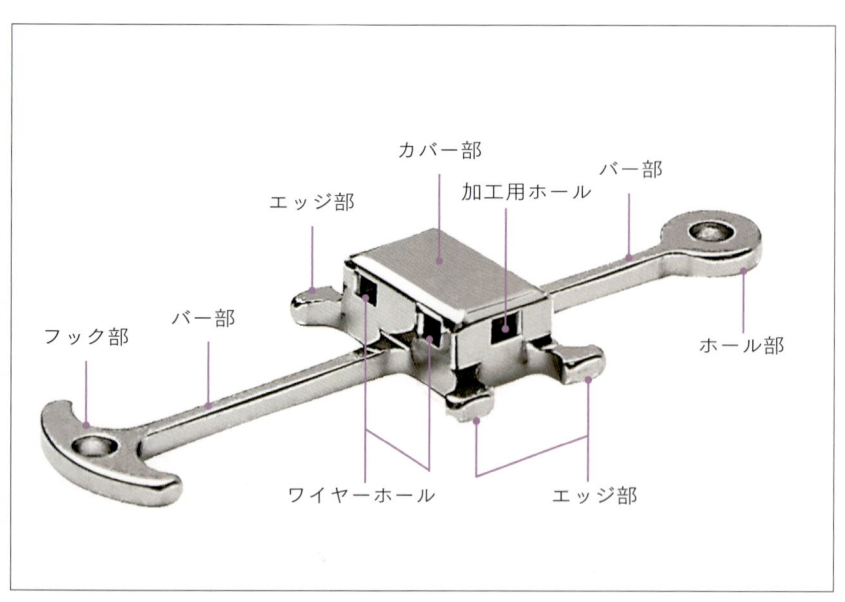

図2　ビートル全体図．

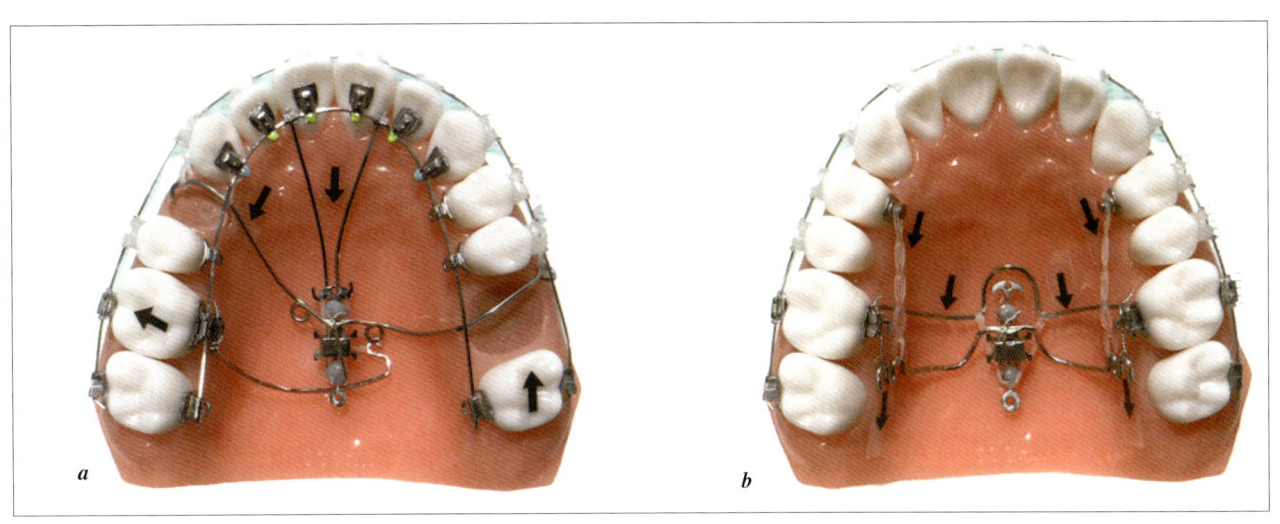

図3a, b　ビートル使用例．ビートルはさまざまな矯正力を同時に付与できる．

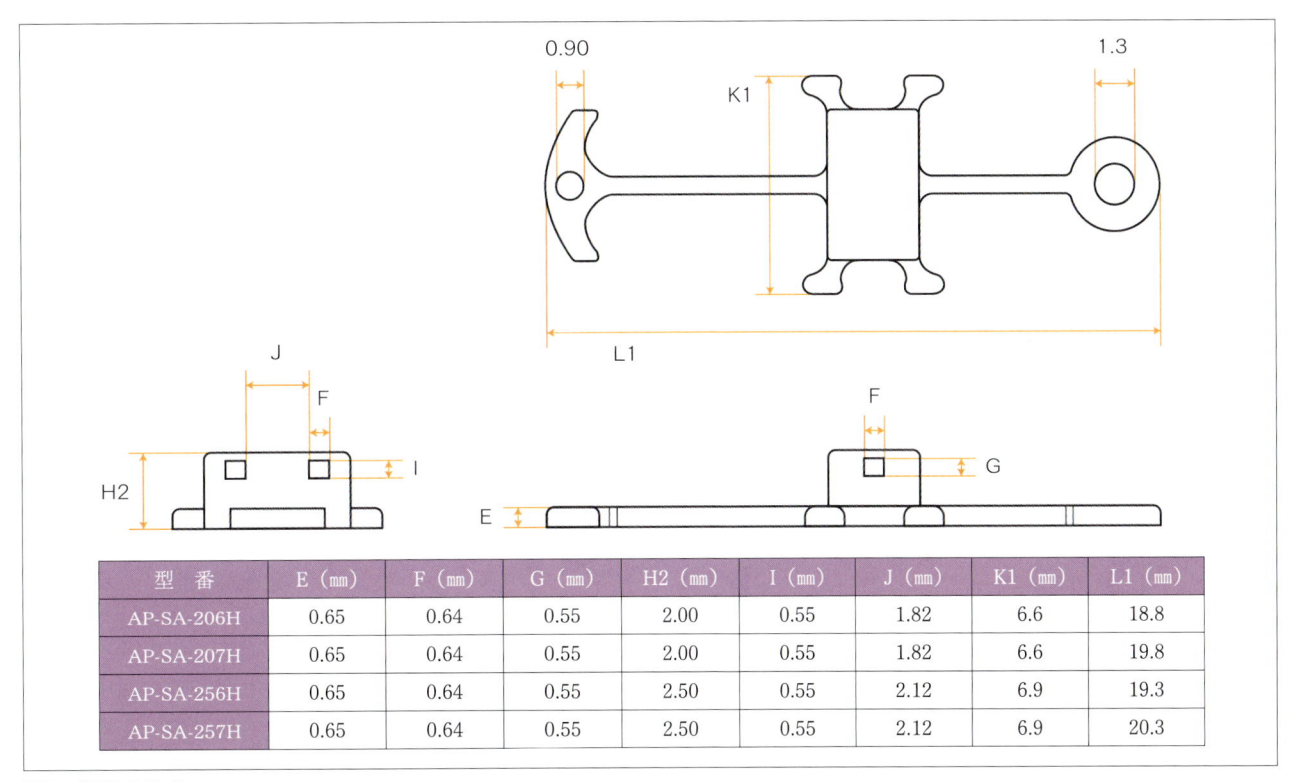

型　番	E（mm）	F（mm）	G（mm）	H2（mm）	I（mm）	J（mm）	K1（mm）	L1（mm）
AP-SA-206H	0.65	0.64	0.55	2.00	0.55	1.82	6.6	18.8
AP-SA-207H	0.65	0.64	0.55	2.00	0.55	1.82	6.6	19.8
AP-SA-256H	0.65	0.64	0.55	2.50	0.55	2.12	6.9	19.3
AP-SA-257H	0.65	0.64	0.55	2.50	0.55	2.12	6.9	20.3

図4　製品寸法表．

使用方法

　紙幅の都合上，ビートルの使用方法に関しては，製品ビデオを文末の二次元コードを読み取り，ご覧いただきたい（二次元コードは予告なく終了または変更/削除する場合がある．詳しくは直接プロシード社にお問い合わせいただきたい）．

二次元コード：デュアル・トップ　オートスクリューシリーズ．製品カタログ・ビデオライブラリー．

【販売名：承認・認証・届出番号】
ビートル：231AKBZX00022000
デュアル・トップ　オートスクリューⅢ：22400BZX00302000
デュアル・トップオートスクリューⅢ　印象採得用器材：13B1X00199JE0005

臨床ケース1

前歯部叢生の抜歯症例にて大臼歯のアンカーロスが許されないリンガルのケース

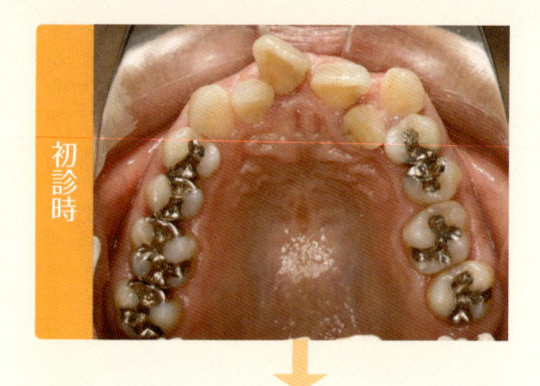
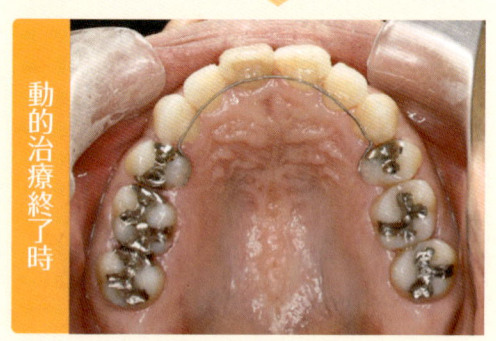

初診時 → 動的治療終了時

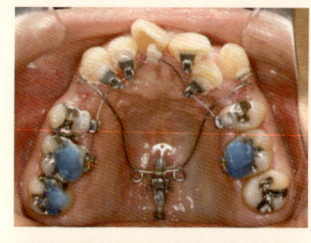

治療経過1

第一小臼歯抜歯後前歯部のレベリングと同時にエクステンションアームを用いて犬歯の遠心移動を行っている。

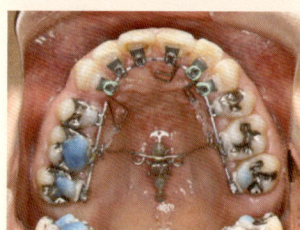

治療経過2

エクステンションアームから牽引されたループを牽引し前歯部のリトラクションを行っている。

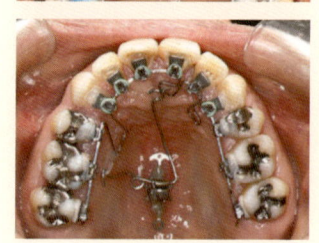

治療経過3

治療後半でエクステンションアームのデザインを変更し右側の空隙閉鎖と同時に正中補正を行っている。

図5　前歯部叢生の抜歯症例にて大臼歯のアンカーロスが許されないリンガルのケース（五橋デンタルクリニックの佐藤廉也先生より画像資料提供）.

臨床ケース2

上顎前突の抜歯症例にて大臼歯のアンカーロスが許されないラビアルのケース

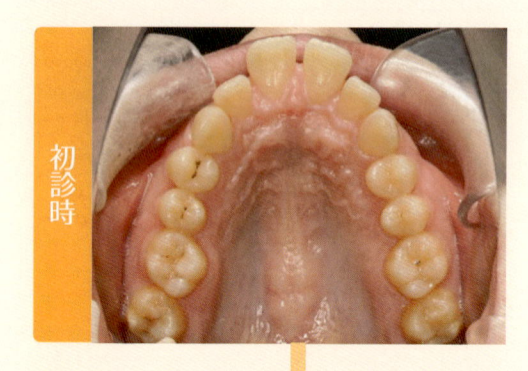
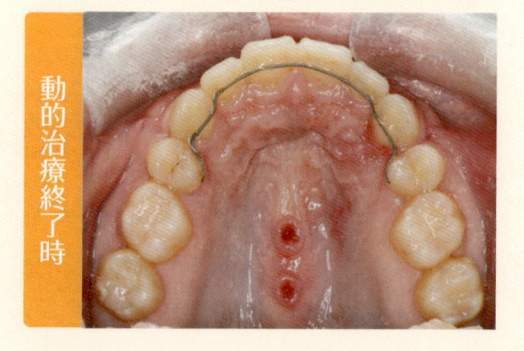

初診時 → 動的治療終了時

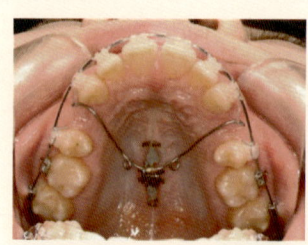
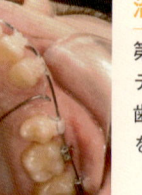

治療経過1

第一小臼歯抜歯後、エクステンションアームを用いて前歯部のレベリングと遠心移動を行っている。

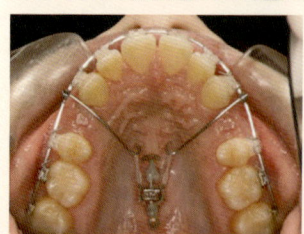

治療経過2

頬側のアーチワイヤーからパワーアームをビートルに延長し前歯部のリトラクションを行っている。

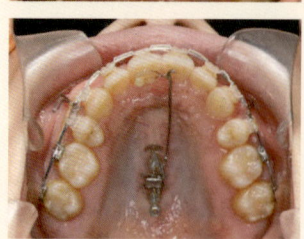

治療経過3

治療後半でエクステンションアームを変更し正中補正を行っている。

図6　上顎前突の抜歯症例にて大臼歯のアンカーロスが許されないラビアルのケース（五橋デンタルクリニックの佐藤廉也先生より画像資料提供）.

リンガルブラケット矯正における過蓋咬合治療のフォースシステム

佐藤廉也

宮城県開業　五橋デンタルクリニック
連絡先：〒980-0022　宮城県仙台市青葉区五橋2-11-1　ショーケー本館ビル1F

The ForceSystem For Deepbite Correction in Lingual Orthodontics

Renya Sato

はじめに

　昨今，審美的要求によりインビジブルな矯正装置が注目を浴びている．しかし，マウスピース型矯正装置はそのバイオメカニクス上ルートコントロールが難しい[1]．一方，リンガルマルチブラケット矯正装置の場合，トルクコントロールが可能であり，さらに歯科矯正用アンカースクリューを併用することで，過蓋咬合の前歯部のコントロールを予知的に行うことができる．

　2年前，筆者は『臨床家のための矯正 YEARBOOK 2022』[2]に執筆した際，大臼歯のアンカーロスが許されないケースにてリンガルブラケット矯正特有のバーティカルボーイングエフェクトへの対処法を紹介したが，今回は過蓋咬合でのフォースシステムについて，ビートルを用いた Palatal Anchor Base System を臨床応用したハーフリンガル症例で解説したい．

症例

患者：25歳2か月，女性
主訴：$\underline{1|1}$ が長い，口元の突出感が気になるということであった．
顔貌所見(図1)：正貌は oval type，側貌は convex type で，E-ラインよりも口唇突出が認められた．また Inter labial gap(リラックスした口元での口唇離開

量)は約5mm で口唇閉鎖時にオトガイ筋の緊張が認められた．下顎はわずかに左方偏位していた．
口腔内所見(図2)：上顎に軽度，下顎に重度の負のA.L.D. があり，上下顎歯列正中は顔面正中に対して上顎は右方偏位0.5mm，下顎は右方偏位2.0mmであった．犬歯関係はともにII級で，臼歯関係は左側がII級，右側はIII級であった．歯列模型から下顎前歯の深い咬み込みがみられた(図3)．

セファログラム所見：図4にセファログラム(Lat. PA)を示す．線・角度分析図(図5)と CDS 分析(図6)[3]の結果，上顎骨は大きさが標準，位置はやや前方位，下顎骨は大きさが標準，位置が後方位の Skeletal class II であった．また，下顎角は小さいが下顎下縁平面は標準であり，垂直的には Average face type と判断した．歯系では著しい上顎切歯の前下方への挺出が認められた．PA において下顎の軽度左方偏位が認められた(図4)．

パノラマエックス線写真所見(図7)：下顎右側大臼歯の近心傾斜が認められ，$\overline{8|}$ は水平埋伏であった．下顎頭の前面にフラットニングが認められたが，自覚症状はとくになかった．

顎機能所見：最大開口量は48mm で開口障害はなかった．前方ガイドは $\frac{1|1}{1|1}$，左方ガイドは $\frac{3\,4}{3\,4}$，右方ガイドは $\frac{4\,3}{4\,3}$ で，顎運動異常も認められなかった．
問題点リストと改善方針：図8に問題点リストを示す．前後的な骨格系の不調和はさほど大きくなかったため，歯列矯正によるカムフラージュ治療により軟組織系の問題を改善することとした．歯系の問題

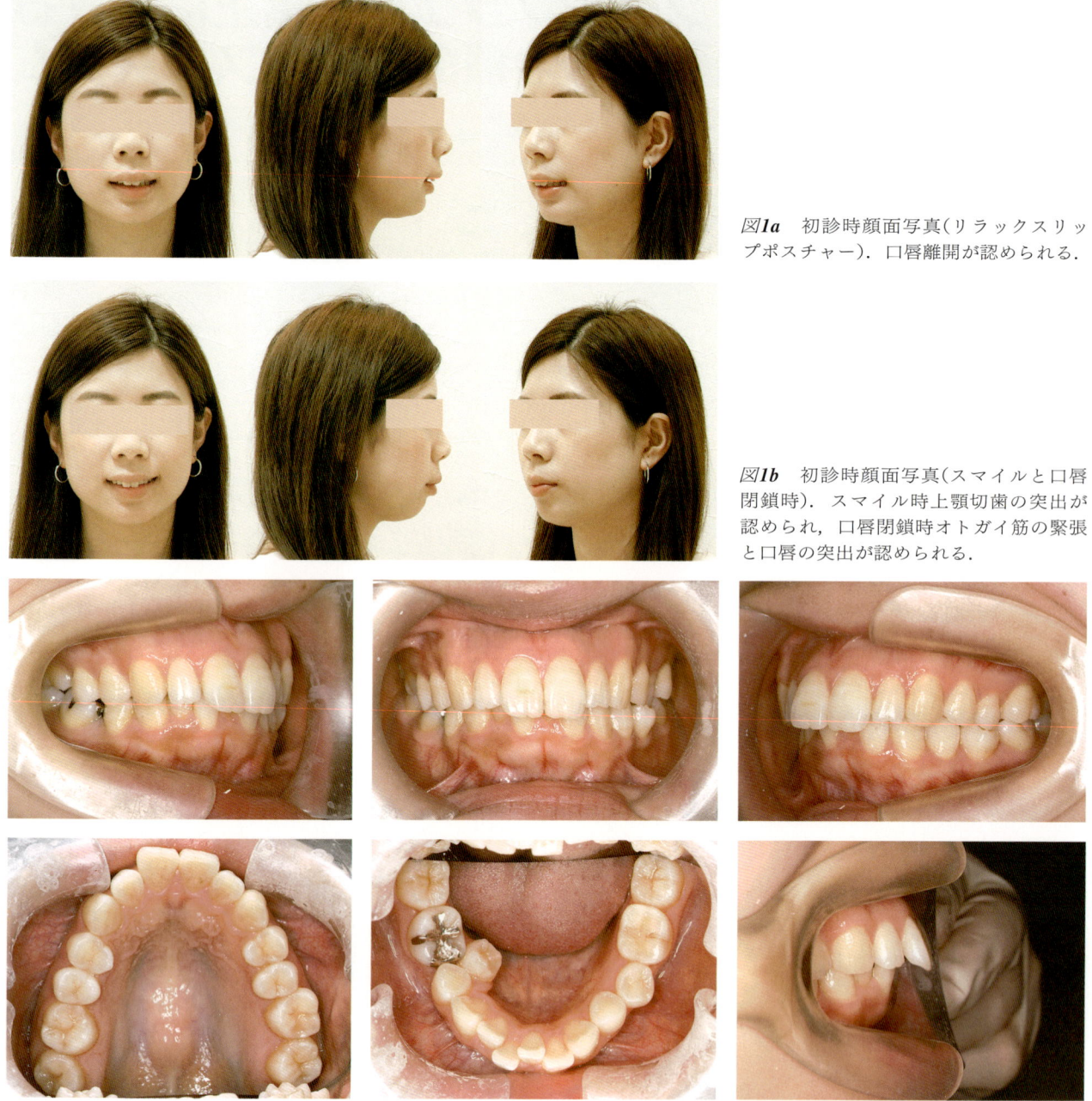

図1a　初診時顔面写真（リラックスリップポスチャー）．口唇離開が認められる．

図1b　初診時顔面写真（スマイルと口唇閉鎖時）．スマイル時上顎切歯の突出が認められ，口唇閉鎖時オトガイ筋の緊張と口唇の突出が認められる．

図2　初診時口腔内写真．上顎切歯の唇側傾斜ならびに過大な overjet と overbite が認められる．$\overline{5}$ は舌側転位し，下顎歯列正中が右方偏位している．

点に対して上顎切歯の唇側傾斜と重度叢生は $\overline{4|4}$ 抜歯による前歯の舌側移動で改善し，下顎は $\overline{5|4}$ 抜歯を行うことで，前歯部の叢生改善と正中補正を行うこととした．

治療ゴールと治療計画：具体的な治療目標と治療計画を図9,10に示す．上顎中切歯は切縁レベルで10mm，下顎中切歯は切縁レベルで 8 mm の舌側移動を予定し，矯正装置は上顎にリンガルマルチブラケット，下顎にラビアルマルチブラケットを採用することとした．また，上顎はマキシマムアンカレッジであったため，ビートルを用いた PABS を用いることとした．下顎は両側臼歯歯間に歯科矯正用アンカースクリューを埋入することとした．

治療経過：図11～16に治療経過を示す．内容の説明は写真の図説の通りである．

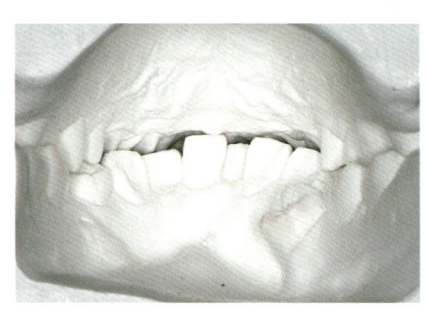
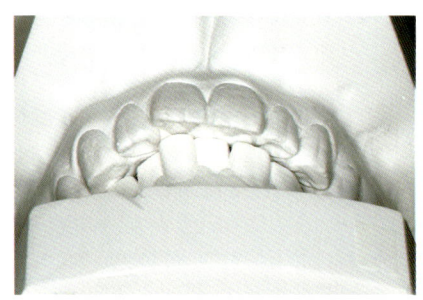

図3　初診時歯列模型．下顎切歯は上顎切歯の基底結節よりも後方で歯肉に接触している．

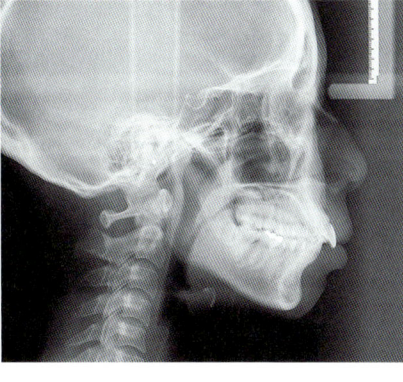
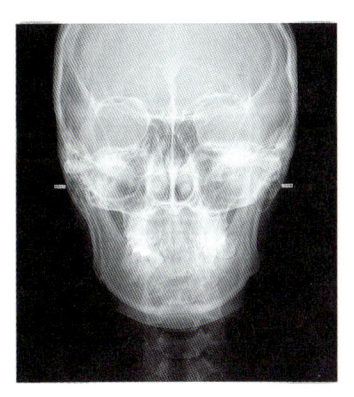

図4　初診時セファログラム．PA で下顎のわずかな左方偏位が認められた．また Lat. をもとに分析した角度分析・線分析と CDS の結果を図5,6に示す．

Stage : adult

Title	Mean	SD	Case
Facial angle	84.8	3.1	84.4
Convexity	7.6	5.0	15.3
A-B plane	-4.8	3.5	-10.2
Y-axis	65.4	5.6	65.5
FH to SN	6.2	5.6	6.6
∠SNA	82.3	3.5	85.2
∠SNB	78.9	3.5	77.9
∠ANB	3.4	1.8	7.3
N-Pog to SN	77.0	3.6	77.8
Nasal floor to SN	7.8	3.5	7.9
Nasal floor to FH	1.7	2.6	1.3
Mandibular pl. to SN	40.2	4.6	33.8
Mandibular pl. to FH	28.8	5.2	27.2
Ramus pl. to SN	89.0	5.2	99.1
Ramus pl. to FH	83.0	4.4	92.5
Gonial angle	131.0	5.6	114.8
U1 to SN	104.5	5.6	107.2
U1 to FH	111.1	5.5	113.8
L1 to mandibular pl.	96.3	5.8	102.0
Interincisal angle	124.1	7.6	116.9
Occlusal pl. to SN	20.2	3.5	17.6
Occlusal pl. to FH	11.4	5.0	11.0

Standard by Sakamoto, Miura, Iizuka, Yamanouchi et al.

a

Stage : 19y7m

Title	Mean	SD	Case
N-S	68.4	2.4	67.9
N-ANS	55.3	2.7	56.3
ANS-Me	72.2	3.7	74.0
N-Me	125.4	4.6	125.1
S'-Ptm'	19.1	2.9	19.2
A'-Ptm'	48.3	2.5	51.4
Ptm'-Ms	19.2	2.8	26.3
A'-Ms	26.9	2.5	25.1
Is-Is'	31.9	2.0	34.7
Mo-Ms	24.2	1.9	27.2
Is-Mo	33.6	2.3	34.3
Gri-Cd	119.3	4.4	112.9
Pog'-Go	77.2	3.8	77.1
Cd-Go	62.4	4.9	59.7
Ii-Ii'	44.5	1.5	45.2
Mo-Mi	33.8	2.2	35.8
Ii-Mo	30.4	2.2	27.7

Standard by Sakamoto, Miura, Iizuka & Yamanouchi et al.

b

図5a, b　角度分析(a)，線分析(b)の計測値．

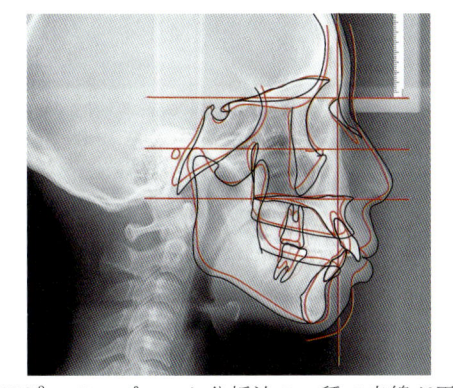

図6　CDS[3]．テンプレート分析法の一種で赤線が平均顔面頭蓋図形で黒線が患者のトレース線である．

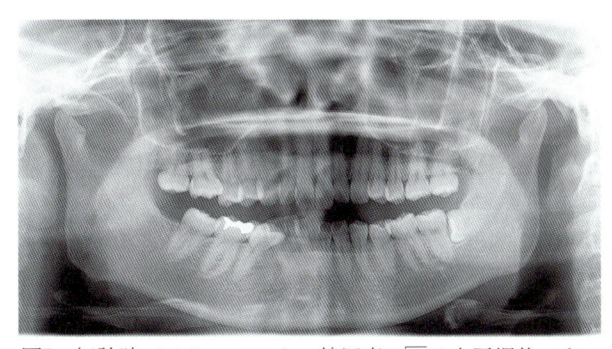

図7　初診時パノラマエックス線写真．┃8 は水平埋伏であった．下顎頭の前面にフラットニングが認められた．

治療結果・考察

　図17は矯正装置除去後の口腔内写真である．動的治療期間は33か月であった．図18に動的治療終了時顔面写真を示す．オトガイ筋の緊張はなくなり，良好なプロファイルとなった．図19に動的治療終了時セファログラム，初診時とのセファロトレース重ね合わせを示す．上顎前歯の舌側移動量は切歯レベルで10mm となり，当初予定していた移動量を達成

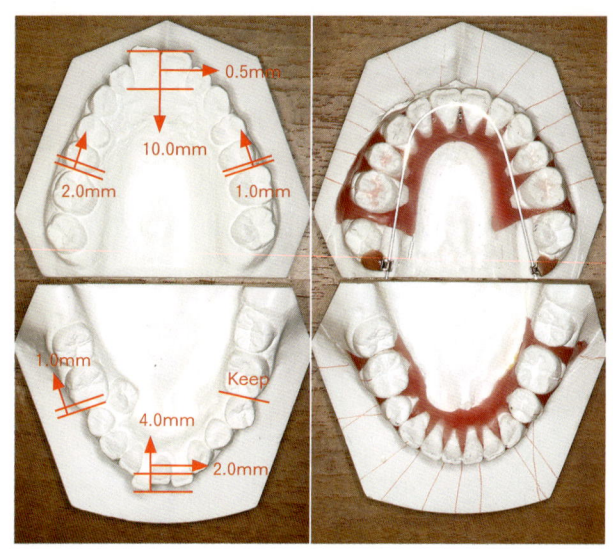

問題点リスト

軟組織：上下口唇の突出，口唇閉鎖不全
骨格系：下顎骨の位置が後方位の Skeletal Cl Ⅱ
　　　　Average face type
　　　　下顎の軽度左方偏位
歯系　：上顎の中等度の負の A.L.D.，下顎の重度
　　　　の負の A.L.D.
　　　　顔面正中に対する上下顎歯列の偏位
　　　　上顎切歯の前下方向位
　　　　下顎左側水平埋伏智歯
機能系：特記事項なし

図8　問題点リスト．矯正診断要約ということになる．

図9　治療ゴール．水平面上での治療ゴールを示している．第二大臼歯は臼歯のスリップ量とアンカー必要量を知るために固定している．

治療計画

①4|4 抜歯，口蓋アンカースクリュー埋入
②ビートル装着，アンカーシステム調整，|3 遠心移動開始
③7 6 4 3|3 5 6 7 DBS，レベリング開始
④6 4|5 6 間頬側に歯科矯正用アンカースクリュー埋入，
　　右側臼歯と|3 遠心移動開始
⑤上顎リンガル IDBS，レベリング
⑥2+2 DBS，レベリング
⑦3+3 エンマスリトラクション
⑧装置除去ならびに保定開始

図10　治療計画は記載の通りである．

した．また，圧下量は根尖レベルで 6 mm 達成し，上顎前歯の前下方突出と過蓋咬合の十分な改善がなされた．その一方，とくに意図したわけではないが，上顎全体の圧下が起こったため，下顎がカウンタークロックワイズローテーションし，骨格性Ⅱ級の改善もなされた．動的治療終了後パノラマエックス線写真にて歯根のパラレリングは良好であり，歯根吸収もみられなかった(図20)．

考察

リンガルブラケット矯正はインターブラケットディスタンスが小さく，また視野が狭いため，ルー

プテクニックは操作が煩雑で難易度が高い．

筆者はスライディングメカニクスを用いたほうが治療をシンプルに行えると考える．その際，3+3 のリトラクションはエンマスで行われるが，歯体移動やコントロールティッピングさせながらエンマスリトラクションを行うため，図21に示すように，3+3 の抵抗中心を設定し，ロングレバーアームの長さとアンカースクリューの位置で目的の牽引ベクトルを発生させ，トルクコントロールを行うことが考案されている[4]．

しかし，実際には抵抗中心を予想して牽引を行っても歯の移動動態が思ったものとならないことが多い[5]．

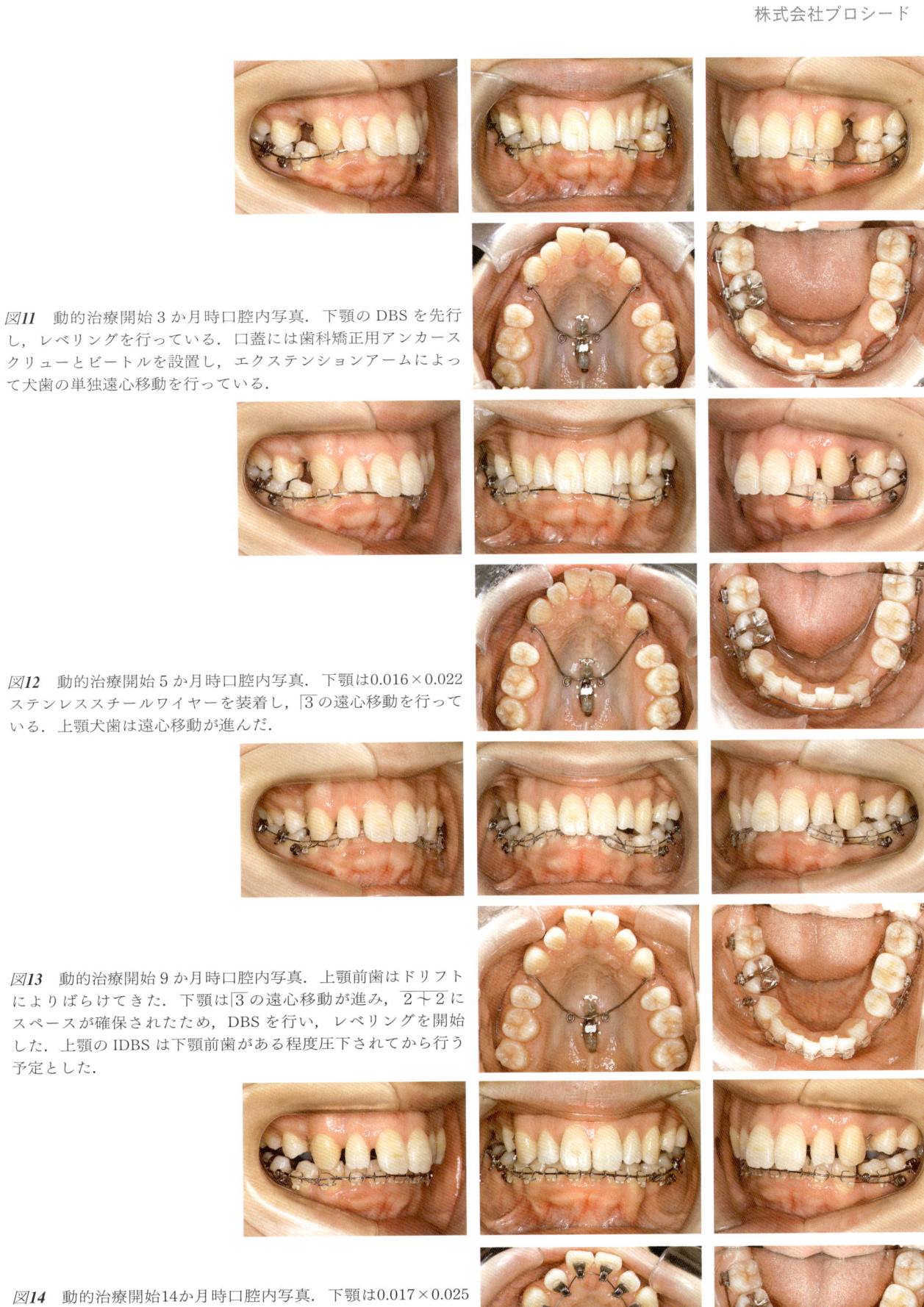

図11　動的治療開始3か月時口腔内写真．下顎のDBSを先行し，レベリングを行っている．口蓋には歯科矯正用アンカースクリューとビートルを設置し，エクステンションアームによって犬歯の単独遠心移動を行っている．

図12　動的治療開始5か月時口腔内写真．下顎は0.016×0.022ステンレススチールワイヤーを装着し，3の遠心移動を行っている．上顎犬歯は遠心移動が進んだ．

図13　動的治療開始9か月時口腔内写真．上顎前歯はドリフトによりばらけてきた．下顎は3の遠心移動が進み，2+2にスペースが確保されたため，DBSを行い，レベリングを開始した．上顎のIDBSは下顎前歯がある程度圧下されてから行う予定とした．

図14　動的治療開始14か月時口腔内写真．下顎は0.017×0.025ステンレススチールワイヤーを装着し，圧下とスピー湾曲の除去を行った．ここで上顎にリンガルブラケットをIDBSし，レベリングを開始した．この際，上顎前歯舌側のブラケットの破損を防ぐため，臼歯部にウルトラバンドロック（バイオデント）を築盛し，暫間的に咬合挙上を行った．

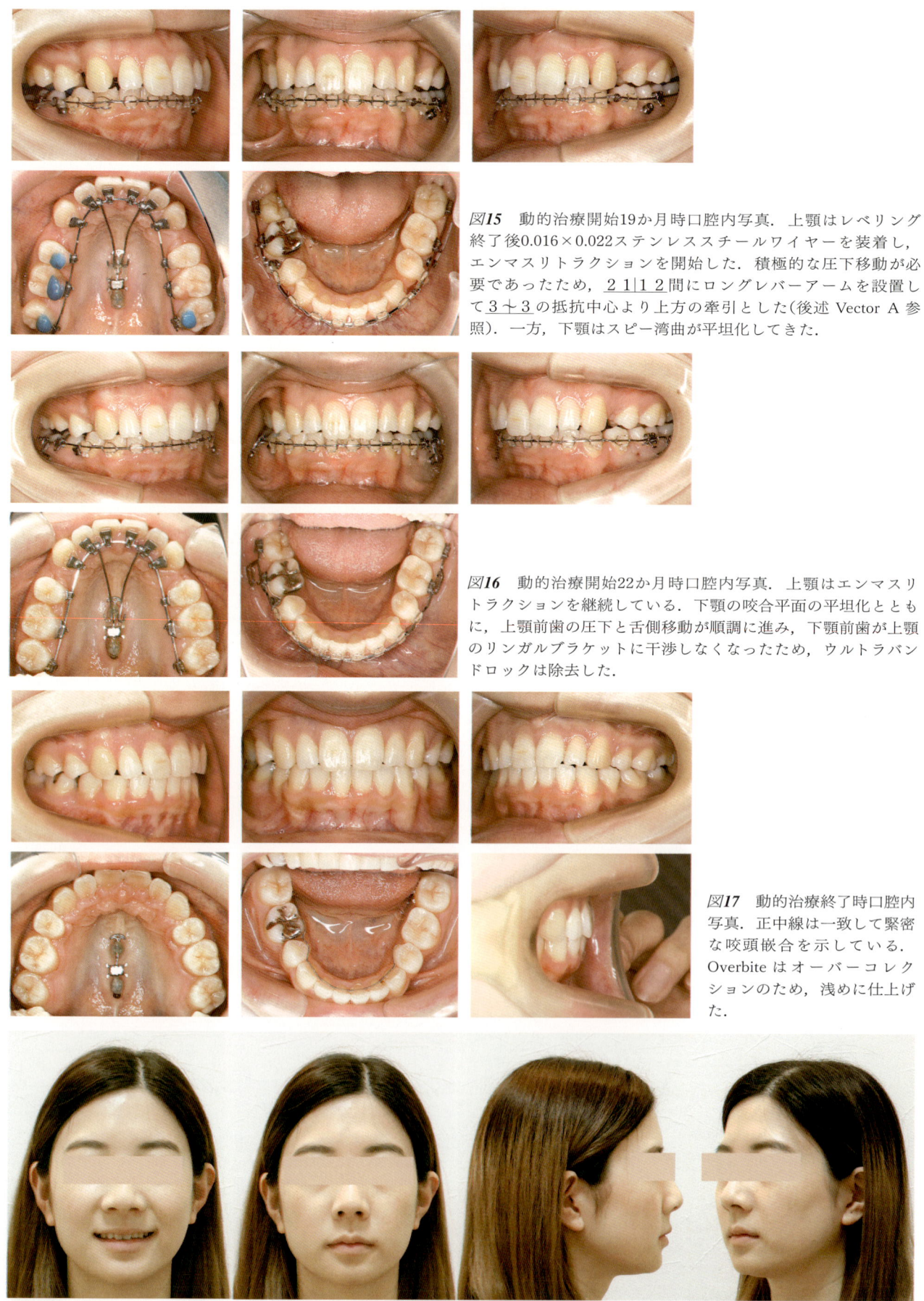

図15　動的治療開始19か月時口腔内写真．上顎はレベリング終了後0.016×0.022ステンレススチールワイヤーを装着し，エンマスリトラクションを開始した．積極的な圧下移動が必要であったため，2 1|1 2 間にロングレバーアームを設置して 3＋3 の抵抗中心より上方の牽引とした(後述 Vector A 参照)．一方，下顎はスピー湾曲が平坦化してきた．

図16　動的治療開始22か月時口腔内写真．上顎はエンマスリトラクションを継続している．下顎の咬合平面の平坦化とともに，上顎前歯の圧下と舌側移動が順調に進み，下顎前歯が上顎のリンガルブラケットに干渉しなくなったため，ウルトラバンドロックは除去した．

図17　動的治療終了時口腔内写真．正中線は一致して緊密な咬頭嵌合を示している．Overbite はオーバーコレクションのため，浅めに仕上げた．

図18　動的治療終了時顔面写真．E-ラインよりも上下口唇は後方に位置し，口元の突出感は解消した．上下顎歯列正中線も顔面正中に一致した．

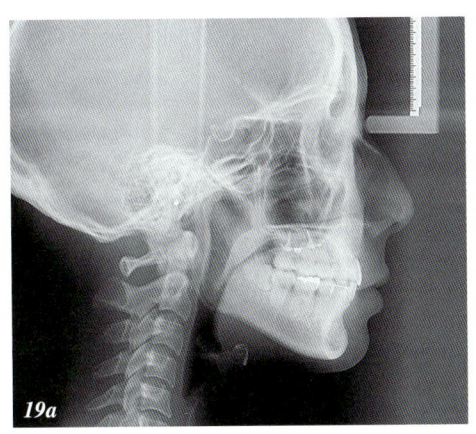

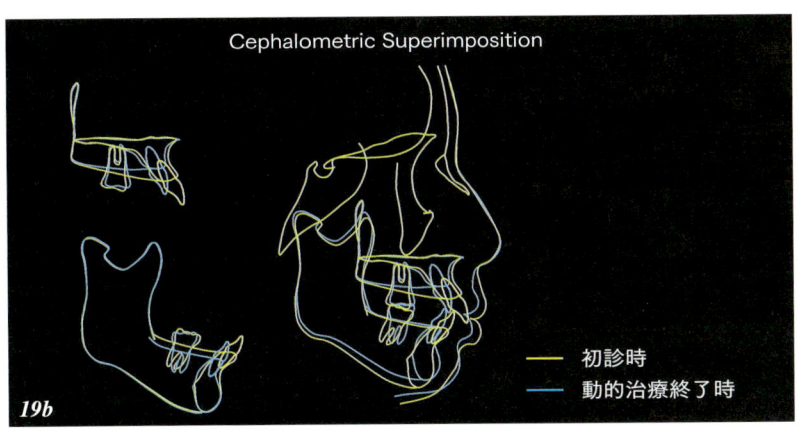

図19a, b　動的治療終了時セファログラム（a）と初診時と動的治療終了時のセファロトレース重ね合わせ（b）．初診時咬合平面を基準として切縁レベルで10mmの舌側移動を，根尖レベルで6mmの圧下移動を達成した．

図20　動的治療終了後1年時パノラマエックス線写真．歯根のパラレリングは良好で歯根吸収も見られなかった．

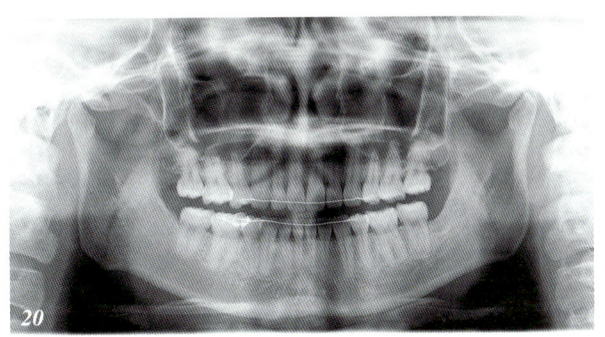

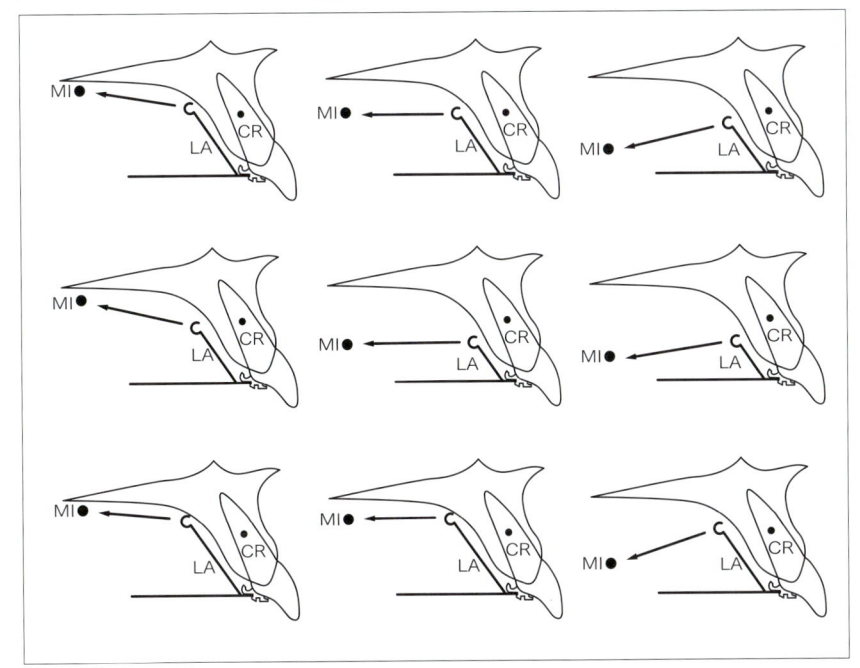

図21　シングルトラクションシステム．抵抗中心を設定し，レバーアームの長さと歯科矯正用アンカースクリューの埋入位置でエンマスリトラクションを試みる手法（参考文献4，Fig 2より引用改変）．

図22　ダブルトラクションシステム．仮想の抵抗中心を設定し，それの上方と下方を通る牽引ベクトルでエンマスリトラクションを行う手法．この場合，Vector A が抵抗中心よりも上方の牽引ベクトルで，Vector B が抵抗中心よりも下方の牽引ベクトルとなる．ロングレバーアームは 2 1|1 2 間に設定することで，前歯によりトルクが掛かりやすくなり，5 3|3 5 間のワイヤー変形を防ぎ，臼歯でのスライディングを容易にすることができる．

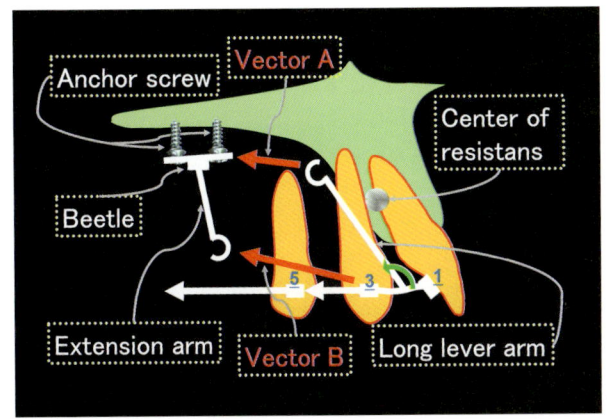

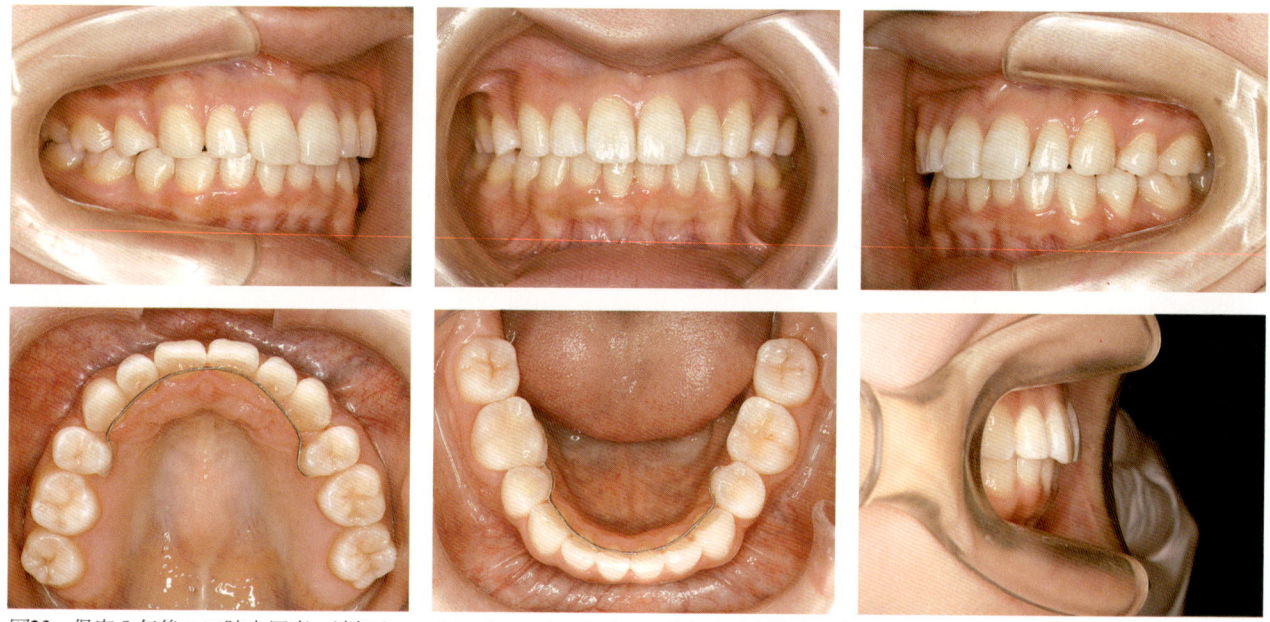

図23　保定2年後の口腔内写真．適切な overbite と overjet を示し，良好な咬頭嵌合が保たれている．

そこで，筆者はダブルトラクションという概念を提唱し前歯部の予知的な移動を行っている[6~9]．これは*図22*に示すように「抵抗中心は同定できない」という考えのもと，仮想の抵抗中心を設定し，その上下を通る2つのベクトルに強弱をつけ抵抗中心に力が及ぶよう調節するフォースシステムである．

本症例の場合，*図22*の Vector B は治療初期の犬歯のリトラクション時に活用したが，エンマスリトラクションでは Vector A を主とするフォースシステムで治療を行うこととなった．これは上顎前歯を積極的に圧下しながら舌側移動を行わなくてはならない過蓋咬合の治療の特徴と言える．もし圧下が過剰に行われ，overbite が浅くなり過ぎた場合は，

Vector B を加えて修正すればいい．また，スライディングメカニクスではアーチワイヤーとブラケットの間に生じる摩擦抵抗によるバインディングやノッチングという問題があるが，この場合でもロングレバーアームの設置位置を 2 1|1 2 間に設定しているので，臼歯でのワイヤー変形が起こらないため，スライディングしやすい．

*図23*に保定2年後の口腔内写真を示す．セファロの重ね合わせの結果，上顎切歯の挺出がみられ overbite がやや大きくなったが（紙面上の都合で割愛した），良好な咬頭嵌合が保たれている．今後も経過を追っていきたい．

参考文献

1．Upadhyay M, Arqub SA. Biomechanics of clear aligners: hidden truths & first principles. J World Fed Orthod. 2022 Feb；11（1）：12-21.

2．佐藤廉也．成人の叢生症例を歯科矯正用アタッチメント「ビートル」とハーフリンガルテクニックを用いて治療した一例．In：クインテッセンス出版（編）．臨床家のための矯正YEARBOOK2022．東京：クインテッセンス出版，2022，159-68.

3．菅原準二，曽矢猛美，川村仁，金森吉成．平均顔面頭蓋図形（CDS）を利用した顎顔面頭蓋の形態分析 顎矯正外科症例への適用．日矯歯誌．1988；47（2）：394-408.

4．Hong RK, Heo JM, Ha YK. Lever-arm and mini-implant system for anterior torque control during retraction in lingual orthodontic treatment. Angle Orthod. 2005 Jan；75（1）：129-41.

5．河村純，玉谷直彦．舌側矯正におけるスライディングメカニクスによる前歯舌側傾斜のメカニズム．有限要素法による検討．日舌側矯歯会誌．2020；30：5-13.

6．佐藤廉也．ビートルの臨床-1．歯科矯正用アタッチメント「ビートル」について．概説．矯臨ジャーナル．2021；37（1）：35-9.

7．佐藤廉也．ビートルの臨床-7．成人の口唇突出，口唇閉鎖不全の矯正治療（1）-治療ゴールを達成するための確実なアンカーコントロールについて．矯臨ジャーナル．2023；39(11)：11-28.

8．佐藤廉也．ビートルの臨床-8．成人の口唇突出，口唇閉鎖不全の矯正治療（2）-ダブルトラクションに至った経緯．矯臨ジャーナル．2023；40（1）：11-30.

9．佐藤廉也．ビートルの臨床-9．成人の口唇突出，口唇閉鎖不全の矯正治療（3）-大臼歯のアンカレッジに囚われないスライディングでのエンマスリトラクション．矯臨ジャーナル．2024；40（3）：39-69.

特別企画

CONTENTS

気道に配慮した外科的矯正治療

小林正治

新潟大学名誉教授
連絡先：〒951-8514　新潟県新潟市中央区学校町通2-5274

Surgical Orthodontic Treatment with Consideration for The Airway

Tadaharu Kobayashi

はじめに

　顎変形症に対する外科的矯正治療においては，良好な咬合の獲得と顎顔面形態の改善とともに，顎口腔機能の回復が主たる目的となるが，近年，顎変形症と閉塞型睡眠時無呼吸症(Obstructive Sleep Apnea：OSA)との関連性が注目されている．

　OSA は，睡眠中に咽頭気道が頻回に狭窄もしくは閉塞する疾患(図1)で，大きないびきや睡眠時の無呼吸，過度の日中傾眠などの症状を呈し，日本では男性の5％前後，女性の2〜3％前後の有病率とされている[1]．また，本疾患では脳・心疾患の罹患率が高くなり，日中の眠気から交通事故を引き起こす率が有意に高いなど，患者のクオリティ・オブ・ライフを低下させるとともに社会的・産業医学的にも大きな問題となっている．その発症には肥満とともに上下顎骨の後方位や小顎などの顎顔面形態が関与している[2]ことから，気道に配慮した外科的矯正治療によって，OSA の治療や発症予防が期待できる．

閉塞型睡眠時無呼吸症とその治療

　OSA の診断には終夜睡眠ポリソムノグラフィ検査が行われ，その結果から10秒以上の口および鼻での気流の停止を無呼吸(Apnea)，4％の動脈血酸素飽和度の低下をともなう換気量の減少を低換気(Hypopnea)として，1時間当たりの Apnea と Hypopnea の回数である Apnea Hypopnea Index (AHI) が算出される．2014年に発刊された睡眠障害国際分類第3版(ICSD-3)における成人 OSA の診断基準は，眠気等の症状や高血圧等の合併症があり，AHI が5回/時以上の閉塞性優位な呼吸事象を認める場合，もしくは自覚症状や合併症を認めなくても，AHI が15回/時以上の閉塞性優位な呼吸事象を認める場合に OSA と診断することとしている．

　一般的に，健常人に比較して OSA 患者では解剖学的咽頭気道が狭い．OSA 最大の危険因子である肥満では，咽頭周囲への脂肪組織の沈着により咽頭気道径が狭くなることから，肥満度の指標である Body Mass Index(BMI)や首周囲径の増加とともに OSA の有病率が増加する[2]．また，上顎骨ならびに下顎骨が小さく後方位にあると咽頭気道が狭くなり，OSA の有病率が増加する[2]．とくに，日本人を含む極東アジア人では，欧米人などに比較して頭蓋の前後径が短い短頭型を呈することが多いことから(図2)，上顎骨と下顎骨も奥行きがなく，軽度の肥満や小下顎でも咽頭気道が狭くなり OSA になりやすいことが指摘されている[3,4]．

　現在の OSA に対する治療は，経鼻的持続陽圧呼吸装置(nasal CPAP)療法や口腔内装置(oral appliance)などの保存療法が主流となっているが，これらの治療は対症療法であり，継続率があまり高くないなどの問題点が指摘されている．

　一方，欧米では本疾患の外科的治療として上下顎骨前方移動術により咽頭気道を拡大する手術が行わ

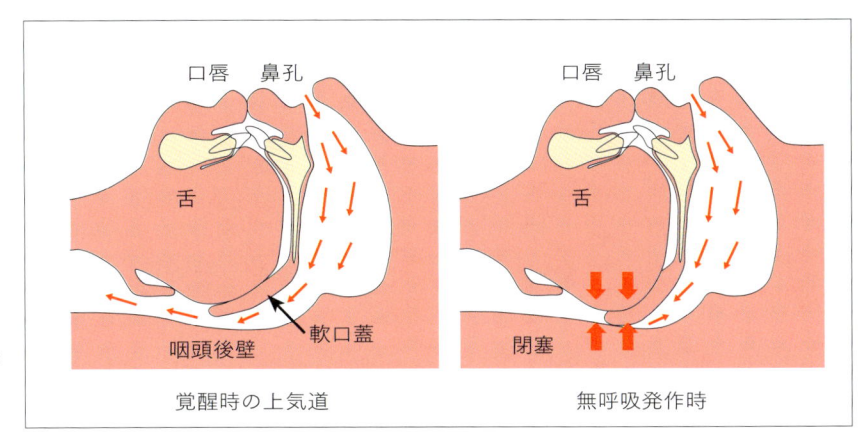

図1　閉塞型睡眠時無呼吸症の病態．睡眠中に軟口蓋や舌根部が後方位となり，咽頭気道が頻回に狭窄もしくは閉塞する．

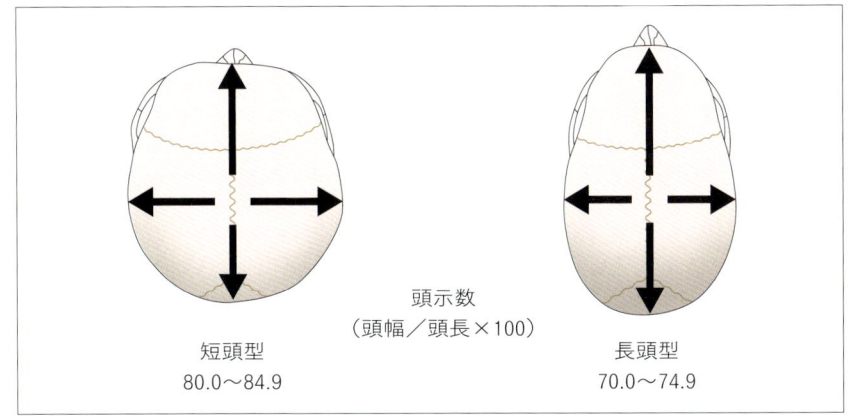

図2　頭示数による頭蓋形態の分類．頭蓋の前後径（頭長）に対する左右径（頭幅）の百分比を頭示数といい，頭蓋形態の分類に用いられる．

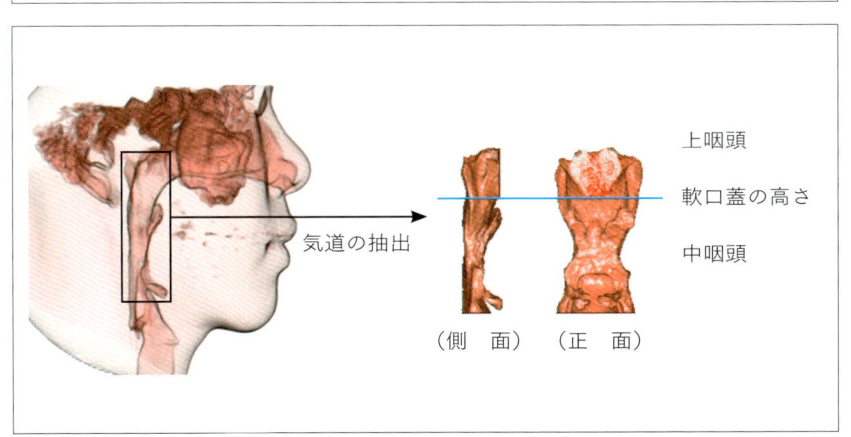

図3　3D-CT画像による咽頭気道形態の立体的評価．鼻咽頭上縁から喉頭蓋基部までを咽頭気道とした．

れているが，短頭型の極東アジア人では上下顎前突様の顔貌になりやすいことから，その適用が限られている．

睡眠時無呼吸症患者に対する改良型上下顎前方移動術

　上下顎骨の後方位や小顎により咽頭気道が狭くなっているOSA患者に対しては，上下顎前方移動術を組み入れた外科的矯正治療が有効である．咽頭気道形態の評価には，従来から側面頭部X線規格写真が用いられてきたが，立体的に評価するには3D-CT画像が有用である（図3）．上顎骨を前方へ移動すると口蓋咽頭筋などの硬口蓋後縁にある口蓋腱膜に付着する筋の作用で咽頭気道が前方に拡大され，下顎骨を前方移動するとオトガイ部に付着する舌骨上筋群の作用により舌骨が前方に牽引されて咽頭気道が左右方向に拡大されることが報告されている[5]．また，咽頭気道を確実に拡大させるためには，上下顎骨を10mm以上前方に移動させることが推奨されている[6]．

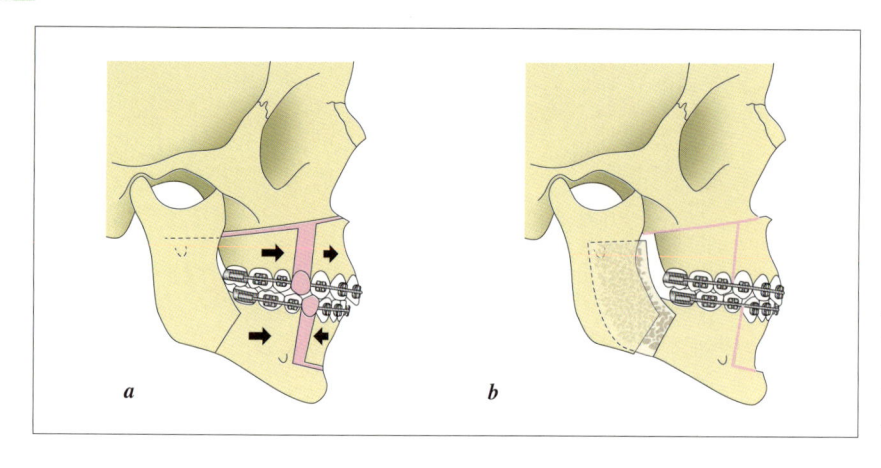

図4a, b　改良型上下顎前方移動術. **a**：小臼歯抜歯併用多分割 Le Fort I 型骨切り術，下顎前歯部歯槽骨切り術ならびに両側下顎枝矢状分割術の骨切り線，**b**：骨片移動後の顎骨形態.

　しかし，従来型の Le Fort I 型骨切り術と下顎枝矢状分割術による上下顎前方移動術を用いて上下顎骨を10mm 以上前方に移動させると，短頭型の極東アジア人では術後に上下顎前突様の顔貌になりやすく，患者やその家族に術後の顔貌を受け入れてもらえないという懸念が生じる可能性があることから，術後の顔貌が許容できる範囲内に移動量を設定する配慮も必要である[6].

　そこで，極東アジアの OSA 患者のために開発されたのが，小臼歯抜歯併用多分割 Le Fort I 型骨切り術と下顎前歯部歯槽骨切り術ならびに下顎枝矢状分割術を組み合わせた術式である[7].

　本術式において，上顎骨は小臼歯抜歯部で前歯部と臼歯部に 2 分割もしくは 3 分割し，臼歯部骨片を小臼歯欠損分前方に移動させることができるため，前歯部骨片の前方移動量が少なくとも臼歯部骨片の前方移動量を多くすることができる. これにより硬口蓋レベルにおける咽頭気道を効果的に拡大することができる. また，下顎骨は前歯部歯槽骨切り術で前歯部歯槽骨片を小臼歯欠損分後方に移動させてから下顎枝矢状分割術で下顎骨体部を前方に移動させることから，オトガイ部の前方移動量を多くすることができ，舌根レベルにおける咽頭気道を効果的に拡大することができる(*図4*). われわれも，下顎後退を呈する OSA 患者に本術式を施行したところ，OSA と咬合ならびに顔貌形態の改善に有効であった[8]. ただし，術式がより複雑になることから，骨片への血行不良による骨片壊死などの合併症を生じ

ないように細心の注意を払う必要がある.

　OSA に関する治療の歴史は浅いが，上下顎骨の後方位や小顎を有する OSA 患者には外科的矯正治療が有効であることから，医科と歯科がなお一層連携し，顔貌の美的不調和にも注意を払い，咽頭気道を効果的に拡大できる顎矯正手術の術式と移動量を矯正歯科医とともに検討する必要がある.

下顎骨後方移動術が睡眠時呼吸機能に及ぼす影響

　下顎骨後方移動術は，下顎前突症に対する一般的な治療法であり，機能的ならびに美的な改善をもたらす. 一方，下顎骨後方移動術後に咽頭気道径の狭窄にともなう OSA を発症したとの報告も散見される[9].

　われわれも下顎骨後方移動術後の睡眠時の呼吸状態と咽頭気道形態について検討した. 下顎骨後方移動術を施行した顎変形患者22名を対象とし，下顎骨後方移動術前と術後 6 か月以上経過時に終夜睡眠ポリソムノグラフィ検査を施行して睡眠時の呼吸機能を評価したところ，術前後の AHI の値に有意差は認めなかったが，2 例で術後 AHI が 5 回/時以上に上昇し，軽症の OSA と診断された. これらの症例はいずれも後方移動量が10mm 以上と大きかった[10]. また，下顎骨後方移動術を施行した40名(下顎枝矢状分割術単独22名，Le Fort I 型骨切り術と下顎枝矢状分割術併用18例)を対象とし，術前と術後 6 か月以上経過時に撮影したコーンビーム CT データを用

いて鼻咽頭上縁から喉頭蓋基部までの咽頭気道を抽出(図3)し，その形態変化を三次元的に分析したところ，下顎枝矢状分割術単独施行患者で術後に咽頭気道容積や咽頭気道断面積において有意な減少が認められた[11].

したがって，下顎骨の後方移動量が大きくなるような症例や肥満を認める症例では，咽頭気道形態の変化に対して生体が適応できずにOSAを引き起こす可能性があるため，上顎骨前方移動術の併用や咽頭気道を縮小させない術式を検討するなど，咽頭気道形態も考慮した手術計画の立案が必要と考える.

まとめ

上下顎骨の後方位や小顎を有するOSA患者に対しては，外科的矯正治療が有効であるが，顔貌の美的不調和を生じないように配慮するとともに，気道拡大に効果的な顎矯正手術の術式と移動量を検討する必要がある．また，下顎骨後方移動術が必要となる顎変形症患者においては，術後やその後の加齢にともないOSAを発症させないために，顔貌形態や咬合とともに咽頭気道形態にも注意を払って，顎矯正手術プランを立案する必要がある.

参考文献

1．日本呼吸器学会／厚生労働科学研究費補助金難治性疾患政策研究事業「難治性呼吸器疾患・肺高血圧症に関する調査研究」班(監修)，睡眠時無呼吸症候群(SAS)の診療ガイドライン作成委員会(編集)．睡眠時無呼吸症候群(SAS)の診療ガイドライン2020．東京：南江堂，2020，5‐11.

2．Young T, Skatrud J, Peppard PE. Risk factors for obstructive sleep apnea in adults. JAMA. 2004 Apr 28；291(16)：2013‐6.

3．Li KK, Kushida C, Powell NB, Riley RW, Guilleminault C. Obstructive sleep apnea syndrome: a comparison between Far-East Asian and white men. Laryngoscope. 2000 Oct；110(10 Pt 1)：1689‐93.

4．Ishiguro K, Kobayashi T, Kitamura N, Saito C. Relationship between severity of sleep-disordered breathing and craniofacial morphology in Japanese male patients. Oral Surg Oral Med Oral Pathol Oral Radiol Endod. 2009 Mar；107(3)：343‐9.

5．Okushi T, Tonogi M, Arisaka T, Kobayashi S, Tsukamoto Y, Morishita H, Sato K, Sano C, Chiba S, Yamane GY, Nakajima T. Effect of maxillomandibular advancement on morphology of velopharyngeal space. J Oral Maxillofac Surg. 2011 Mar；69(3)：877‐84.

6．Li KK, Riley RW, Powell NB, Guilleminault C. Patient's perception of the facial appearance after maxillomandibular advancement for obstructive sleep apnea syndrome. J Oral Maxillofac Surg. 2001 Apr；59(4)：377‐80; discussion 380‐1.

7．Yang YL, Hsu SSP, Lin CCH. Segmental Maxillomandibular Rotational Advancement to Correct Obstructive Sleep Apnea in a Patient Skeletal Class II malocclusion - A Case Report. Taiwanese Journal of Orthodontics. 2017；29(1)：52‐64.

8．須田大亮，長谷部大地，齋藤大輔，竹山雅規，齋藤功，小林正治．上下顎骨形成術と二次的オトガイ形成術を併用して重度OSAの改善に至った顎変形症患者の1例．睡眠口腔医学．2023；10(総会特別号)：91.

9．片桐渉，小林正治，佐々木朗，須佐美隆史，須田直人，田中栄二，近津大地，冨永和宏，森山啓司，山城隆，齋藤功，高橋哲．本邦における外科的矯正治療の実態調査．日顎変形誌．2020；30(3)：213‐25.

10．Hasebe D, Kobayashi T, Hasegawa M, Iwamoto T, Kato K, Izumi N, Takata Y, Saito C. Changes in oropharyngeal airway and respiratory function during sleep after orthognathic surgery in patients with mandibular prognathism. Int J Oral Maxillofac Surg. 2011 Jun；40(6)：584‐92.

11．Uesugi T, Kobayashi T, Hasebe D, Tanaka R, Ike M, Saito C. Effects of orthognathic surgery on pharyngeal airway and respiratory function during sleep in patients with mandibular prognathism. Int J Oral Maxillofac Surg. 2014 Sep；43(9)：1082‐90.

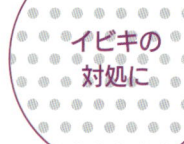

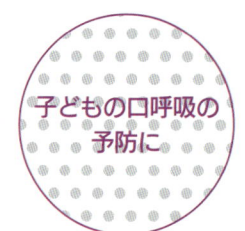
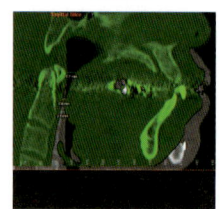 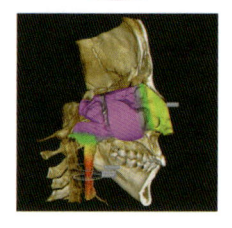 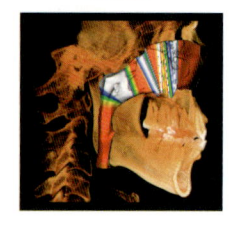 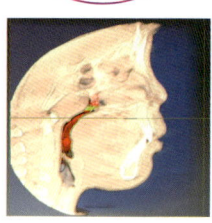
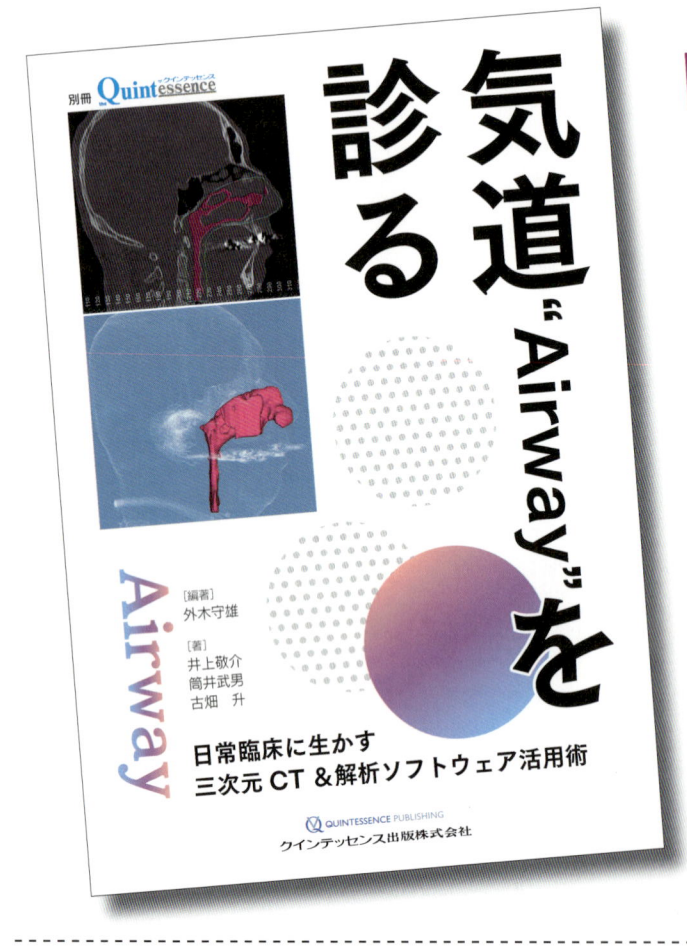

海外論文

CONTENTS

結合組織移植による矯正前の歯肉退縮被覆の安定性に対する矯正治療の影響の評価：無作為化比較臨床試験

Loveleena Mehta* ／Shikha Tewari* [1] ／Rekha Sharma* [2] ／Rajinder Kumar Sharma* [3] ／
Nishi Tanwar* [4] ／Ritika Arora* [5]

Assessment of the effect of orthodontic treatment on the stability of pre-orthodontic recession coverage by connective tissue graft： a randomized controlled clinical trial

*Dental Surgeon, Periodontist, Department of Periodontology, Post Graduate Institute of Dental Sciences, Pt. B.D.Sharma University of Health Sciences, Rohtak, Haryana, India
*[1]Senior Professor, Department of Periodontology, Post Graduate Institute of Dental Sciences, Pt. B.D. Sharma University of Health Sciences, Rohtak, Haryana, India
*[2]Senior Professor and Head, Department of Orthodontics and Dentofacial Orthopaedics, Post Graduate Institute of Dental Sciences, Pt. B.D. Sharma University of Health Sciences, Rohtak, Haryana, India
*[3]Senior Professor and Head, Department of Periodontology, Post Graduate Institute of Dental Sciences, Pt. B.D. Sharma University of Health Sciences, Rohtak, Haryana, India
*[4]Professor, Department of Periodontology, Post Graduate Institute of Dental Sciences, Pt. B.D. Sharma University of Health Sciences, Rohtak, Haryana, India
*[5]Assistant Professor, Department of Periodontology, Post Graduate Institute of Dental Sciences, Pt. B.D. Sharma University of Health Sciences, Rohtak, Haryana, India

翻訳・解説：宮下邦彦
東京都開業　宮下矯正歯科医院
連絡先：〒160-0016　東京都新宿区信濃町10-13

キーワード：アライメント，結合組織，固定式歯科矯正，歯肉退縮，表現型

目的：単独歯の歯肉退縮を有する患者に対して，矯正治療前に歯肉退縮を被覆する場合としない場合の矯正治療後の歯周病パラメータの変化を比較すること．
方法と材料：唇側に退縮を認める下顎前歯の唇側転位で矯正治療を必要とする36名の患者を，上皮下結合組織移植(SCTG)による根面被覆後に矯正治療を行う試験群と，矯正治療のみを行う対照群のいずれかに無作為に割り付けた．主な臨床パラメータは，退縮の深さ，角化組織の幅，根面被覆率，歯根審美スコア，歯肉の表現型などである．患者は少なくとも１年間追跡された．

結果：SCTG 後の試験群の歯肉マージンレベルは，矯正治療終了時にも維持されていた($P=.727$)．根面被覆率は試験群69.33±30.74％に対して対照群22.36±27.70％であり($P=.000$)，角化組織幅の増加は試験群1.59±0.73mm に対して対照群0.41±0.49mm であった($P=.000$)．歯肉の表現型が改善され，知覚過敏が減少した歯数も，試験群で統計的に有意であることが認められた($P=.049$, $P=.002$)．
結論：移植片の安定性は矯正治療中も維持されるため，根面被覆術は矯正治療前に実施することができる(Quintessence Int 2022；53：236-48).

はじめに

　歯肉退縮は広く認められる現象で，世界人口のかなりの割合の人々に見られる．歯肉退縮の多因子性病因には，さまざまな素因および促進因子が確認されている．これには，骨裂開/フェネストレーション[1]，歯の位置異常，とくに唇頬側転位の歯[2]，薄い歯肉の表現型[3]，狭い角化組織幅[4]，小帯の牽引や歯肉の炎症[4]，過度の歯磨き[2]，歯肉縁下修復物[5]等がある．これらとは別に，さまざまな動物実験により，切歯の唇頬側傾斜，挺出，歯体移動など，ある種の矯正学的歯の移動も歯肉退縮を誘発することが明らかになっている[6,7]．対照的に，関連性を証明できなかった研究もある[8,9]．

　矯正治療を予定している患者において，歯肉退縮

の発生と進行を予防するために歯肉増大というかたちで歯周外科処置の介入を行うかどうかについては，これまでに発表された文献では不明な点が多い[10]．ひとつのアプローチとして，歯列矯正治療前に歯肉増大術を行うことが支持されている[11, 12]．このアプローチは，筋肉，付着していない粘膜や咀嚼応力の力を分散させ，患者が容易に口腔衛生処置を行えるようにするために，必要最小限の付着歯肉が重要であるという概念に基づく[13]．審美的な改善と歯質知覚過敏の管理は，根面被覆術を行うことでとくに期待されるもうひとつの利点である．さらに，矯正治療前に歯肉組織の量を改善することで，歯肉退縮のさらなる悪化が抑制され，矯正力によりよく耐えられるようになると思われる[11, 14]．

Laursen ら[15]は，歯根を歯槽骨ハウジング内に位置するように矯正することは，歯肉退縮を減少させるのに重要な役割を果たし，その結果，外科的介入の必要性をなくすか，または矯正後の根面被覆のために外科部位をより好ましいものにすることを実証した．過剰な剪断力や唇側転位した歯が原因の歯肉退縮の場合，矯正治療によって歯肉退縮を緩和できることを示した研究がいくつかある[16, 17]．さらに，彼らは，矯正治療が終了するまで歯肉増大術を待つことを推奨しており，歯肉退縮が病的な存在になり，修正治療を正当化する真の臨床的問題になるまで待つのが最善であると提言している．

以上の観察から，歯肉退縮を示す患者に対して矯正治療を計画する場合，臨床的な意思決定には大きな主観性が存在することが明らかである．現在，矯正治療が予定されている患者に対する根面被覆処置の適応症や実施時期については，あまり詳しく説明されていない．文献を徹底的に検索した結果，エビデンスのレベルは非常に低いことがわかった[10, 18, 19]．前向きと後ろ向きの両方でデータ収集を行った研究[11]と，もうひとつの後ろ向き研究[20]では，矯正介入前に歯肉増大術が行われたことが示されている．縦断的研究[12, 21]とともにこの研究は，16歳までの小児に限定され，遊離歯肉移植片を用いて歯肉増生が行われた．したがって，この重要な臨床的問題を巡る意見の対立を解消するために，十分にデザインされた研究を実施する必要があると考えられた．そこで本研

究は，この臨床的意思決定の難題を解決するために，無作為化臨床試験として計画された．それゆえ，本研究では，矯正治療前に上皮下結合組織移植(SCTG)による根面被覆術を行った患者と，根面被覆術を行わなかった患者とで，同じ固定式器械的治療法を用いた矯正治療後の歯周病パラメータを比較した．

方法と材料

試験デザイン

本研究は，2013年に更新された1975年のヘルシンキ宣言のガイドラインに従って，並行群間無作為化比較臨床試験として計画された．本研究は，Rohtak の Post Graduate Institute of Dental Sciences の倫理委員会と Rohtak の Pandit Bhagwat Dayal Sharma University of Health Sciences の審査委員会の承認を得た．本研究は ClinicalTrials.gov に登録され，ID は NCT03886051であった．

本試験は，Rohtak の PGIDS の歯科矯正学・顎顔面整形外科学分野と共同で歯周治療学分野において実施された．スクリーニングされた142名の患者のうち，前歯部単独歯の歯肉退縮をともない，矯正治療を必要とする叢生を有する16歳から25歳までの全身的に健康な36名の患者が研究に登録された．研究期間は2018年12月から2020年3月までであった．

組み入れ基準は以下の通りである(*図1,2*)：
- Miller Class III[22]の歯肉退縮を有する唇側転位した下顎前歯
- 前歯部のアーチレングスディスクレパンシーが 4 mm 以下の非抜歯の固定式装置による矯正治療症例
- フェーズ1治療後，良好な口腔衛生状態(プラークインデックス[PI]＜1)を維持するための患者のコンプライアンス．

除外基準は以下の通りである：
- 歯周組織や歯周治療の結果に影響を及ぼす全身疾患(糖尿病，甲状腺機能亢進症，自己免疫疾患など)患者
- 進行性歯周炎のある患者

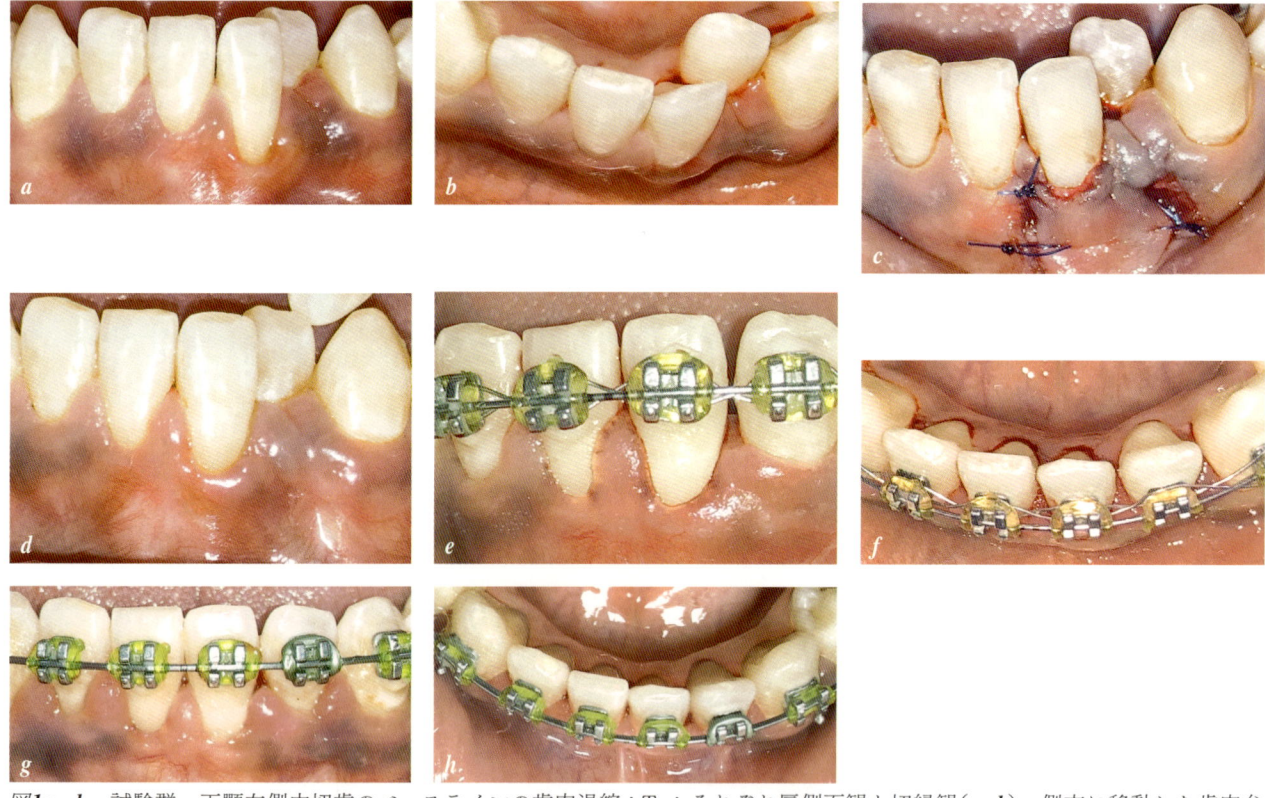

図1a〜h 試験群．下顎左側中切歯のベースラインの歯肉退縮：T_C；それぞれ唇側面観と切縁観(***a, b***)．側方に移動した歯肉弁下に結合組織移植片を置き，縫合糸で固定(***c***)．根面被覆後3か月目：T_0(***d***)．矯正治療中期：T_1(***e, f***)．レベリングとアライメント終了時：T_2；それぞれ唇側面観と切縁観(***g, h***)．

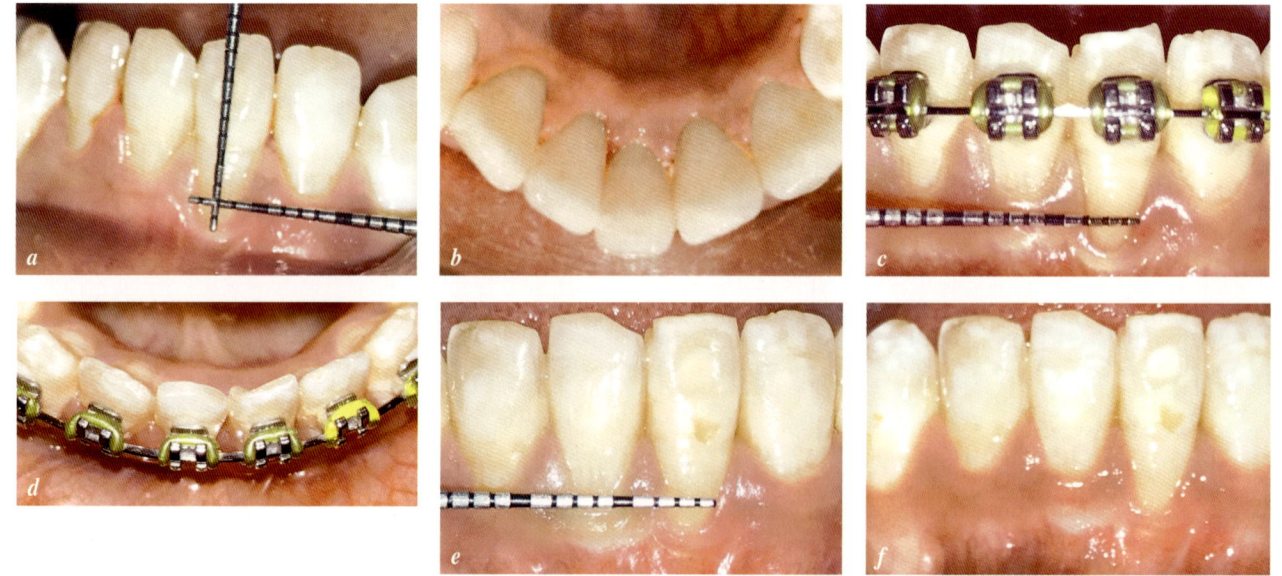

図2a〜f 対照群．矯正治療開始時の下顎左側中切歯のベースラインの歯肉退縮：T_0(***a, b***)．矯正治療中期：T_1；それぞれ唇側面観と切縁観(***c, d***)．レベリングとアライメント終了時：T_2；唇側面観(***e, f***)．

■ コルチコステロイドやカルシウムチャネル遮断薬など，歯周の創傷治癒を阻害することが知られている薬剤を使用している患者や，非ステロイド性抗炎症薬(NSAIDs)を長期間使用している患者

■ 局所麻酔，抗生物質，非ステロイド性抗炎症薬にアレルギーのある患者

■ 妊娠中または授乳中の患者

■ 最近の歯周病治療歴(試験前6か月以内)のある患者

■ 喫煙者，たばこ嗜好者

■ 唇や舌にピアスをしている患者

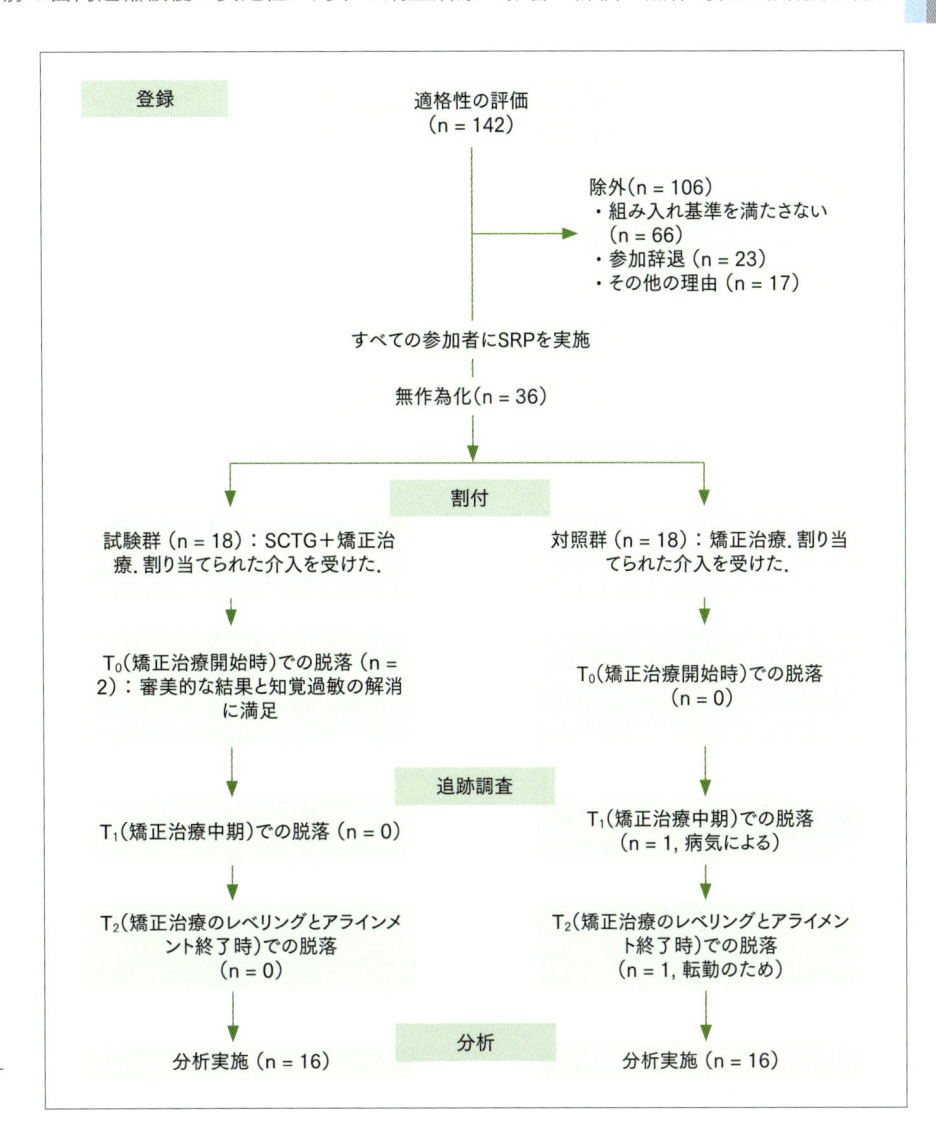

図3　研究デザインを示すフローチャート.

■ 重度の歯頚部の摩耗，侵蝕，または根面う蝕のある歯

■ 圧下が必要な歯のある患者

■ 咬合外傷がある患者

■ 動揺歯のある患者

■ 失活歯のある患者

　患者の母国語で手順を説明した後，研究への参加を希望する各患者からは，事前に書面によるインフォームド・コンセントを得た．研究デザインを*図3*に示す.

臨床パラメータ

　主要結果評価項目は，退縮深さ(RD)または最深部の歯肉縁レベル，退縮幅(RW)，根面被覆率(RC％)，歯根審美スコア(RES)，角化組織幅(KTW)，歯肉表現型(GP)の変化であった．PI[23]，歯肉指数(GI)[24]，プロービングポケットデプス(PPD)，臨床的アタッチメントレベル(CAL)，プロービング時の出血(BOP)[25]，および1〜10の視覚的アナログスケール(VAS)を用いた疼痛と知覚過敏に関する患者報告結果を副次評価項目として記録した.

　ペリオドンタルプローブ(PCP-UNC 15, Hu-Friedy 社製)を用いて，特定の歯の3部位(唇側近心，唇側遠心，唇側中央)のPI，GI，PPD，CAL，BOPを測定した．測定は0.5mm単位の近似値で行った．RDは罹患歯のCEJから歯肉縁の最深部までを測定した．KTWは，罹患歯の唇側中央部で歯肉縁から歯肉歯槽粘膜移行部(MGJ)までを記録した．GPのタイプは，ペリオドンタルプローブが歯肉表面から透けて見えるか否かで記録された：プローブが見えていればGPは薄い(スコア0)，プローブが見え

なければ GP は厚い(スコア1)と分類された．また，CEJ の高さで歯肉縁の近心から遠心までの RW も記録した．

RC %[26]は計算式に従って算出した：退縮深さ(術前-術後)/退縮深さ(術前)×100.

歯根審美スコア(RES)は，以下の5つの変数を考慮して記録された[27]：

■ 歯肉縁レベル
■ 辺縁組織のカントゥア
■ 軟組織の質感
■ MGJ のアライメント
■ 歯肉の色．

視覚的アナログスケール(VAS)の結果の程度は3段階に分類された：

■ 1から3：軽度
■ 4から6：中等度
■ 7から10：重度の疼痛と知覚過敏．

全パラメータの追跡調査と記録は，ベースライン時，すなわち試験群では結合組織移植片(CTG)の設置前(T_C)，コントロール群では矯正治療開始時(T_0)に行った．また，試験群の矯正治療開始時(T_0)，矯正治療中期(両群とも T_1)，およびレベリングとアライメント終了時(両群とも T_2)にもパラメータを記録した．

検査者内再現性

本研究には組み入れられなかった歯肉退縮を有する10名の患者において，歯肉マージンレベルの測定について検査者(ST)内再現性を評価した．各患者の10本の歯が，検査者によって48時間の時間差をもって2回に分けて評価された．ベースライン時と48時間後の測定値が，90%超の水準で，ミリメートル単位で同等であった場合，キャリブレーションは合格とされた．

無作為化

本試験に登録された全患者は，無作為に以下の2群に分けられ，割付比率は1：1であった：

■ 矯正治療前の CTG(試験群)．歯周の炎症が消失

した後，SCTG を用いて根面被覆術を行い，術後3か月後に固定式矯正治療を開始した．

■ 矯正治療のみ(対照群)．スケーリング・ルートプレーニング(SRP)により歯周の炎症が消失した後，固定式矯正治療を開始した．

別の治験責任医師(RA)により，Random allocation software system(無作為割付ソフトウェアシステム)[28]で4と6のブロックランダム化を用いてコンピュータによる無作為化表が作成された．割り付けの秘匿は，連番のついた封印されて中が見えない封筒で行った．治療割り当ては治療開始前に術者(LM)に伝えられた．本研究では，結果評価者(ST)は盲検化されていない．対照群の患者には，矯正治療後に根面被覆術を行った．

手術法

SCTG を用いて各患者の歯肉退縮部位1か所に根面被覆術を行った．手術は術者(LM)が行った．移植床は，CTG を設置する臨床的適応に応じて，歯肉弁側方移動術改良法[29]，前庭切開と骨膜下トンネルアクセス(VISTA)[30]，パウチ・トンネル法[31]など，さまざまな手技を用いて準備された(図1c)．SCTG の採取にはシングルインシジョンテクニックが用いられた[32]．

術後指導

全患者に術後指導が行われ，縫合糸が除去されるまで機械的なプラークコントロール手段を用いないように指示された．イブプロフェン錠(Abbott Hiwi Healthcare 社製)400mg を8時間毎，3日間服用し，0.2%クロルヘキシジン洗口液(ICPA Health Product 社製)を1日2回，14日間使用するよう指示した．抜糸は術後10～14日目に行った．

すべての患者は，毎回の来院時に口腔衛生を良好に保つよう奨励された．患者は術後1か月まで毎週再診し，術後3か月後に矯正治療を開始した(図1d)．

歯列矯正治療

すべての患者は，矯正歯科医師(RS)により，0.022''の McLaughlin, Bennett, Trevisi(MBT)のブ

ラケットシステム(Ortho Organizers)を用いた固定式器械的治療法で治療された．アライメントとレベリングは，次のようなワイヤー順序で行われた：0.014ニッケルチタン(NiTi)，0.016NiTi，0.018NiTi，0.018ステンレススチール(SS)，0.017×0.025SS，0.019×0.025SS．隣接面削合(IPR)はどの患者にも行われなかった．レベリングとアライメントの間は弱い力を加え，0.019×0.025SS ワイヤーがパッシブに挿入されるまで継続した(図1e, f，図2c, d)．レベリングが完了した後(おおよそ7〜8か月間)，試験群(図1g, h)と対照群(図2e, f)の臨床パラメータが記録された．

歯肉縁上スケーリングは，細部に至る口腔衛生の一助として，治療期間中，試験群と対照群の両方で，さまざまな時点で必要に応じて実施した．すべての患者はベースラインから少なくとも1年間追跡された．

統計分析

記録されたデータは，標準的な統計解析ソフトウェア(SPSS, Version 25.0 for Windows, IBM)によって処理，解析された．データの分布の正規性はShapiro-Wilk 検定で調べた．データは非正規分布であった．異なる時点における群内比較は Friedman 検定により，さらに2つの時点における Wilcoxon の符号順位検定により行われた．群間比較は Mann-Whitney の U 検定で行った．カテゴリーデータの解析にはカイ二乗検定と McNemar 検定を利用した．

サンプルサイズ

治療間の臨床的に有意な最小差は根面被覆率1 mm，$\alpha = 0.05$，検出力90％，標準偏差(SD)1 mm と仮定し，算出された各治療群の患者数，16名を採用した．参加者の10％の減少を補うため，本研究では合計36名の参加者を募集した．

結果

36名の患者のうち，32名(対照群16名，試験群16名)が治療プロトコールを完了した．フローチャート(図3)に示されるように，試験からの脱落者は4名

であった．

手術後の治癒は問題なく，術後の不快感や病的状態を報告した患者はいなかった．患者の人口統計学的データとベースラインパラメータは両群で同等であった(表1)．

表2は，試験群における各時点での全パラメータの比較を示す．このデータは，レベリングとアライメント終了時(T_2)と矯正治療開始時／根面被覆後3か月終了時(T_0)とで，歯肉縁レベル／RD，RW，RC％，RES，KTW に有意差がないことを示している($P > .05$)．試験群では，ベースライン時(T_C)の平均退縮深さは2.56±1.29mm であったが，移植後の T_0 では1.00±1.59mm と有意に減少し($P \leq .05$)，歯肉縁レベルは T_2 終了まで変化しなかった(0.91±1.34mm，$P \geq .05$)．根面被覆術の3か月後の経過観察で，試験群で達成された RC％は70.12±40.62％であった．これは T_2 時点でも変わらず(69.32±30.74％)，有意差はなかった($P = .878$)．KTW もベースラインの T_C(1.87±0.94mm) から T_0 では増加が認められ(3.50±1.32mm)，T_2 でも維持されていた(3.47±1.13mm)(表2)．

表3は，各時点における対照群患者のパラメータの群内比較を示す．プラークレベルの平均値および歯肉退縮をともなう歯の唇側面の歯肉の炎症の平均値は，矯正治療終了時に有意に増加していた($P \leq .05$)．歯肉退縮のパラメータは，歯肉退縮の減少，RC％と KTW の増加，CAL の増加，RES の改善に関しては有意差($P \leq .05$)を示した．結果として，対照群では，ベースライン時(T_0)の平均 RD は2.31±1.08mm であったが，T_2 では1.88±1.07mm に減少し，T_2 で達成された平均 RC％はわずか22.37±27.70％であった．KTW も T_0(1.81±0.93) から T_2(2.22±1.11)へと増加した(表3)．

ベースライン(試験群は T_C，対照群は T_0)からのレベリングとアライメントの終了時(T_2)における群間比較では，試験群では対照群と比較して，CAL，KTW，RD，RW，RC％，RES，GP が統計的に有意に増加した($P \leq .05$)(表4)．T_2 終了時点で，試験群では合計43.75％の症例が完全な根面被覆を認めたのに対し，対照群では6.25％であった．

表1　人口統計学的特性：連続変数については平均値± SD，カテゴリー変数については n［被験者数］(%)で示した臨床試験対象集団の臨床パラメータ

パラメータ		対照群(CG)矯正治療のみ(n = 16)	CI 上限値	CI 下限値	試験群(TG) CT+矯正治療(n = 16)	CI 上限値	CI 下限値	P値*
年齢(歳), 平均値± SD；範囲		18.94 ± 3.39	20.7468	17.1282	19.12 ± 4.08	21.1234	17.3750	.563
性別, n(%)	女性	10 (62.50)	NA	NA	9 (56.25)	NA	NA	.719
	男性	6 (37.50)	NA	NA	7 (43.75)	NA	NA	
PI, 平均値±SD/範囲		0.13 ± 0.15	0.1447	0.0428	0.06 ± 0.12	0.1125	0.0000	.133
PI深部, 平均値±SD/範囲		0.19 ± 0.40	0.4023	−0.0273	0.12 ± 0.34	0.0000	0.3125	.632
GI, 平均値±SD/範囲		0.09 ± 0.14	0.1703	0.0172	0.04 ± 0.10	0.0938	0.0000	.207
GI深部, 平均値±SD/範囲		0.31 ± 0.48	0.5676	0.0574	0.06 ± 0.25	0.1875	0.0000	.075
BOP %, 平均値±SD/範囲		8.33 ± 25.82	22.0886	−5.4261	6.24 ± 18.11	16.6500	0.0000	.974
BOP深部, 平均値±SD/範囲		6.25 ± 25.00	19.5716	−7.0716	0.00 ± 0.00	0.0000	0.0000	.317
PPD(mm), 平均値±SD/範囲		1.67 ± 0.26	1.8059	1.5316	1.74 ± 0.28	1.8813	1.6125	.502
PPD深部, 平均値±SD/範囲		1.25 ± 0.45	1.4883	1.0117	1.31 ± 0.48	1.5625	1.1250	.699
CAL(mm), 平均値±SD/範囲		2.54 ± 0.86	3.0042	2.0833	2.62 ± 0.60	2.9099	2.3513	.459
CAL深部(mm), 平均値±SD/範囲		3.47 ± 1.07	4.0399	2.8976	3.88 ± 1.31	4.5000	3.2813	.452
RD(mm)/GML, 平均値±SD/範囲		2.31 ± 1.08	2.8870	1.7380	2.56 ± 1.29	3.2492	2.0000	.770
RW(mm), 平均値±SD/範囲		2.47 ± 0.76	2.8754	2.0621	2.66 ± 0.60	2.9375	2.3750	.648
KTW(mm), 平均値±SD/範囲		1.81 ± 0.93	2.3074	1.3176	1.87 ± 0.94	2.3125	1.4375	.938
GP(厚い), n(%)		1 (6.25)	0.1957	0.1957	2 (12.50)	0.3125	0.0000	.544
HyS(VAS), 平均値±SD/範囲		1.31 ± 1.78	2.2601	0.3649	0.56 ± 1.26	1.2500	0.1250	.284
HyS(VAS)無し, n(%)	0	10 (62.50)	NA	NA	11 (68.75)	NA	NA	.551
HyS(VAS)軽度, n(%)	1	0 (0.00)	NA	NA	4 (25.00)	NA	NA	.551
	2	0 (0.00)	NA	NA	0 (0.00)	NA	NA	
	3	3 (18.75)	NA	NA	0 (0.00)	NA	NA	
HyS(VAS)中等度, (%)	4	3 (18.75)	NA	NA	0 (0.00)	NA	NA	.551
	5	0 (0.00)	NA	NA	1 (6.25)	NA	NA	
疼痛 (VAS), 平均値± SD/範囲		0.50 ± 2.00	1.5657	−0.5657	0.50 ± 2.00	1.5000	.0000	1.000

*P値 < .05は統計的有意性を示す．CI, 信頼区間；NA, 該当なし.

考察

今回の無作為化比較臨床試験は，矯正治療前にSCTGを用いて根面被覆術を行うことの効果を評価するために行われた．文献に記載されているエビデンスのレベルは低いか中程度であるため，歯肉退縮をともなう転位した前歯の矯正前または矯正後の歯肉増大術の時期に関する疑問はいまだに解決されていない．

根面被覆術後の本研究の結果では，試験群ですべてのパラメータにおいて統計的に有意な改善が見られた(表2)．これらの知見は，退縮被覆に対する

SCTGの役割を強調する以前に行われた研究[33, 34]と一致しており，SCTGは機能として固有層をその下の骨膜に付着させる．小唾液腺，神経，脂肪組織が存在することで，SCTGは緻密で硬くなり，術後の移植片の収縮が起こりにくくなる[35]．SCTGは，歯肉の厚みとKTWを著しく増加させるため，退縮の被覆に加えて歯肉の質の改善が必要な症例に推奨される[36]．

さらに，矯正治療開始からレベリングおよびアライメント終了までの試験群の群内比較では，外科的介入によって得られた結果に悪化がないことが確認され，歯肉縁の安定性，CALの増加，およびKTWの増加は，矯正治療によるレベリングおよび

表2　移植片設置前のベースライン時(T_C)，矯正治療開始時(T_0)，矯正治療中期(T_1)，レベリングおよびアライメント終了時(T_2)における試験群パラメータ(平均値± SD)の群内比較(T_0，T_1，T_2間の比較には Friedman 検定を適用)

パラメータ		ベースライン(T_C)	CT後3か月(T_0)/矯正開始時	CI 上限値	CI 下限値	矯正治療中期(T_1)	CI 上限値	CI 下限値	レベリングとアライメント終了時(T_2)	CI 上限値	CI 下限値	P値(Friedman検定)
PI		0.06 ± 0.12	0.42 ± 0.33, $P=.004$[†*]	0.6007	0.2493	0.36 ± 0.35	0.5490	0.1760	0.27 ± 0.36, $P=.118$[‡], $P=.014$[§*]	0.4621	0.0754	.337
PI 深部		0.12 ± 0.34	0.25 ± 0.45, $P=.157$[†]	0.4883	0.0117	0.25 ± 0.45	0.4883	0.0117	0.25 ± 0.45, $P=1.000$[‡], $P=.317$[§]	0.4883	0.0117	1.000
GI		0.04 ± 0.10	0.23 ± 0.29, $P=.014$[†*]	0.3890	0.0735	0.62 ± 1.46	1.3964	0.1589	0.26 ± 0.29, $P=.560$[‡], $P=.014$[§*]	0.4156	0.1094	.479
GI 深部		0.06 ± 0.25	0.12 ± 0.34, $P=.564$[†]	0.3070	−0.0570	0.12 ± 0.34	0.3070	−0.0570	0.12 ± 0.34, $P=1.000$[‡], $P=.143$[§]	0.3070	−0.0570	1.000
BOP %		6.24 ± 18.11	2.08 ± 8.32, $P=.414$[†]	6.5173	−2.3548	8.33 ± 25.81	22.0886	−5.4261	12.49 ± 26.86, $P=.102$[‡], $P=.257$[§]	26.8112	1.8237	.174
BOP 深部 %		0.00 ± 0.00	0.00 ± 0.00, $P=1.000$[†]	0.0000	0.0000	6.25 ± 25.00	19.5716	−7.0716	25.00 ± 44.72, $P=.046$[‡*], $P=.046$[§*]	48.8303	1.1697	.039
PPD (mm)		1.74 ± 0.28	1.41 ± 0.26, $P=.005$[†*]	1.5540	1.2710	1.46 ± 0.34	1.6418	1.2832	1.42 ± 0.33, $P=.776$[‡], $P=.035$[§*]	1.6039	1.2461	.761
PPD 深部(mm)		1.31 ± 0.48	1.00 ± 0.00, $P=.025$[†*]	1.0000	1.0000	1.00 ± 0.00	1.0000	1.0000	1.00 ± 0.00, $P=1.000$[‡], $P=.025$[§*]	1.0000	1.0000	NA
CAL (mm)		2.62 ± 0.60	1.74 ± 0.86, $P=.001$[†*]	2.1983	1.2767	1.72 ± 0.68	2.0839	1.3536	1.62 ± 0.70, $P=.307$[‡], $P=.001$[§*]	1.9941	1.2434	.328
CAL 深部(mm)		3.87 ± 1.31	2.00 ± 1.59, $P=.001$[†*]	2.8481	1.1519	2.09 ± 1.39	2.8361	1.3514	2.03 ± 1.42, $P=.891$[‡], $P=.000$[§*]	2.7878	1.2747	.810
RD (mm)/ GML		2.56 ± 1.29	1.00 ± 1.59, $P=.001$[†*]	1.8026	0.3224	1.06 ± 1.39	1.8026	0.3224	0.91 ± 1.34, $P=.590$[‡], $P=.000$[§*]	1.6226	0.1899	.727
RW (mm)		2.66 ± 0.59	0.81 ± 1.11, $P=.001$[†*]	1.3750	0.3125	1.03 ± 1.10	1.6188	0.4437	1.03 ± 1.22, $P=.157$[‡], $P=.001$[§*]	1.6800	0.3825	.223
KTW (mm) ≥ 2 mm, (n [%])		1.87 ± 0.94, (8 [50.00])	3.50 ± 1.32, $P=.001$[†*], (15 [93.75])	4.1242	2.7813	3.37 ± 1.20 (16 [100.00])	4.0167	2.7333	3.47 ± 1.13, $P=.928$[‡], $P=.000$[§*] (16 [100.00])	4.0722	2.8653	.651
GP(厚い)n(%)		2 (12.50)	11 (68.75), $P=.004$[†*]	0.7500	0.2500	11 (68.75)	0.9426	0.4324	9 (56.25), $P=.500$[‡], $P=.016$[§*]	0.8355	0.2895	NA
RC%		0.00 ± 0.00	70.12 ± 40.62, $P=.001$[†*]	88.5000	50.7450	66.20 ± 34.53	84.6063	47.8012	69.32 ± 30.74, $P=.933$[‡], $P=.000$[§*]	85.7014	52.9436	.878
RES		0.00 ± 0.00	7.69 ± 3.28, $P=.001$[†*]	9.0625	5.8125	7.62 ± 2.65	9.0398	6.2102	8.00 ± 1.79, $P=.608$[‡], $P=.000$[§*]	8.9532	7.0468	.651
HyS (VAS)		0.56 ± 1.26	0.00 ± 0.00, $P=$NA[†]	0.0000	0.0000	0.00 ± 0.00	0.0000	0.0000	0.00 ± 0.00, $P=$NA[‡], $P=$NA[§]	0.0000	0.0000	.002*
HyS(VAS) ゼロ点 [n(%)]	0	11 (68.75)	16 (100.00)	NA	NA	16 (100.0)	NA	NA	16 (100.00)	NA	NA	NA
HyS(VAS) 軽度の点数 [n(%)]	1	4 (25.00)	0 (0.00)	NA	NA	0 (0.00)	NA	NA	0 (0.00)	NA	NA	NA
	2	0 (0.00)	0 (0.00)	NA	NA	0 (0.00)	NA	NA	0 (0.00)	NA	NA	NA
	3	0 (0.00)	0 (0.00)	NA	NA	0 (0.00)	NA	NA	0 (0.00)	NA	NA	NA
HyS(VAS) 中等度の点数 [n(%)]	4	0 (0.00)	0 (0.00)	NA	NA	0 (0.00)	NA	NA	0 (0.00)	NA	NA	NA
	5	1 (6.25)	0 (00)	NA	NA	0 (0.00)	NA	NA	0 (0.00)	NA	NA	NA
	6	0 (0.00)	0 (00)	NA	NA	0 (0.00)	NA	NA	0 (0.00)	NA	NA	NA
疼痛 (VAS)		0.50 ± 2.00	0.00 ± 0.00, $P=.317$[†]	0.0000	0.0000	0.00 ± 0.00	0.0000	0.0000	0.12 ± 0.50, $P=.317$[‡], $P=.655$[§]	0.3914	−0.1414	.368

*P値 ≤ .05は統計的有意性を示す．[†]T_CとT_0の比較．[‡]T_0とT_2の比較．[§]T_CとT_2の比較．NA, 該当なし．

アライメントの経過中も維持されていたことが明らかになった．矯正治療中も KTW は変化しないという上記の知見と同じ知見が最近の研究[37]でも得られている．この試験群の結果は，歯列矯正後 SCTG で達成された歯肉マージンの安定性を実証した症例報告[38]の観察結果と下限値が一致している．同様の結論は，増生した角化組織の幅を温存するために小児を対象として行われたいくつかの研究[11, 12, 21]で

表3　矯正治療開始時(T_0)，矯正治療中期(T_1)，レベリングおよびアライメント終了時(T_2)の対照群パラメータ(平均値±SD)の群内比較(T_0，T_1，T_2間の比較には Friedman 検定を適用)

パラメータ	ベースライン/矯正治療開始 (T_0)	矯正治療中期 (T_1)	CI 上限値	CI 下限値	矯正治療終了 (T_2)	CI 上限値	CI 下限値	P値 (Friedman 検定)
PI	0.13 ± 0.15	0.53 ± 0.32	0.7028	0.3597	0.43 ± 0.36, P = .007[‡*]	0.6216	0.2409	.000*
PI 深部	0.19 ± 0.40	0.25 ± 0.45	0.4883	0.0117	0.25 ± 0.45, P = .317	0.4883	0.0117	.846
GI	0.09 ± 0.14	0.36 ± 0.31	0.5263	0.1987	0.32 ± 0.41, P = .028[‡*]	0.5382	0.0993	.005*
GI 深部	0.31 ± 0.48	0.19 ± 0.40	0.4023	−0.0273	0.25 ± 0.45, P = .564	0.4883	0.0117	.472
BOP %	8.33 ± 25.82	18.75 ± 40.31	40.2304	−2.7304	14.57 ± 32.12, P = .465	31.6888	−2.5388	.819
BOP 深部 %	6.25 ± 25.00	18.75 ± 40.31	40.2304	−2.7304	6.25 ± 25.00, P = 1.000	19.5716	−7.0716	.264
PPD (mm)	1.67 ± 0.26	1.64 ± 0.29	1.8006	1.4869	1.48 ± 0.29, P = .090	1.6360	1.3265	.073
PPD 深部 (mm)	1.25 ± 0.45	1.06 ± 0.25	1.1957	0.9293	1.19 ± 0.40, P = .564	1.4023	0.9727	.247
CAL (mm)	2.54 ± 0.86	2.34 ± 0.72	2.7295	1.9580	2.10 ± 0.80, P = .011[‡*]	2.5332	1.6793	.009*
CAL 深部 (mm)	3.47 ± 1.07	3.28 ± 1.09	3.8647	2.6978	3.03 ± 1.02, P = .026[‡*]	3.5770	2.4855	.091
RD (mm)/GML	2.31 ± 1.08	2.12 ± 1.13	2.7286	1.5214	1.88 ± 1.07, P = .006[‡*]	2.4464	1.3036	.001*
RW (mm)	2.47 ± 0.76	2.09 ± 0.88	2.5625	1.6250	2.09 ± 1.00, P = .074	2.6286	1.5589	.030*
KTW (mm) ≥ 2 mm [(n) n(%)]	1.81 ± 0.93 (10 [62.50])	1.97 ± 0.99 (11 [68.75])	2.4969	1.4406	2.22 ± 1.11, P = .010[‡*] (11 [68.75])	2.8103	1.6272	.003*
GP(厚い)n(%)	1 (6.25)	3 (18.75)	0.4023	−0.0273	3 (18.75), P = .500[‡]	0.4883	0.0117	NA
RC%	0.00 ± 0.00	4.91 ± 16.69	13.8063	−3.9851	22.37 ± 27.70, P = .007[‡*]	37.1248	7.6065	.001*
RES	0.00 ± 0.00	1.31 ± 2.82	2.8161	−0.1911	4.12 ± 3.83, P = .004[‡*]	6.1645	2.0855	.001*
HyS(VAS)	1.31 ± 1.78	1.31 ± 1.78	2.2601	0.3649	0.94 ± 1.65, P = .356	1.8178	0.0572	1.000
HyS(VAS) ゼロ点 [n(%)]　　　0	10 (62.50)	10 (62.50)	NA	NA	11 (68.75)	NA	NA	NA
HyS(VAS) 軽度の点数 [n (%)]　 1	0 (0.00)	0 (0.00)	NA	NA	1 (6.25)	NA	NA	NA
2	0 (0.00)	0 (0.00)	NA	NA	1 (6.25)	NA	NA	NA
3	3 (18.75)	3 (18.75)	NA	NA	1 (6.25)	NA	NA	NA
HyS(VAS) 中等度の点数 [n (%)]　 4	3 (18.75)	3 (18.75)	NA	NA	1 (6.25)	NA	NA	NA
5	0 (0.00)	0 (0.00)	NA	NA	1 (6.25)	NA	NA	NA
疼痛 (VAS)	0.50 ± 2.00	0.50 ± 2.00	0.5871	−0.2121	0.31 ± 1.25, P = .317	0.9786	−0.3536	0.368

*P値 ≤ .05は統計的有意性を示す. ‡ T_0と T_2の比較. NA，該当なし.

も得られており，角化組織の帯を維持するための予防的措置として，固定式矯正前に不十分な KTW の歯肉増生を支持するものである．しかし，これらの研究は，歯列発育途上の限られた症例，とくに KTW が不十分な萌出中の歯を対象に行われたものである．さらに，手術法は歯根側に移動する遊離歯肉移植術や，両側歯間乳頭弁移動術であり，固定式器械的治療法の種類は重視されていない．対照的に，いくつかの後ろ向き研究[39~41]では，矯正学的歯の移動が辺縁歯肉のレベルに悪影響を及ぼすと主張されている．Ngan ら[20]は，後ろ向き研究を実施し，下顎切歯の矯正的後方傾斜は歯肉退縮を減少させると結論づけた．また，彼らの研究で，歯肉移植は矯正後の歯肉退縮の減少には寄与しないと指摘した．

矯正治療開始時から矯正治療終了時までの対照群の群内比較の結果，プラークレベルと歯肉の炎症が統計学的に有意に増加した．対照群では根面被覆が試みられなかったため，固定式矯正バンドやブラケット，歯肉退縮の存在は，患者の自己実施による口腔衛生に影響を与え，プラークの蓄積や歯肉の炎症を拡大させるものと思われる．さまざまな研究[40,42]で，固定式矯正装置がプラークの滞留に関与し，その結果，歯肉の健康に悪影響を及ぼすことが報告されている．さらに，歯肉退縮があると，角化度の低い歯肉が近くに存在することになり，この問題を大きくする．Orsini ら[43]による最近の研究でも，同じ固定式器械的治療法で治療された患者において，固定式矯正装置を装着した場合，口腔衛生処置の種類にかかわらず，移植部位と比較して，角化組織が存在しないか1 mm 以下の帯状である部位では，プラークの滞留と歯肉の炎症が多いことが明らかにされた．

表4　対照群における矯正治療開始時(T_0)のベースラインとレベリングおよびアライメント終了時(T_2)の間および試験群における移植片埋入前のベースライン(T_C)とレベリングおよびアライメント終了時(T_2)の間のパラメータ改善度(平均±SD)の群間比較

パラメータ	対照群(T_0-T_2)	試験群(T_C-T_2)	P値
PI	−0.30 ± 0.33	−0.21 ± 0.34	.337
PI 深部	−0.06 ± 0.25	−0.12 ± 0.50	.611
GI	−0.22 ± 0.35	−0.22 ± 0.28	.984
GI 深部	0.06 ± 0.44	−0.06 ± 0.44	.422
BOP %	−6.24 ± 32.69	−6.25 ± 21.83	.536
BOP 深部 %	0.00 ± 36.51	−25.00 ± 44.72	.096
PPD, mm	0.19 ± 0.40	0.32 ± 0.46	.328
PPD 深部, mm	0.06 ± 0.44	0.31 ± 0.48	.140
CALの増加, mm	0.44 ± 0.60	1.00 ± 0.45	.004*
CAL深部の増加, mm	0.44 ± 0.70	1.84 ± 0.89	.000*
RDの減少, mm	0.44 ± 0.48	1.66 ± 0.81	.000*
RWの減少, mm	0.37 ± 0.76	1.62 ± 1.10	.002*
KTWの増加, mm	−0.41 ± 0.49	−1.59 ± 0.73	.000*
GP(厚い), n(%)	2 (12.50)	7 (43.75)	.049*
RC%の改善	−22.36 ± 27.69	−69.33 ± 30.74	.000*
RESの改善	−4.12 ± 3.83	−8.00 ± 1.79	.008*
HYS(VAS)の減少	0.37 ± 1.92	0.56 ± 1.26	.308
HyS(VAS)の0点への改善, n	4	5	.026*
HyS(VAS)の0点から軽度の点数への悪化, n	3	0	.026*
HyS(VAS)の中等度の悪化, n	1	0	.026*
疼痛(VAS)の減少(平均±SD)	0.18 ± 0.75	0.37 ± 2.09	.602

*P値 ≤ .05は統計的有意性を示す.

　この群内比較におけるもうひとつの興味深い知見は，レベリングとアライメント終了時に，矯正学的歯の移動が退縮未治療の歯において，CAL とKTW の増加，歯肉縁レベル，RC %，および RESの改善を促進していたことである(表3)．対照群におけるこのような退縮のパラメータの改善は統計学的に有意であったが，臨床的に退縮被覆の観点から見ると関連性はほとんどない．今回の歯肉縁のわずかな歯冠側への移動は，他の研究でも実証されており，歯肉縁の歯冠側移動を達成する上で歯列矯正のバイオメカニクスの役割が示唆されている[16,17]．他のさまざまな研究[15,20]において，固定式器械的治療法によって前歯が後方傾斜や直立することで，MillerClass Ⅱから Class Ⅰへの移行が促進されると結論付けられている．しかし，これらの研究は後ろ向き研究，症例報告，臨床レビューであり，ほとんどが発育中の歯列を対象としているため，エビデンスとしては弱い．一方，いくつかの研究[40,41]では，下顎切歯の後方移動と歯肉退縮との間に正の相関関係が認められた．これは主に，抜歯症例や近心位の歯槽基底関係(Angle Class Ⅲ)の症例で見られた．

　本研究では，治療後のパラメータの変化を群間比較した結果，同じ固定式器械的治療法を受けながら，移植を併用した患者では，移植を行わなかった患者と比較して，有意に RES が改善し，RW が減少したことにともない，有意に RD が減少し，KTWおよび RC %が増加し，また，GP および知覚過敏が相対的に改善したことが浮き彫りにされた(表4)．本研究では，両群で治療を完了した後，すなわちベースライン(試験群では退縮被覆前 T_C，対照群では矯正治療開始時 T_0)からレベリングとアライメントが終了した時点で，パラメータの改善をグループ間で比較した．この比較では，対照群に比べ，試験群では歯肉縁レベルが有意に改善したことが示され，対照群では改善が見られたものの，試験群のレベルには達しなかった(表4)．

　矯正治療前に根面被覆を行う根拠は，KTW を増加させ，機械的ストレス耐性に有利な状態を作り出し[44]，歯肉退縮の発生と進行を抑制し，プラークコントロールを容易にし，歯の知覚過敏を軽減するこ

とである[14]．今回の研究では，KTW は試験群では100％の患者で増加し，60％近くの患者で1.5mm 以上の増加が見られたが，対照群では治療終了時に増加を認めたのは患者のわずか50％であった．

今回の研究で重要な発見は，GP の統計的に有意な改善であり，試験群では SCTG 後に68.75％の患者に認められ，レベリングとアライメント終了時には56.25％の患者で維持されていた．対照群では，T_2 で GP が薄いものから厚いものへと変化した症例は18.75％に過ぎなかった．軟組織表現型の修正治療が矯正学的歯の移動に及ぼす影響を検討した文献は少なく，自家遊離歯肉移植術を用いて同様の検討を行った研究は2件のみである[11,20]．他の研究では，SCTG 後に歯肉の厚みが統計的に有意に増加することが観察された[36,45]．厚い歯肉が存在することで，矯正後の退縮の可能性は最小限に抑制される[46,47]．GP の改善は，歯列拡大をともなう矯正治療を受けている患者においてとくに重要である．VAS で測定される知覚過敏の患者報告結果も，他の研究で観察されたように，治療後，試験群で有意に改善されたことが見出された[48,49]．

今回の無作為化比較臨床研究では，交絡因子を排除するため，厳格な組み入れ・除外基準に基づいて患者を募集した．SCTG が使用されたが，これは歯肉退縮の欠損部の治療におけるゴールドスタンダードと考えられており，本研究の強さに寄与している．しかし，この研究には一定の限界もある．というのも，この研究の目的は，歯の矯正移動前に行われた CTG を用いた退縮被覆術によって達成された歯肉マージンレベルの安定性を評価することであり，異なる手術方法を比較することではなかったからである．これはヒトを対象とした研究であるため，矯正治療前の歯肉増大術に対する SCTG の有効性を評価するための組織分析は実施できなかった．最後に，本研究で選択した症例は非抜歯矯正症例であり，大きな力からがかかるのはレベリングとアライメントの段階であり，さらなる空隙閉鎖や牽引は必要がないため，追跡調査期間は歯列矯正によるレベリングとアライメントが完了するまでとした．さらに，研究期間終了時には，まだ矯正治療の仕上げ段階にある患者もいた．したがって，研究では期限を定めなければならない性質上，研究参加者全員について一律の終了時点，すなわちレベリングとアライメントの終了時点を選択した．サンプル数を増やし，異なる歯種で，CTG に代わるものを用いたさらなる研究が提案される．歯肉の表現型は，歯肉溝へペリドンタルプローブ挿入後，歯肉組織から透けて見えるプローブの輝きを観察することで評価した．これは，標準化された再現性の高い方法であり，臨床的にも実施可能な方法である[50]．

結論

本研究の限界の範囲内ではあるが，Miller Class Ⅲ の退縮において，CTG によって達成された根面被覆は安定しており，達成された歯肉マージンのレベルは動的矯正治療期間中変化しなかったことから，根面被覆術は予定の固定式矯正治療の前に実施できると結論づけられる．さらに，審美性の改善や知覚過敏の軽減という点で，これらの患者の QOL も達成できるだろう．また，この研究から得られたデータは，矯正前に退縮が未治療である場合でも，矯正学的歯の移動は遊離歯肉縁のレベルを悪化させないという事実を裏付けている．頬側への歯の移動が歯根膜に及ぼす影響を評価するためには，より多くの前向き研究が必要である．本研究の結果を検証するためには，長期間の追跡調査をともなう多施設臨床試験が必要である．

開示

本研究の著者らは利益相反はないと報告している．

参考文献

1. Bernimoulin J, Curilovié Z. Gingival recession and tooth mobility. J Clin Periodontol. 1977 May ; 4（2）: 107-14.

2. Gorman WJ. Prevalence and etiology of gingival recession. J Periodontol. 1967 Jul-Aug ; 38（4）: 316-22.

3. Claffey N, Shanley D. Relationship of gingival thickness and bleeding to loss of probing attachment in shallow sites following nonsurgical periodontal therapy. J Clin Periodontol. 1986 Aug ; 13（7）: 654-7.

4. Stoner JE, Mazdyasna S. Gingival recession in the lower incisor region of 15-year-old subjects. J Periodontol. 1980 Feb ; 51（2）: 74-6.

5. Waerhaug J. Healing of the dento-epithelial junction following subgingival plaque control. I. As observed in human biopsy material. J Periodontol. 1978 Jan ; 49（1）: 1-8.

6. Steiner GG, Pearson JK, Ainamo J. Changes of the marginal periodontium as a result of labial tooth movement in monkeys. J Periodontol. 1981 Jun ; 52（6）: 314-20.

7. Wennström JL, Lindhe J, Sinclair F, Thilander B. Some periodontal tissue reactions to orthodontic tooth movement in monkeys. J Clin Periodontol. 1987 Mar ; 14（3）: 121-9.

8. Thilander B, Nyman S, Karring T, Magnusson I. Bone regeneration in alveolar bone dehiscences related to orthodontic tooth movements. Eur J Orthod. 1983 May ; 5（2）: 105-14.

9. Polson AM, Meitner SW, Zander HA. Trauma and progression of marginal periodontitis in squirrel monkeys. III Adaption of interproximal alveolar bone to repetitive injury. J Periodontal Res. 1976 Sep ; 11（5）: 279-89.

10. Kloukos D, Eliades T, Sculean A, Katsaros C. Indication and timing of soft tissue augmentation at maxillary and mandibular incisors in orthodontic patients. A systematic review. Eur J Orthod. 2014 Aug ; 36（4）: 442-9.

11. Maynard JG Jr, Ochsenbein C. Mucogingival problems, prevalence and therapy in children. J Periodontol. 1975 Sep ; 46（9）: 543-52.

12. Pini Prato G, Baccetti T, Giorgetti R, Agudio G, Cortellini P. Mucogingival interceptive surgery of buccally-erupted premolars in patients scheduled for orthodontic treatment. II. Surgically treated versus nonsurgically treated cases. J Periodontol. 2000 Feb ; 71（2）: 182-7.

13. Lang NP, Löe H. The relationship between the width of keratinized gingiva and gingival health. J Periodontol. 1972 Oct ; 43（10）: 623-7.

14. Kim DM, Neiva R. Periodontal soft tissue non-root coverage procedures : a systematic review from the AAP Regeneration Workshop. J Periodontol. 2015 Feb ; 86（2 Suppl）: S56-72.

15. Laursen MG, Rylev M, Melsen B. The role of orthodontics in the repair of gingival recessions. Am J Orthod Dentofacial Orthop. 2020 Jan ; 157（1）: 29-34.

16. Boyd RL. Mucogingival considerations and their relationship to orthodontics. J Periodontol. 1978 Feb ; 49（2）: 67-76.

17. GEiger AM. Mucogingival problems and the movement of mandibular incisors : a clinical review. Am J Orthod. 1980 Nov ; 78（5）: 511-27.

18. Joss-Vassalli I, Grebenstein C, Topouzelis N, Sculean A, Katsaros C. Orthodontic therapy and gingival recession : a systematic review. Orthod Craniofac Res. 2010 Aug ; 13（3）: 127-41.

19. Johal A, Katsaros C, Kiliaridis S, Leitao P, Rosa M, Sculean A, Weiland F, Zachrisson B. State of the science on controversial topics : orthodontic therapy and gingival recession (a report of the Angle Society of Europe 2013 meeting). Prog Orthod. 2013 Jul 11 ; 14 : 16.

20. Ngan PW, Burch JG, Wei SH. Grafted and ungrafted labial gingival recession in pediatric orthodontic patients : effects of retraction and inflammation. Quintessence Int. 1991 Feb ; 22（2）: 103-11.

21. Pini Prato G, Baccetti T, Magnani C, Agudio G, Cortellini P. Mucogingival interceptive surgery of buccally-erupted premolars in patients scheduled for orthodontic treatment. I. A 7-year longitudinal study. J Periodontol. 2000 Feb ; 71（2）: 172-81.

22. Miller PD Jr. A classification of marginal tissue recession. Int J Periodontics Restorative Dent. 1985 ; 5（2）: 8-13.

23. Silness J, Löe H. Periodontal disease in pregnancy II. Correlation between oral hygiene and periodontal condition. Acta Odontol Scand 1964 Feb ; 22 : 121-35.

24. Löe H, Silness J. Periodontal disease in pregnancy I. Prevalence and severity. Acta Odontol Scand. 1963 Dec ; 21 : 533-51.

25. Lang NP, Adler R, Joss A, Nyman S. Absence of bleeding on probing. An indicator of periodontal stability. J Clin Periodontol. 1990 Nov ; 17（10）: 714-21.

26. Shieh AT, Wang HL, O'Neal R, Glickman GN, MacNeil RL. Development and clinical evaluation of a root coverage procedure using a collagen barrier membrane. J Periodontol. 1997 Aug ; 68（8）: 770-8.

27. Cairo F, Rotundo R, Miller PD, Pini Prato GP. Root coverage esthetic score : a system to evaluate the esthetic outcome of the treatment of gingival recession through evaluation of clinical cases. J Periodontol. 2009 Apr ; 80（4）: 705-10.

28. Saghaei M. Random allocation software for parallel group randomized trials. BMC Med Res Methodol. 2004 Nov 9 ; 4 : 26.

29. Grupe HE. Modified technique for the sliding flap operation. J Periodontol. 1966 Nov-Dec ; 37（6）: 491-5.

30. Zadeh HH. Minimally invasive treatment of maxillary anterior gingival recession defects by vestibular incision subperiosteal tunnel access and platelet-derived growth factor BB. Int J Periodontics Restorative Dent. 2011 Nov-Dec ; 31（6）: 653-60.

31. Azzi R, Etienne D, Takei H, Fenech P. Surgical thickening of the existing gingiva and reconstruction of interdental papillae around implant-supported restorations. Int J Periodontics Restorative Dent. 2002 Feb ; 22（1）: 71-7.

32. Lorenzana ER, Allen EP. The single-incision palatal harvest technique : a strategy for esthetics and patient comfort. Int J Periodontics Restorative Dent. 2000 Jun ; 20（3）: 297-305.

33. Bherwani C, Kulloli A, Kathariya R, Shetty S, Agrawal P, Gujar D, Desai A. Zucchelli's technique or tunnel technique with subepithelial connective tissue graft for treatment of multiple gingival recessions. J Int Acad Periodontol. 2014 Apr ; 16（2）: 34-42.

34. Roman A, Soancă A, Kasaj A, Stratul SI. Subepithelial connective tissue graft with or without enamel matrix derivative for the treatment of Miller class I and II gingival recessions : a controlled randomized clinical trial. J Periodontal Res. 2013 Oct ; 48（5）: 563-72.

35. Ustaoğlu G, Paksoy T, Gümüş KÇ. Titanium-Prepared Platelet-Rich Fibrin Versus Connective Tissue Graft on Peri-Implant Soft Tissue Thickening and Keratinized Mucosa Width : A Randomized, Controlled Trial. J Oral Maxillofac Surg. 2020 Jul ; 78（7）: 1112-23.

36. Pietruska M, Skurska A, Podlewski Ł, Milewski R, Pietruski J. Clinical evaluation of Miller class I and II recessions treatment with the use of modified coronally advanced tunnel technique with either collagen matrix or subepithelial connective tissue graft : A randomized clinical study. J Clin Periodontol. 2019 Jan ; 46（1）: 86-95.

37. Shirozaki MU, da Silva RAB, Romano FL, da Silva LAB, De Rossi A, Lucisano MP, Messora MR, Feres M, Novaes Júnior AB. Clinical, microbiological, and immunological evaluation of patients in corrective orthodontic treatment. Prog Orthod. 2020 Feb 17 ; 21（1）: 6.

38. Tanaka OM, Avila AL, Silva GM, Añez MC, Taffarel IP. The effects of orthodontic movement on a subepithelial connective tissue graft in the treatment of gingival recession. J Contemp Dent Pract. 2010 Dec 1 ; 11（6）: E073-9.

39. Renkema AM, Fudalej PS, Renkema A, Kiekens R, Katsaros C. Development of labial gingival recessions in orthodontically treated patients. Am J Orthod Dentofacial Orthop. 2013 Feb ; 143（2）: 206-12.

40. Boke F, Gazioglu C, Akkaya S, Akkaya M. Relationship between orthodontic treatment and gingival health : A retrospective study. Eur J Dent. 2014 Jul ; 8（3）: 373-80.

41. Vasconcelos G, Kjellsen K, Preus H, Vandevska-Radunovic V, Hansen BF. Prevalence and severity of vestibular recession in mandibular incisors after orthodontic treatment. Angle Orthod. 2012 Jan ; 82（1）: 42-7.

42. Liu H, Sun J, Dong Y, Lu H, Zhou H, Hansen BF, Song X. Periodontal health and relative quantity of subgingival Porphyromonas gingivalis during orthodontic treatment. Angle Orthod. 2011 Jul ; 81（4）: 609-15.

43. Orsini M, Benlloch D, Aranda Macera JJ, Flores K, Ríos-Santos JV, Pedruelo FJ, Ríos-Carrasco B, di Cesare M. Improvement of Periodontal Parameters with the Sole Use of Free Gingival Grafts in Orthodontic Patients : Correlation with Periodontal Indices. A 15-Month Clinical Study. Int J Environ Res Public Health. 2020 Sep 9 ; 17（18）: 6578.

44. Coatoam GW, Behrents RG, Bissada NF. The width of keratinized gingiva during orthodontic treatment : its significance and impact on periodontal status. J Periodontol. 1981 Jun ; 52（6）: 307-13.

45. Aroca S, Molnár B, Windisch P, Gera I, Salvi GE, Nikolidakis D, Sculean A. Treatment of multiple adjacent Miller class I and II gingival recessions with a Modified Coronally Advanced Tunnel (MCAT) technique and a collagen matrix or palatal connective tissue graft：a randomized, controlled clinical trial. J Clin Periodontol. 2013 Jul；40（7）：713-20.

46. Zucchelli G, Mele M, Stefanini M, Mazzotti C, Marzadori M, Montebugnoli L, de Sanctis M. Patient morbidity and root coverage outcome after subepithelial connective tissue and de-epithelialized grafts：a comparative randomized-controlled clinical trial. J Clin Periodontol. 2010 Aug 1；37（8）：728-38.

47. Zucchelli G, Mounssif I, Mazzotti C, Stefanini M, Marzadori M, Petracci E, Montebugnoli L. Coronally advanced flap with and without connective tissue graft for the treatment of multiple gingival recessions：a comparative short- and long-term controlled randomized clinical trial. J Clin Periodontol. 2014 Apr；41（4）：396-403.

48. Cortellini P, Tonetti M, Baldi C, Francetti L, Rasperini G, Rotundo R, Nieri M, Franceschi D, Labriola A, Prato GP. Does placement of a connective tissue graft improve the outcomes of coronally advanced flap for coverage of single gingival recessions in upper anterior teeth? A multi-centre, randomized, double-blind, clinical trial. J Clin Periodontol. 2009 Jan；36（1）：68-79.

49. McGuire MK, Nunn M. Evaluation of human recession defects treated with coronally advanced flaps and either enamel matrix derivative or connective tissue. Part 1：Comparison of clinical parameters. J Periodontol. 2003 Aug；74（8）：1110-25.

50. Jepsen S, Caton JG, Albandar JM, Bissada NF, Bouchard P, Cortellini P, Demirel K, de Sanctis M, Ercoli C, Fan J, Geurs NC, Hughes FJ, Jin L, Kantarci A, Lalla E, Madianos PN, Matthews D, McGuire MK, Mills MP, Preshaw PM, Reynolds MA, Sculean A, Susin C, West NX, Yamazaki K. Periodontal manifestations of systemic diseases and developmental and acquired conditions：Consensus report of workgroup 3 of the 2017 World Workshop on the Classification of Periodontal and Peri-Implant Diseases and Conditions. J Clin Periodontol. 2018 Jun；45 Suppl 20：S219-29.

論文の意義と解説

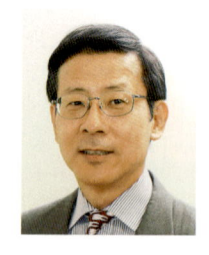

解説：宮下邦彦
（東京都開業　宮下矯正歯科医院）

　本論文は，とくに最近増加傾向にある成人矯正治療にともなう歯肉退縮に対する結合組織移植（SCTG）手術の時期に関するものである．

　このSCTGの目的は，主に知覚過敏を減少し，歯肉の表現型を改善することにある．さらに，成人矯正患者の場合には，本来の患者の主訴が審美的な問題であることから，これを満たす意味でもSCTGの役割は大きい．とくに不正咬合に加えて歯肉退縮が認められる患者について，歯肉退縮に対する処置を矯正治療前に行うべきか，矯正治療後に行うべきかは日常臨床でよく遭遇する問題である．その意味でもその解答を得るのに有用な論文である．本論文の結論は，移植片の安定性は矯正中も維持されるため，根面被覆術は矯正治療前に実施できるというもので，患者の主訴とする審美的な問題や知覚過敏などを早期に減少できるという意味で朗報である．しかし，この知覚過敏や歯肉退縮については，多因子病因や素因があり，これまでに多数の論文が発表されている．本論文でも多数の臨床パラメータについて比較検討が加えられている．ただ，本論文で使われたサンプル数が比較的少ないことと，年齢についても16歳〜25歳の全身的に健康な患者であることに留意すべきである．現に当医院の成人矯正患者では，この問題を主訴する症例の大半は25歳以上であり，65歳を超える高齢者である場合もある．この傾向は今後も強まることが予想される．そのため，本論文の結論を鵜呑みするのは危険であり，患者との十分なコンセンサスが必要と言える．加えて，臨床の場で，この処置の適応を考える時には，手術技術のレベルも高度なものが要求されることになるため，依頼先の歯周専門医とのコラボが重要な要素だと考えるべきである．矯正治療前に根面被覆術を行う場合には，良好な予後を得るには矯正中の口腔環境が重要であるため，歯周専門医だけでなく患者との十分なコンセンサスが必要と言える．最後になるが，サンプル数と対象年齢の拡大と長期的に観察された今後のさらなる研究に期待したい．

国内学会抄録
（第82回日本矯正歯科学会学術大会より事後抄録）

CONTENTS

第82回日本矯正歯科学会学術大会より事後抄録

不正咬合発症と咀嚼機能との関連性

根岸慎一

日本大学松戸歯学部歯科矯正学講座
連絡先：〒271-8587　千葉県松戸市栄町西2-870-1

キーワード：口腔機能，咀嚼運動，混合歯列期

はじめに

本学付属病院矯正歯科において，混合歯列期の患者数は増加傾向を示している．その中で，永久歯列完成時に叢生歯列となるような歯列が狭窄している患児が多数見受けられる．

2023年に当講座が行った幼稚園児に対する調査では，約30%の園児に乳歯列期における空隙の不足が認められた．これは約30年前の調査と比較すると著しく増加している結果となった(*図1*)．2018年に小児の口腔機能発達不全症が保険適応されたのは記憶に新しく，混合歯列期の口腔機能の低下は歯列不正発症と因果関係があることが予想される．

しかし，歯列狭窄をともなう不正咬合の発症に関しては，環境的・遺伝的要因が多様に影響しているため，原因を究明するのは困難である．

口腔機能とは

口腔機能は，顎口腔周辺の末梢効果器系，これらから起こる感覚入力系，中枢処理系，その運動出力系が総合的に働いて行われ，食物の性状に適したリズミカルな咀嚼運動を生み出す．とくに歯，顎関節，咀嚼筋は密接に関連しており，これらがバランスを保つことで正常な咀嚼が可能となる．しかしながら，これらの要素の1つが異常を起こすと他の要素にも影響を与え，機能異常を引き起こす．そのため，口腔機能を客観的に評価するには，咀嚼運動の分析が重要だと考える(*図2*)．

小学生児童の疫学調査からわかったこと

筆者らの講座は，歯列形態の成長発育と口腔機能の発達の関連を調査する目的で，一般集団に対するコホート研究を長年にわたって継続している．とくに咀嚼運動に着目した基礎的・臨床的調査を進めている．これまでの主な成果として，下顎側方歯群の舌側傾斜による歯列狭窄と咀嚼運動との関連性[1]，咀嚼トレーニングの介入による咀嚼運動パターンの変化が歯列形態の成長発育に及ぼす影響[2]，食生活アンケートによる咀嚼性の高い食品の摂取と咀嚼運動との関連性について[3]などを報告している．また，口蓋形態の環境的寄与率について，双生児法を行い，新たな知見を得ることができた[4]．

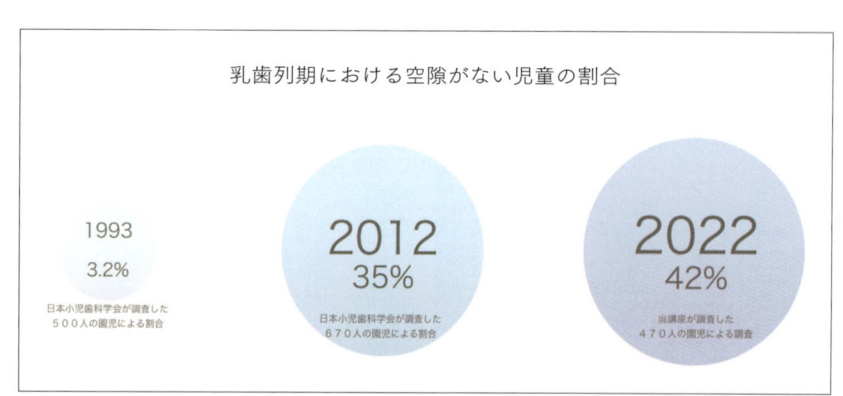

図1　乳歯列期における空隙がない児童の割合．

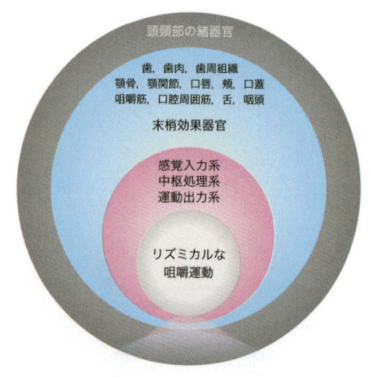

図2　咀嚼機能を司る頭頸部のさまざまな器官や組織についての説明．

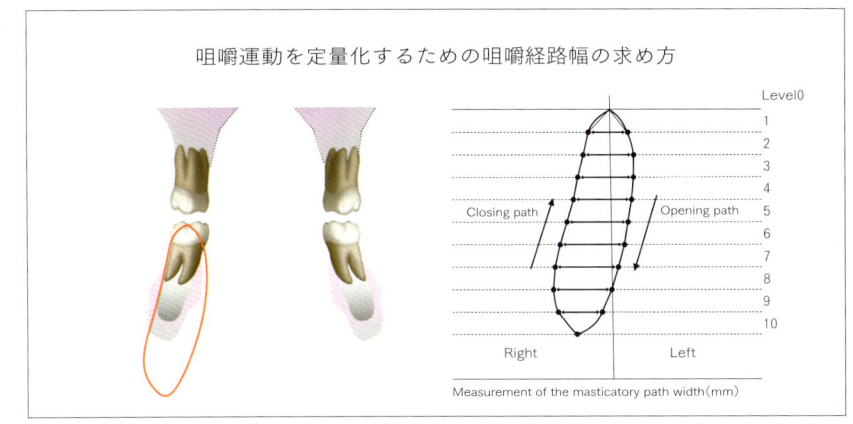

図3　咀嚼運動を定量化するための咀嚼経路幅の求め方．顎運動測定器で自由咀嚼を計測し，正面観の咀嚼運動から図のように咀嚼経路幅を求める．咀嚼サイクルの5〜14サイクルを抽出し，その平均値を咀嚼経路幅とする．

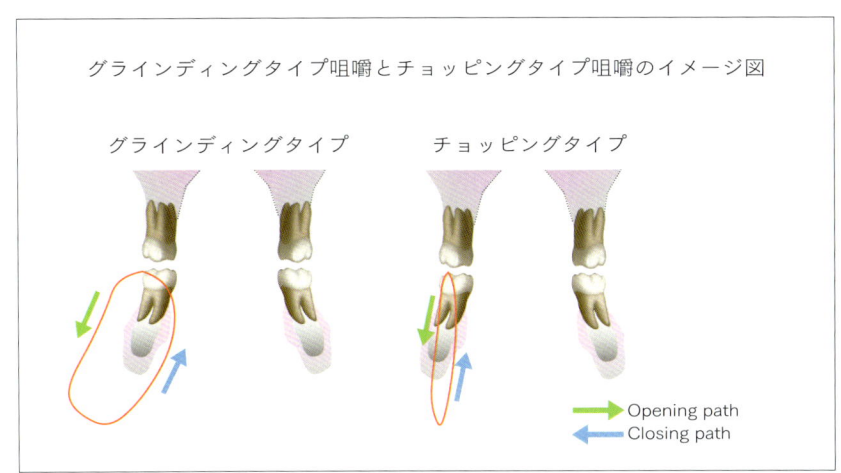

図4　グラインディングタイプ咀嚼とチョッピングタイプ咀嚼のイメージ図.

咀嚼運動と歯列形態の関係

前項で述べた咀嚼運動と歯列形態の関連について，少し詳しく解説したい．筆者らの講座では，咀嚼運動を評価する方法として，前頭面観からの咀嚼運動の軌跡から，咀嚼経路幅を求め定量化している（図3）．この咀嚼経路幅が広いものをグラインディングタイプ咀嚼（以下：GR咀嚼），狭いものをチョッピングタイプ咀嚼（以下：CH咀嚼）と定義した（図4）．GR咀嚼は「奥歯ですりつぶすような咀嚼」，CH咀嚼は「縦噛み咀嚼」「くちゃくちゃ食べ」などと表現できる．

当講座ではこれら咀嚼運動パターンと歯列形態の成長についていくつかの調査を行っている．

①咀嚼運動パターンと下顎大臼歯萌出様相について

成長期児童の下顎大臼歯間幅径と頬舌的歯軸傾斜角には個人差があり，歯列幅が狭く，舌側傾斜しているものは歯列弓周長が短く，不正咬合（叢生）を発症していることが多いことから，これらの症状と咀嚼運動の関連を調査した．

結果として，GR咀嚼のものはCH咀嚼に比べて歯列幅径が広く，大臼歯も頬側に傾斜（直立）しているものが多かった[5]．これは現代日本人と数千年前の日本人と比較した世代間調査の結果[6]とも一致し，咀嚼運動のみならず，食習慣とも関連が高いことを示している．

②咀嚼運動パターンと口蓋形態の成長について

上顎歯列の成長は口蓋形態の成長に寄与する割合が高い．当講座では有限要素法を用い，咀嚼運動パターン別の正中口蓋縫合領域への応力刺激の違いを検討した[7]．

結果として，GR咀嚼はCH咀嚼に比べて領域全体で約1.5倍の応力刺激があることがわかった（図5）．また，前項で少し触れたが一卵性双生児と二卵性双生児の比較による口蓋領域の遺伝率を評価することで，口蓋領域別の環境的要因が寄与する部位を検証した結果，口蓋の浅い部分に対して基底部領域において環境要因が寄与していることが明らかとなり，この結果は有限要素法の結果を支持するものとなった．

③最大咬合力と咀嚼運動パターンの成長変化について（図6）

小学校における集団調査の結果から，年齢ごとの口腔機能の成長変化

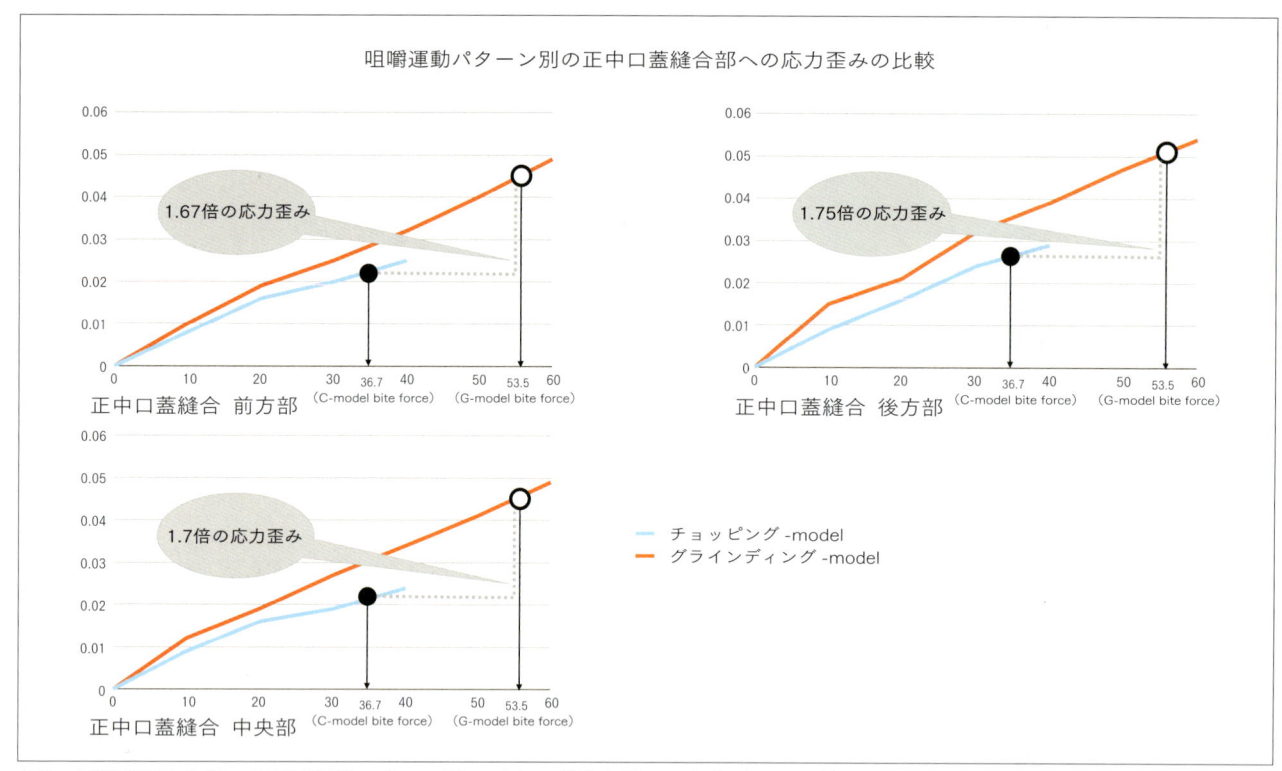

図5　有限要素法を用いた咀嚼運動パターン別の正中口蓋縫合部への応力歪みの比較.

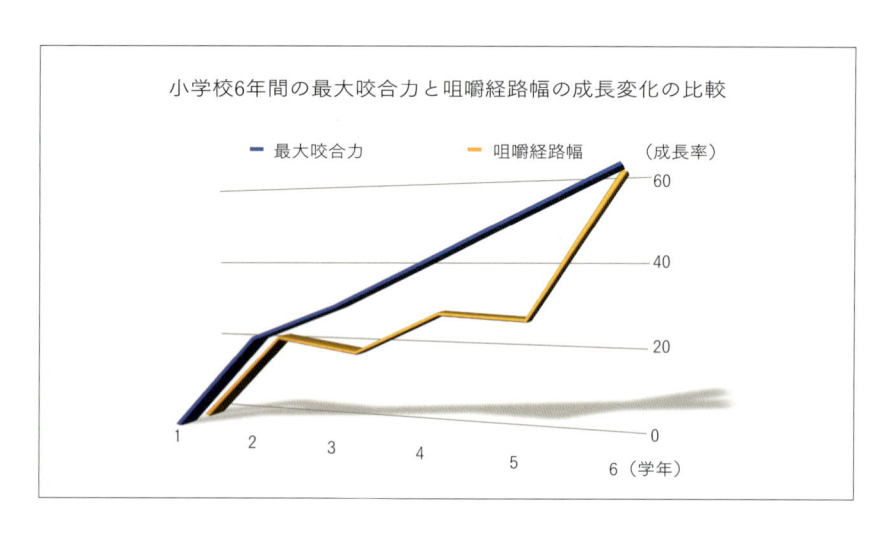

図6　小学校6年間の最大咬合力と咀嚼経路幅の成長変化の比較.

を検討した．検討した口腔機能は最大咬合力と咀嚼経路幅である．最大咬合力の成長変化は咬筋・側頭筋などの咀嚼筋群の成長発育に依存すると考えられ，増齢と比例的な関係で数値の上昇が確認できた．成長期の咬合力の評価は乳歯から永久歯への歯の交換により欠損部位が多く存在するため，現在広く使用されている前歯型の咬合力計測機では規格化された安定なデータを得ることは難し

い．従ってわれわれは第一大臼歯（乳臼歯）のみの咬合力を計測することが可能なバータイプ型の咬合力計測器を採用しているが，近年この装置が販売中止となってしまったため，今後バータイプ型の咬合力計の開発が急務であると考えている．

咀嚼運動の成長変化に関して，咬合力が年齢依存的に増加するのに対して，咀嚼経路幅は小学校中学年の間（3年生から5年生）は変化が少な

かった．これは乳歯から永久歯への歯の交換が活発な時期は咀嚼運動が安定しないと推察される．

口腔機能を正常化することは結果として歯列成長を促す可能性があるが，そもそも機能が低下していることを診断し，どこまで強化するべきなのかを把握することが重要である．今後は全国的にこのような調査を行い，早期に基準値を策定する必要があると考える．

脆弱な口腔機能を取り戻すための取り組み

　口腔機能発達不全症などの機能低下の児童に対する治療方法は，口腔筋機能療法などが挙げられる．当講座では咀嚼運動を活発化させる取り組みとして硬く歯応えのある食品による咀嚼トレーニングを推奨している．1日2回，3か月間，硬性ガムや硬性グミなどを摂取し，口腔機能の変化を調査した結果，ほとんどす べての機能の上昇が確認できた[8]．また，幼稚園児に対する食習慣と口腔機能の関係についての調査では，硬く歯応えのある食品を嗜好している園児はそうでない園児に比べて口腔機能の数値が高いという結果となり[3]，食習慣改善も口腔機能の良好な成長に寄与することを示唆している．

今後の展望

　口腔機能の低下は小児の良好な歯 列成長を抑制している可能性が高い．機能向上のための取り組みは重要であるが，まずは年齢，性別，人種などの詳細な基準値の作成が急務であろう．当講座では小学校におけるコホート調査を昨年度より再開している．また，三次元データを取得できるデバイスも増加しており，今後はより詳細なデータに基づいた報告をしていきたいと考えている．

参考文献

1．Hayashi R, Kanazawa E, Kasai K. Three-dimensional changes of the dental arch form and the inclination of the first molars: Comparison between crowding-improvement and crowding-aggravation groups. Orthod Waves. 2006；65(1)：21-30.

2．根岸慎一，林亮助，斎藤勝彦，葛西一貴．硬性ガムトレーニングが混合歯列期児童の咀嚼運動および第一大臼歯植立に与える影響．Orthod Waves-Jpn Ed. 2010；69(3)：156-62.

3．Negishi S, Richards LC, Kasai K. Relation of dietary preference to masticatory movement and masticatory exercises in Japanese children. Arch Oral Biol. 2019 Dec;108:104540.

4．Negishi S, Richards LC, Hughes T, Kondo S, Kasai K. Genetic contribution to palatal morphology variation using three-dimensional analysis in Australian twins. Arch Oral Biol. 2020 Jul;115:104740.

5．齋藤奈月，石井かおり，根岸慎一，斎藤勝彦，葛西一貴．小学校2年生から6年生における歯列弓幅径と口腔機能の変化の関連性．Orthod Waves-Jpn Ed. 2019；78(1)：7-13.

6．Kasai K, Kawamura A. Correlation between buccolingual inclination and wear of mandibular teeth in ancient and modern Japanese. Arch Oral Biol. 2001 Mar；46(3)：269-73.

7．根岸慎一，林亮助，中川敦仁，村田善保，葛西一貴．咀嚼力が小児の正中口蓋縫合に及ぼす力学的影響．三次元有限要素法による解析．Orthod Waves-Jpn Ed. 2013；72(3)：164-72.

8．根岸慎一，林亮助，斎藤勝彦，葛西一貴．硬性ガム咀嚼トレーニングが混合歯列期児童の咀嚼能力に及ぼす影響．Orthod Waves-Jpn Ed. 2008；67(3)：132-8.

第82回日本矯正歯科学会学術大会より事後抄録

顎顔面形態と咀嚼および嚥下機能との連関

大川加奈子

新潟大学医歯学総合病院矯正歯科
連絡先：〒951-8514　新潟県新潟市中央区学校町通2-5274

キーワード：矯正臨床における咀嚼・嚥下機能，骨格性下顎前突症の咀嚼能率評価，開咬症の嚥下運動評価

矯正臨床における咀嚼・嚥下機能

矯正歯科治療の目的は，顎顔面の構造的不調和あるいは歯列咬合関係の形態的な異常(不正咬合)を改善し，不正咬合によって障害された口腔機能の改善，回復を図ることで，QOL の向上に大きく貢献する．口腔機能のうち，咀嚼・嚥下における一連の過程は，顎骨や歯列咬合と，舌や口腔内外の顎顔面筋群との協調運動により遂行される(図1)．したがって，矯正歯科治療の診断や治療方針立案時には，形態的特徴はもとより，機能的特徴の詳細な検討，および形態と機能との関連性を捉えておくことがきわめて重要である．

矯正臨床においては，咀嚼障害や嚥下時の舌突出癖といった口腔習癖をともなう不正咬合患者にしばしば遭遇する(図2)．咀嚼障害は QOL を低下させ，嚥下時の習癖は矯正歯科治療後の安定性を欠くとされる．咀嚼や嚥下機能の問題に対しては，矯正歯科治療による不正咬合の改善に並行して，筋機能療法の適用や行動変容を促すことになる．咀嚼や嚥下機能の評価方法のうち，主観的評価は，簡便だが汎用性に乏しく評価が曖昧となる傾向にある．一方，客観的評価は，評価結果が比較的明確で術者に依存しないことから，臨床への応用が期待されている．

本稿では，第82回日本矯正歯科学会学術大会におけるシンポジウム1「矯正臨床における形態と機能の連関を探る」での講演内容をもとに，口腔機能のうち咀嚼と嚥下に着目し，筆者らが行っている臨床研究の一部について，客観的かつ視覚的データを提示しながら概説する．

骨格性下顎前突症における咀嚼能率の評価

骨格性下顎前突症は，上下顎骨の前後的位置関係の不調和が顕著なため，形態的異常にともなう咀嚼機能の変化が報告されている[1]が，咀嚼機能の評価においては，被験食の処理方法による測定誤差や，測定の煩雑さが課題となっていた．

そこで，筆者らは標準化食品と全自動解析装置を用いた咀嚼能率測定を行った．図3a に示す咀嚼能力測定用グミゼリー(UHA 味覚糖，大阪)は，嚥下することが可能で規格化された標準化食品である．咀嚼能力測定用グミゼリーを30回咀嚼後，吐き出した咬断片を採取し(図3b)，全自動咀嚼能力測定装置(東京光電, 東京)を用いて咬断片の表面積増加量を算出することで咀嚼能率が測定できる．

図4は，骨格性下顎前突症を対象として行った咀嚼能率の測定結果の一部を示す[2]．骨格性下顎前突症は，個性正常咬合者と比較して，咀嚼能率が有意に低い値を示した(図4a)．また，側面セファログラム上の計測項目を設定し，咀嚼能率と顎顔面形

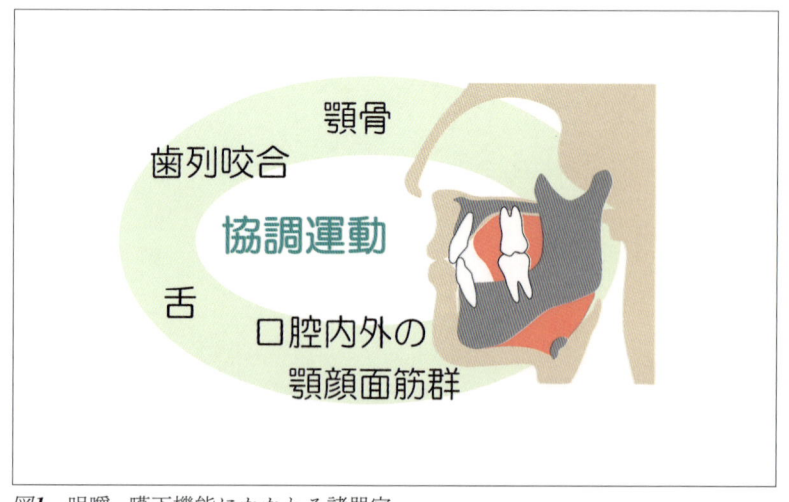

図1　咀嚼・嚥下機能にかかわる諸器官．

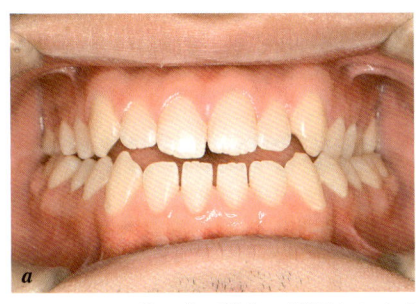
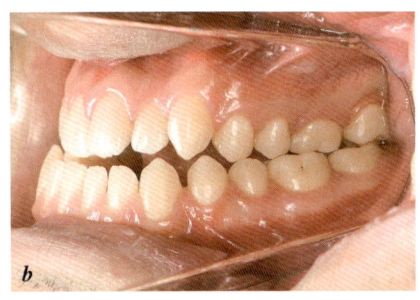
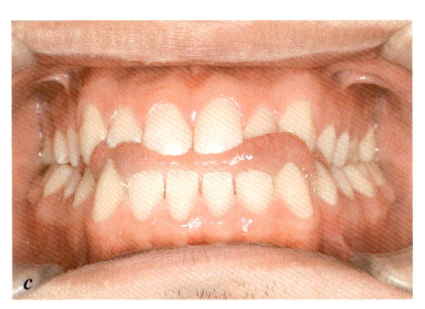

図2a〜c　咀嚼・嚥下機能の問題をともなう不正咬合患者．a, b：21歳，男性．前歯で食べ物が咬みきれないこと（咀嚼障害）を主訴に当院を受診．下顎の前方位による上下顎骨の前後的不調和（ANB -3.5°，SNA 83.0°，SNB 86.5°）およびハイアングル（FMA 36.0°）の顎態に起因して，上顎右側側切歯〜上顎左側第一大臼歯部で交叉咬合を呈し，上顎右側第一大臼歯〜上顎左側第一小臼歯部で開咬を呈していた．c：唾液嚥下時に，上下顎前歯部に舌の溢出（舌突出癖）を認める（a〜cはいずれも同一患者）．

図3a | 図3b

図3a, b　咀嚼能率測定に用いた標準化食品．a：咀嚼能力測定用グミゼリー（UHA 味覚糖，大阪）．規格・標準化された食品で，嚥下が可能．b：咀嚼能力測定用グミゼリーを30回咀嚼後に吐き出した咬断片．

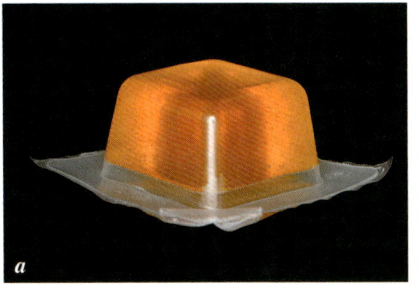
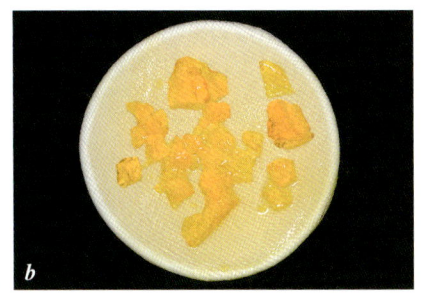

図4a〜c　骨格性下顎前突症を対象とした咀嚼能率の測定（参考文献2，深町らより引用改変）．a：骨格性下顎前突症と個性正常咬合者における咀嚼能率の比較（Wilcoxon の順位和検定，*p＜0.05，**p＜0.01）．b：骨格性下顎前突症における咀嚼能率と Gonial angle との相関．c：骨格性下顎前突症における咀嚼能率と ANS-Me 間距離との相関（Spearman の順位相関係数，r：相関係数，p：有意水準）．

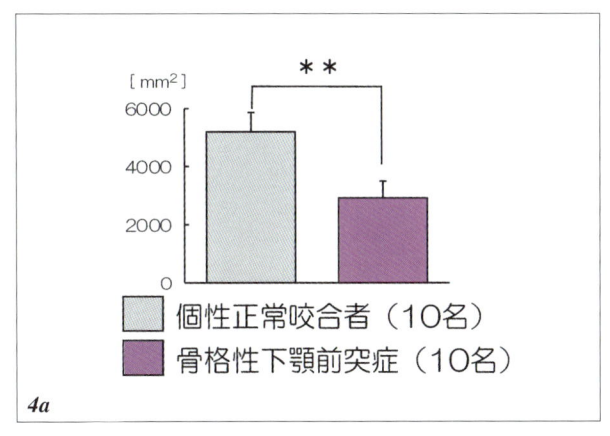

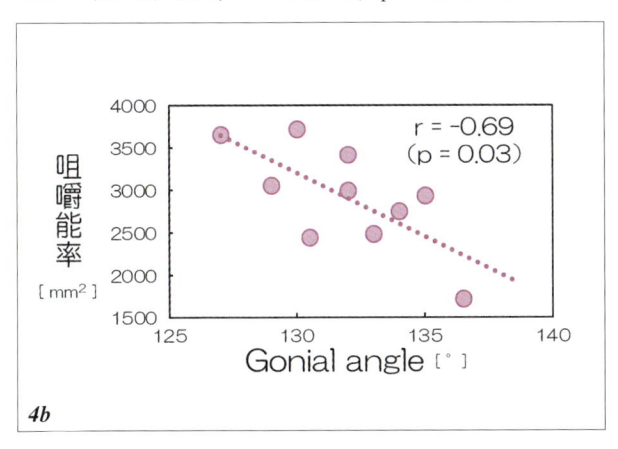
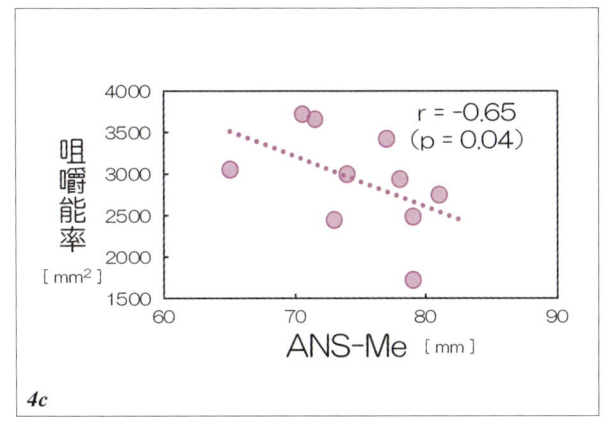

態との相関を検索した結果，骨格性下顎前突症は，咀嚼能率と Gonial angle，ならびに咀嚼能率と ANS-Me 間距離との間に有意な負の相関を認めた（図4b, c）．さらに，咬合接触面積および最大咬合力についても測定し，いずれも骨格性下顎前突症で有意に低い値を示した．

骨格性下顎前突症では，骨格的不調和による上下顎歯列の咬合接触の減少や欠落による咬合接触面積の減少，および不十分な咬合接触による

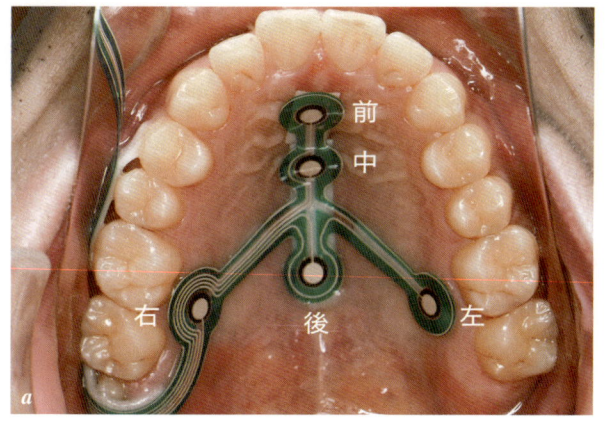
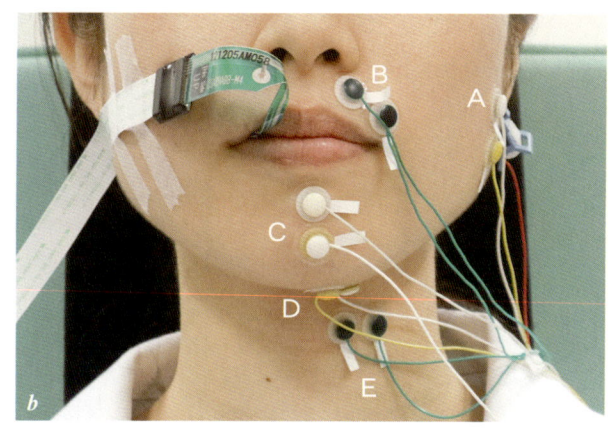

図**5a, b** 嚥下時の舌圧と顎顔面筋群筋活動の測定機器. **a**：口蓋に貼付した舌圧センサシート（Swallow scan，ニッタ，大阪）. 厚さ0.1mm で 5 か所の感圧点（前：口蓋正中前方部，中：口蓋正中中央部，後：口蓋正中後方部，左：左側周縁部，右：右側周縁部）を有する. **b**：表面筋電計（NT-611T，日本光電，東京）を顎顔面筋群（A：咬筋，B：口輪筋，C：オトガイ筋，D：舌骨上筋群，E：舌骨下筋群）相当の皮膚上に貼付.

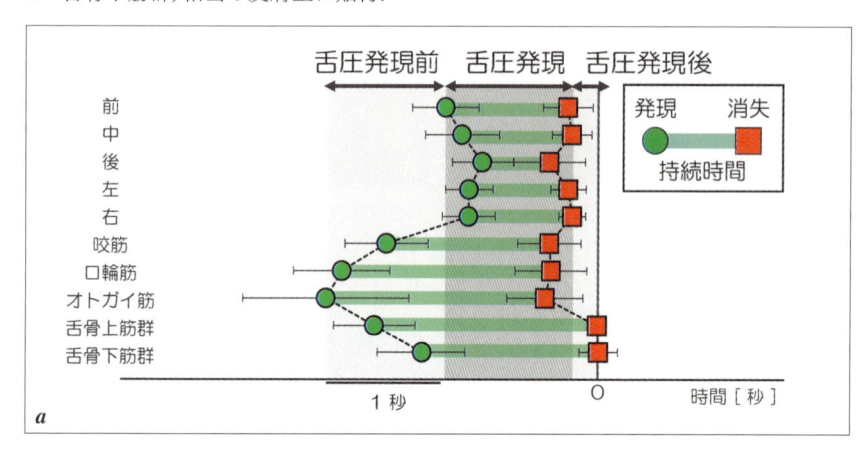

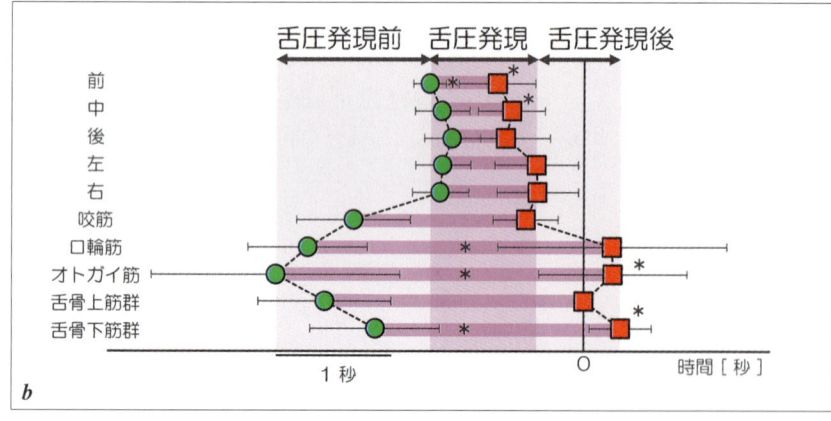

図**6a, b** 開咬症と個性正常咬合者における嚥下時の舌圧と顎顔面筋群筋活動の発現様相の比較. **a**：個性正常咬合者（女性17名）. **b**：開咬症（女性4名）（Mann-Whitney U 検定 *$p < 0.05$）.

顎位の不安定化によって最大咬合力が低い値を示したことで咀嚼能率の低下を来したと考えられる.

このように，骨格性下顎前突症では，長期間に及ぶ不十分な咀嚼により，咀嚼時の咬筋や内側翼突筋への負荷が減少していることが推察された. また，咀嚼筋群への負荷の減少は，咀嚼筋付着部での成長様相や下顎の成長方向に影響することが報告されている[3]. したがって，咀嚼能率の低下による食物摂取時の咀嚼筋への負荷の減少は，下顎角の開大と前下顔面高の増大を惹起し，いわゆる long face 傾向を呈する可能性が考えられた.

開咬症における嚥下運動の評価

開咬症は，上下顎骨や上下顎歯列弓の垂直的異常によって生じ，嚥下時に舌突出癖をともなうことが多いことから舌の関与が指摘され，矯正臨床における難治性疾患のひとつで

ある．これまで筆者らは，嚥下口腔咽頭期における舌運動の定量的評価に有用な指標とされる舌圧(舌と口蓋との接触圧)[4]に着目した研究を行い，開咬症の嚥下時舌圧パターンは個性正常咬合者と異なり，また，嚥下時舌突出癖の有無によっても変化することを明らかにした[5]．現在，嚥下時における舌運動と顎顔面筋群との協調運動の追求を目的として，舌圧と顎顔面筋群筋活動の同時測定法による嚥下運動様相の解析を進め，個性正常咬合者の嚥下時における舌圧と顎顔面筋群筋活動との間には，時系列的な協調性が認められることを報告した[6]．

図5a に示す厚さ0.1mm の舌圧センサシート(ニッタ，大阪)は，5か所の感圧点を有し，口蓋に貼付することで嚥下時の舌圧を測定できる．

また，表面筋電計(NT-611T, 日本光電，東京)を咬筋，口輪筋，オトガイ筋，舌骨上下筋群相当の皮膚上に貼付し(*図5b*)，舌圧との同時測定を行うことで，嚥下時における舌圧と顎顔面筋群筋活動の時系列的な発現様相を包括的に評価することができる．

*図6*に，開咬症を対象として，ゼリー4.0mL 嚥下時の舌圧と顎顔面筋群筋活動を同時測定した研究結果の一部を示す．その結果，開咬症は個性正常咬合者と比較して，口蓋正中前方部や中央部の舌圧は有意に早期の消失を認め，口輪筋，オトガイ筋，および舌骨下筋群の活動時間が有意に延長した(*図6b*)．また，開咬症では，舌圧発現時間が短く，舌圧発現前後における顎顔面筋群筋活動が長くなることが示された．これらの結果から，開咬症の嚥下運動は，開咬により生じた固有口腔空間の破綻を舌で代償する動作を反映したもので，口腔周囲筋が活動時間を延長させることで歯列を外側から封鎖し，舌運動の補助的活動を担う可能性が示唆された．

今後の展望

咀嚼や嚥下機能を客観的に評価し，顎顔面形態との連関について検索していくことにより，筋機能療法や行動変容に対する診断や治療効果の判定へ向けた重要な知見を提供できる可能性がある．

本稿が，日常臨床においてみられる咬合や顎態の不調和と機能への影響，ならびに形態と機能との関連性を考察する上での一助になれば幸いである．

参考文献

1．Kato K, Kobayashi T, Kato Y, Takata Y, Yoshizawa M, Saito C. Changes in masticatory functions after surgical orthognathic treatment in patients with jaw deformities:Efficacy of masticatory exercise using chewing gum. J Oral Maxillofac Surg Med Pathol. 2012；24(3)：147‑51.

2．深町直哉，坂上馨，栗原加奈子，阿部遼，小野高裕，齋藤功．全自動解析装置を用いた骨格性下顎前突症患者における咀嚼能力と顎顔面形態との関連．日顎変形誌．2019；29(3)：237‑46.

3．森田匠，根来武史，伊藤関門，藤原琢也，平場勝成，水谷誠，大野紀和，後藤滋巳．咀嚼時の機能的負荷の違いが顎顔面骨格形態に与える影響．成長期ウサギにおける粉末飼料飼育による影響について．日顎変形誌．2001；11(2)：63‑74.

4．Hori K, Ono T, Tamine K, Kondo J, Hamanaka S, Maeda Y, Dong J, Hatsuda M. Newly developed sensor sheet for measuring tongue pressure during swallowing. J Prosthodont Res. 2009 Jan；53(1)：28‑32.

5．Kurihara K, Fukui T, Sakaue K, Hori K, Ono T, Saito I. The effect of tongue thrusting on tongue pressure production during swallowing in adult anterior open bite cases. J Oral Rehabil. 2019 Oct；46(10)：895‑902.

6．Kurihara-Okawa K, Okawa J, Nihara J, Takahashi K, Hori K, Nagasaki T, Fukui T, Ono T, Saito I. Tongue pressure production and orofacial muscle activities during swallowing are related to palatal morphology in individual with normal occlusion. Clin Invest Orthod. 2024；83(2)：61‑9.

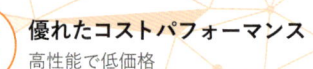

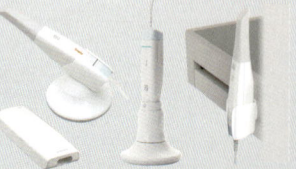
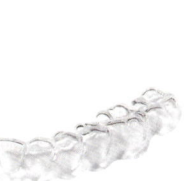
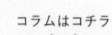

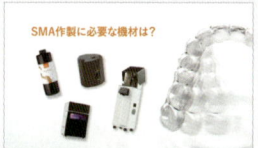
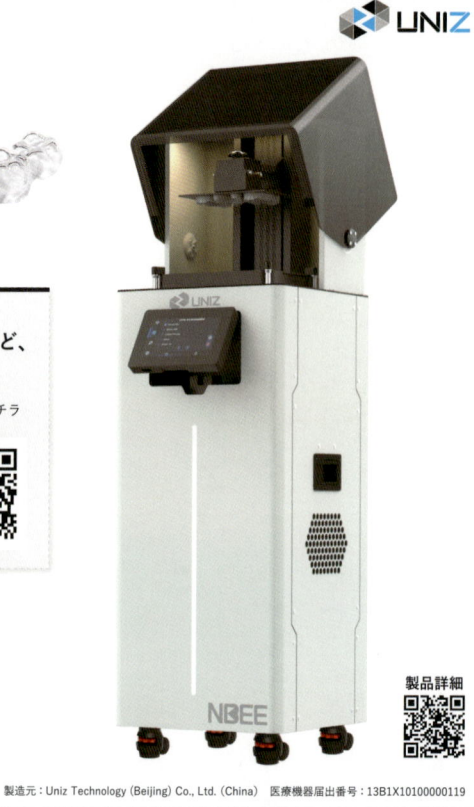
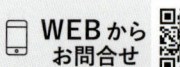

海外学会レポート

American Association of Orthodontists 2024

AAO の10年を振り返り，そしてこれからの歯科界を見つめる

尾島賢治

東京都開業　スマイルイノベーション矯正歯科
連絡先：〒160‑0023　東京都新宿区西新宿1‑3‑17　新宿第一アオイビル 4F

NEW ORLEANS

キーワード：アライナー矯正，3D プリンター，インハウスアライナー矯正

はじめに

2024年5月3日～6日にかけて，米国ルイジアナ州ニューオーリンズで開催された American Association of Orthodontists(以下，AAO)に演者として参加したため，学会内の様子も含めてレポートしたい．

10年前を振り返ってみて感じること

ニューオーリンズと言えば，ちょうど10年前の2014年も同じ地，同じ会場で AAO に参加していたため，感慨深いものがあった．一時期，新型コロナウイルス感染症の影響で現地開催の見合わせやオンライン開催があったが，あらためてこの10年で矯正歯科界も大きく変わったなと感じた．日本にいると，あまりその変化を感じにくいが，海外では世の中の動きが色濃くトレンドに反映され，トピックもめまぐるしく変わる．企業展示では AAO のタイミングに合わせた最新機器の発表があったりする．AAO は世界最大規模の矯正歯科学会ともいわれ，やはり毎年参加し，最新の情報収集は大事だなと思わされる．

10年前と言えば，筆者は振動系加速装置とアライナー矯正の併用について企業ブースでの講演を行っていた．当時，アライナー矯正は Invisalign(Align Technology)社が一強で企業ブースもデンタルショーの入り口すぐのところに大きく構えていて，それだけで「日本とスケールが違うなあ」と思っていた．海外向けには口腔内スキャナー「iTero」が発売開始されてから2年目くらいで，その当時すでに口腔内スキャナーは注目されていた．日本では，2014年8月に筆者のクリニックがはじめて口腔内スキャナーを導入した．

今年注目のトピック

10年経過し，今年注目の矯正歯科関連マテリアルと言えば，やはり「アライナー矯正」「3D プリンターによるインハウス，形状記憶アライナー」「インハウスアライナー矯正」の3本柱がトピックではないだろうか．

アライナー矯正はここ10年で多くの企業が参入し，今年は出展した企業の内58社がアライナー矯

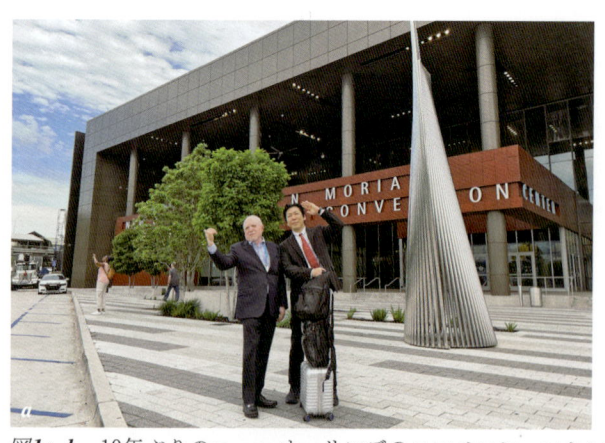
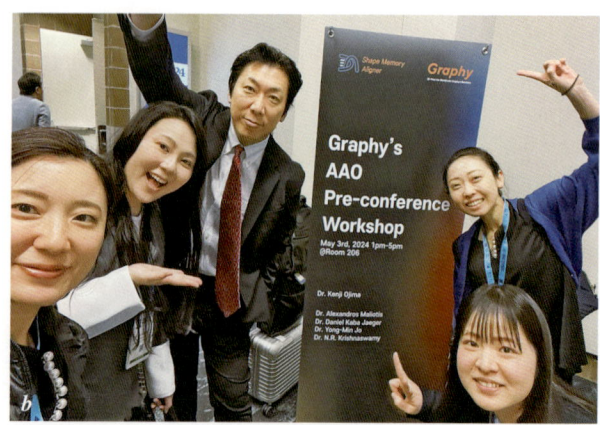

図1a, b　10年ぶりのニューオーリンズのコンベンションセンターで開催された AAO．会場前で Prof. Ravindra Nanda と筆者のツーショット(**a**)．当院から4名のスタッフと一緒に参加した(**b**)．

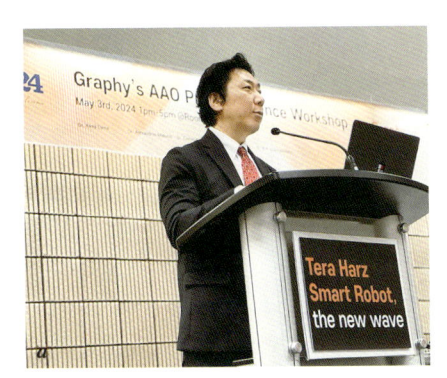

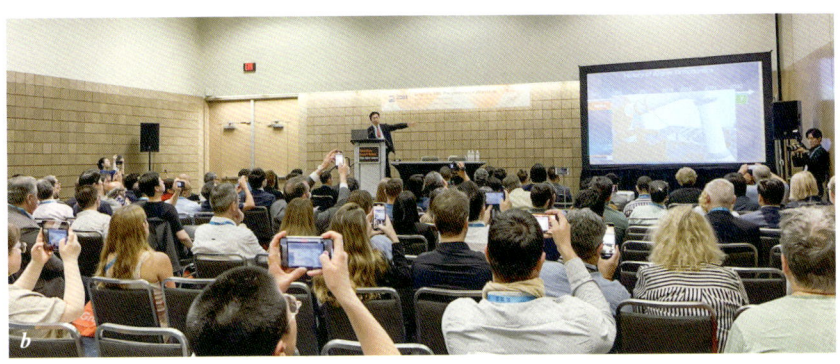

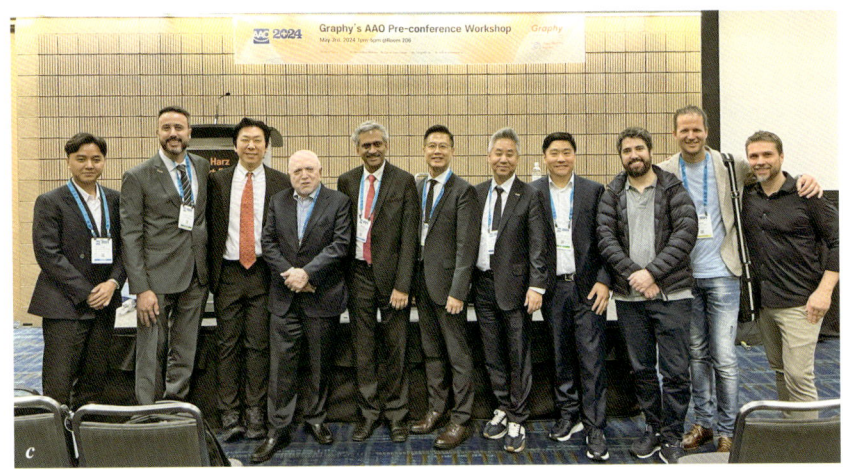

図2a〜c　プレカンファレンスワークショップの様子．「形状記憶アライナー」をテーマに講演する筆者（a）．講演中は多くの聴講者が熱心に耳を傾けていた（b）．プレカンファレンスでは著名な先生がたがご登壇された（c）．

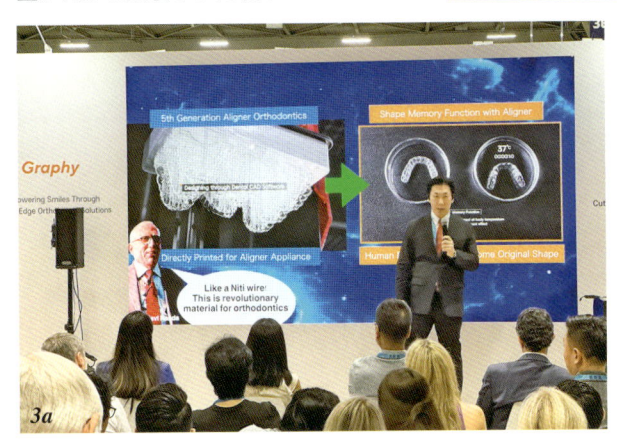

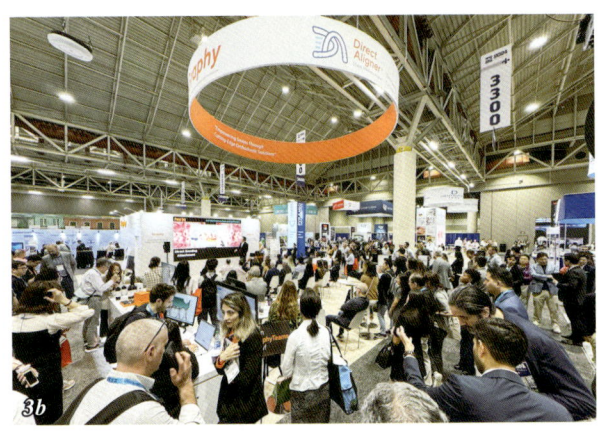

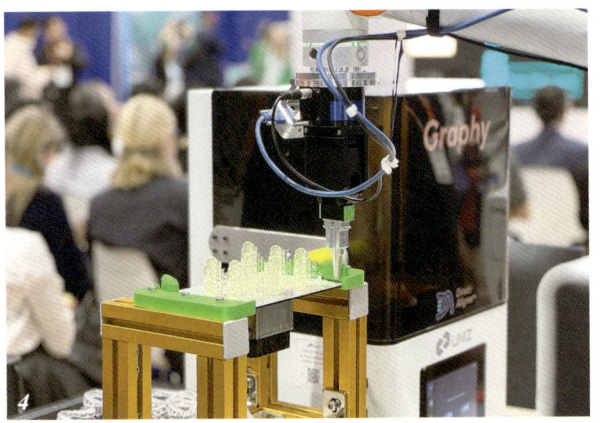

図3a, b　Graphy のブース講演の様子（a）．プレカンファレンスワークショップ同様，多くの先生がブースにお立ち寄りくださった（b）．
図4　Graphy では今回「Tera Harz Robot」を発表し，ブース展示されていた．会場では実際にアライナーを製作する様子を披露していた．

正にかかわっており，そのほとんどが，自社のアライナーシステムを取り扱っていた．詳しくは筆者の YouTube チャンネルでもアライナー企業について紹介しているので，ご覧いただきたい．

学会の様子で大きく変わったことといえば，以前はマルチブラケット矯正をテーマにご講演されていた著

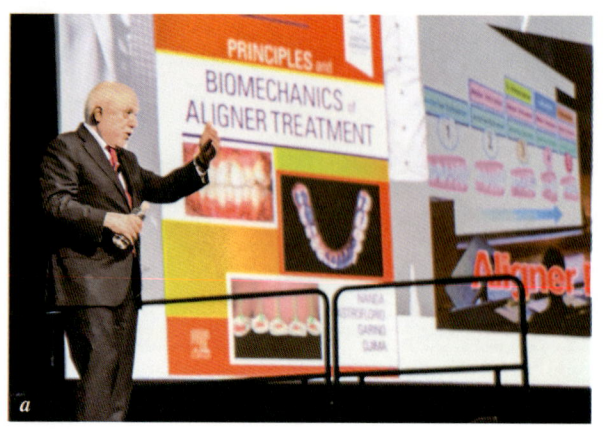
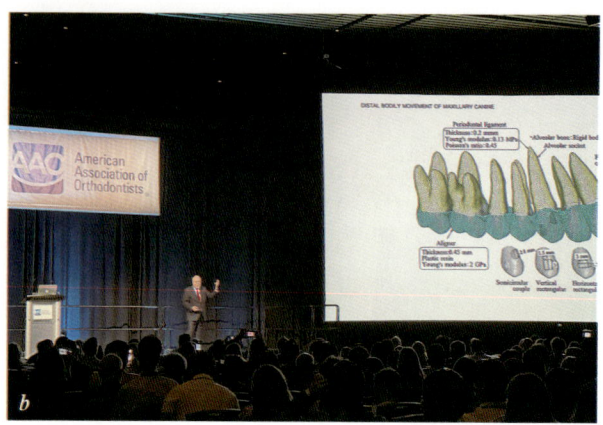

図5a, b　昨年11月に新潟で開催された日本矯正歯科学会学術大会でもご講演された Prof. Nanda の講演は一番大きな会場がほぼ満席で，今回の AAO 中でもっとも多く聴講者がいた．講演ではアライナー矯正や最新のインハウスアライナーのバイオメカニクスにも触れる内容だった．

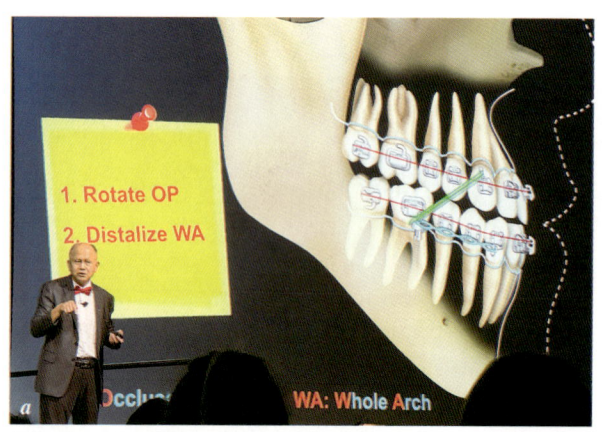
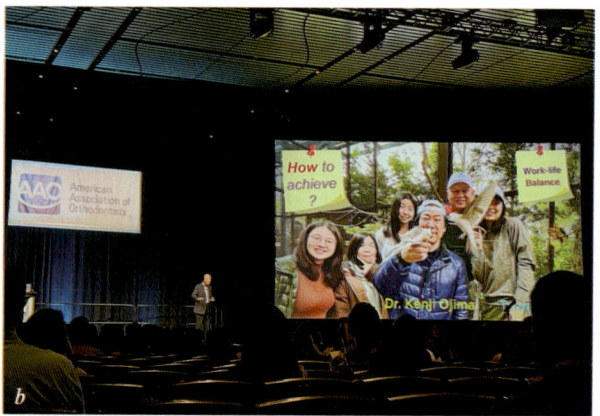

図6a, b　AAO 講演の中でも人気の高い Dr. Chris Chang の講演では，筆者についても紹介していただいた．

名な先生がたも，今ではアライナー矯正治療を当たり前のように使っているであろう．そのため，「アライナー矯正治療でどこまで治せるのか？」というトピックは古くなっている．アライナーで歯が動くのは当然で，その先のこと，たとえば急速拡大装置や Benefit-System のような装置との併用，外科矯正との併用，来院回数をできるだけ少なくできる遠隔治療などに講演の幅が広がっているように感じる．

そして，ここ数年の大きな変革は「3D プリンター」技術の発展だ．2023年に開催された AAO Winter Conference ではすべてのトピックが3D プリンターで衝撃を受けたことは記憶に新しいが，矯正歯科の分野で3D プリンターがこれだけ身近になるというのを，10年前に誰が予測していたであろうか．

実は筆者の矯正治療の師匠である菅原準二先生は「いつか自分の医院でアライナーを生産するのが日常になる」ということをかなり前からおっしゃっていて，本当にそのようになっている．また，アライナー矯正の師匠であるドイツの Dr. Werner Schupp はインビザラインを開発当初からかかわり，私たちに多くのアライナー矯正の基礎について教えて下さった先生だが，Dr. Schupp も2019年から全症例をインハウス（内製化）アライナーに切り替えている．実際，今回の AAO では，企業依頼型のアライナー矯正に関するトピックの数より多く「インハウスアライナー」の講演が行われているほどであった．

筆者らのクリニックでは，2016年から3D プリンターを導入しているが，この数年で技術がどんどん進

化して，現在では上下の模型プリントが5分で完了する（UNIZ 社製を使用）．今までメーカーや歯科技工所に資料を送って発注してきたことが，歯科医院内で製作できるようになった．それにより，費用や時間といった患者負担が軽減したり，より自由に製作が行えるようになった．今回の AAO でも多くの企業が3Dプリンターを展示し，先生方のニーズに合わせて選べる時代になった．インハウスアライナーのトピックの中でも，今もっとも注目されているのはなんといっても「ダイレクトプリントアライナー」であろう．

ダイレクトプリントアライナーは韓国の Graphy が2022年の AAO で初めて発表した新しい3D プリンター用レジンで，3D プリンターから直接アライナーをプリントできる．今までのインハウスアライナー

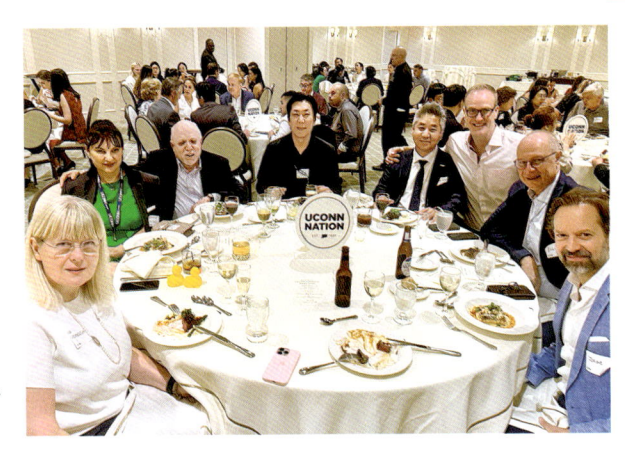

図7　Prof. Nanda からご招待いただいたコネチカット大学の集まりにて．各国の矯正歯科界の著名な先生方とお話しすることができた．

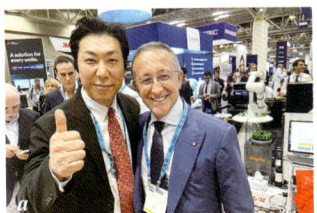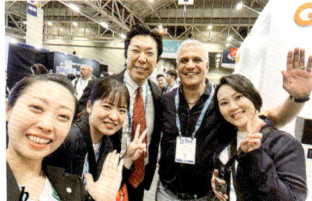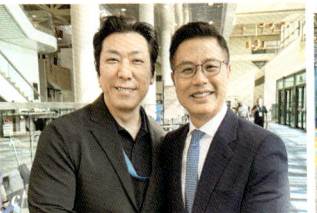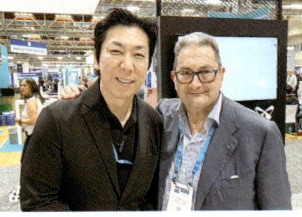

図8a〜d　現地ではお知り合いの先生方とお会いできるのを毎年楽しみにしている．*a*：Dr. Renato Cocconi, *b*：Dr. Sam Daher, *c*：Dr. Ki Beom Kim, *d*：Prof. Giuseppe Scuzzo.

は，3D プリンターで模型をプリントして，その模型に熱可塑性のアライナーシートを圧接しアライナーを製作していた．現在も多く行われている方法だが，模型プリントの手間があること，模型の破棄量が多くなることなどから，模型をスキップして直接アライナーが製造できることは技工の操作上たいへん優位になる．また，Graphy が取り扱う3D プリンター用レジン（TC85または TA28）は"形状記憶"の機能をもち，歯の移動にも効果があるとされ，大きな注目を集めている．日本では，2024年1月に薬事承認が取得されたばかりだが，すでに取り扱っている先生も増えている．デジタル矯正の分野は，これから技術の開発や，機器の開発でさらに発展していくことは間違いない．Graphy によると，今年の目玉は3D プリンター，後処理のステップをすべて AI ロボットが行う「Tera Harz Robot」で，この方法は，矯正歯科界にも大きな衝撃を与えたと思う．実際に，会場でロボットを

見にこられた方の多くが驚きの声を上げていた．

インハウスアライナーの分野は，今後衰退することはなく，患者にとってもより早く，よりドクターの意思を反映させた治療計画を提供できる点から，需要が増えてくることが考えられる．また，企業依頼型アライナーシステムとインハウスアライナーは，対立するものではなく，従来のマルチブラケットシステムとアライナーシステムの関係のように，お互いを補助しながら存在していくものだと考えている．企業依頼型アライナーシステムにおける問題点・発注するアライナー枚数が多くなるにもかかわらず，途中で破棄されるアライナーの枚数が多いことや配送料の値上がりで，コスト面や契約期間の縛りがあり，その後の後戻りや治療が長引いた場合などの対応など，長い臨床の中で起こり得るさまざまなシーンで「インハウス」というテクニックをもっているか否かではまた変わってくると感じている．今回，

筆者はプレカンファレンスワークショップにて「形状記憶アライナー」をテーマに講演したが，事前チケットは完売し，満員の観衆の中，スピーチすることができた．

おわりに

AAO は世界のトレンドを知るだけではなく，世界で活躍されている先生方との交流も目的のひとつといえる．国内にいては知り得ない研究が進められていることや，新しい機器が開発されていることなどを先行して情報が得られるチャンスでもあるし，現地でしか体感できない空気がある．

AAO は来年4月にペンシルベニア州フィラデルフィアで開催される．まだ参加されたことのない先生はぜひ現地に足を運び，自分の目で確かめて，日々の臨床のヒントに生かしていただけたらと思う．

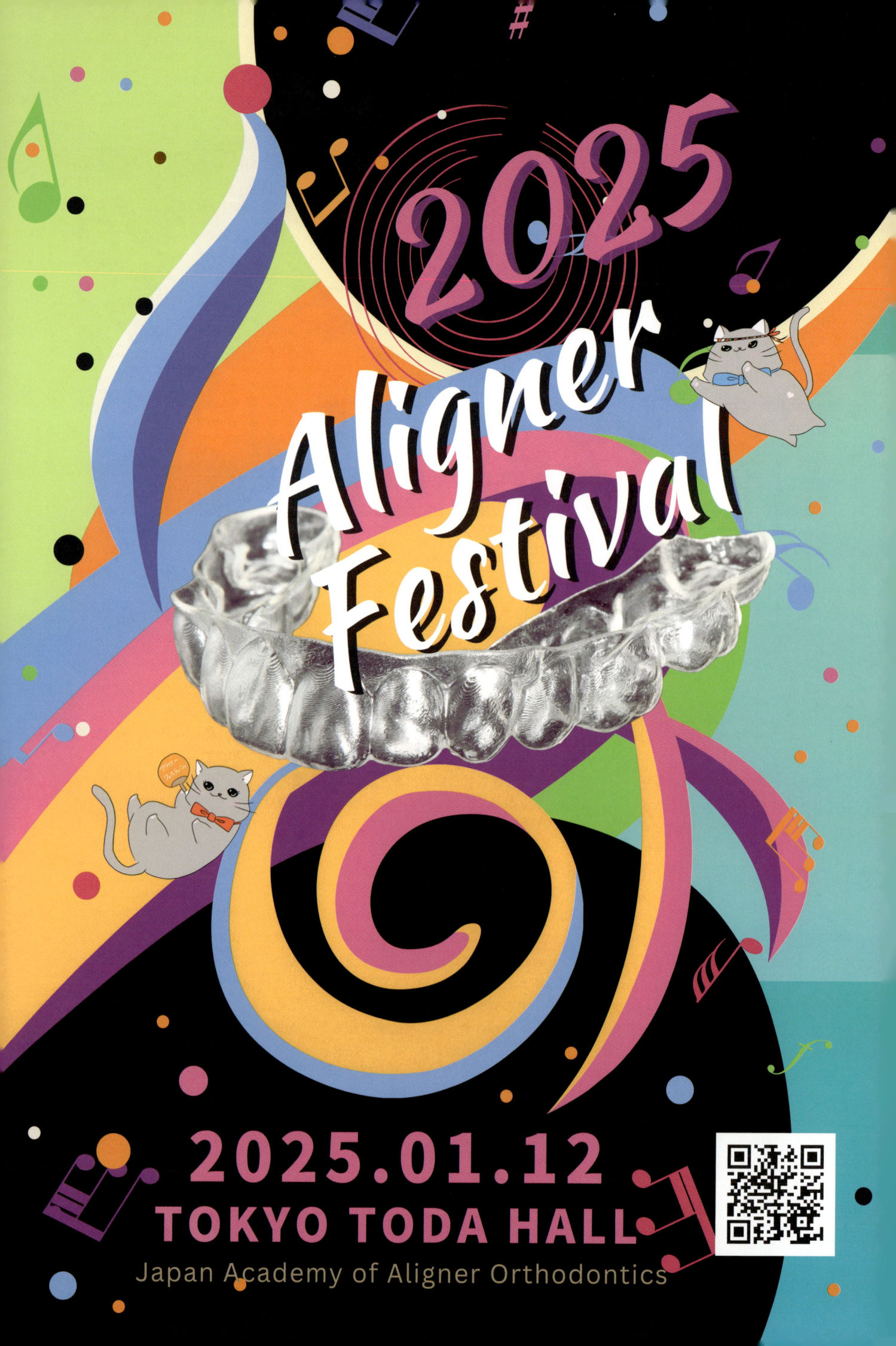

トレンド

矯正歯科治療における フェイススキャナーの役割

中嶋 亮

東京都開業　銀座矯正歯科
連絡先：〒104 - 0061　東京都中央区銀座3 - 3 - 14　銀座グランディア II 6F

Effective Utilization of Face Scanners in Orthodontic Treatment

Ryo Nakajima

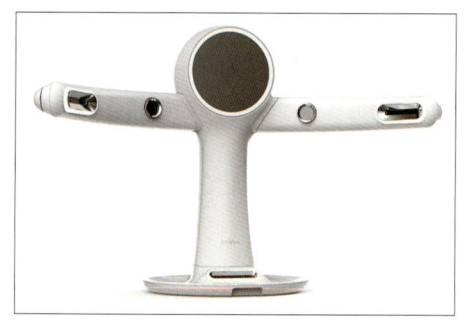

▲ RAYFace（株式会社 RAY JAPAN）.

Digital Dentistry における Virtual Patient の標準化

　2年ごとに開催されるケルン（ドイツ連邦共和国）での International Dental Show(IDS) は世界最大の歯科器材・材料のトレードショーである．前回は2023年3月14〜18日の5日間，64か国2,327社が出展し，166か国からの来場者は16万人を超えた．総展示面積170,000m^2，古い言い方では東京ドーム3.6個分という広大な面積に世界各国からの出展ブースが整然かつ豪華に展示される．

　世界の主要メーカーの中でも Dentsply Sirona(米国)，Align Technology(米国)，Planmeca(フィンランド)のブースはとくに大きく，日本企業の中では，モリタやジーシーのブースが人気を集めていた．各社が最新の器材・材料を披露する中で，主要メーカーは自社の撮影機器から仮想患者(Virtual Patient, VP)を構築し，治療計画の立案から技工物の製作までを行う All-in-one solution での歯科治療を提案していた(*図1*).

VP 技術が矯正治療にもたらすメリット

　VP の構築は新しい技術ではなく，筆者も10数年前から当時 OraMetrix（米国）のサービスであった SureSmile(Dentsply Sirona, 米国)を使用して顎顔面の硬組織情報から構築した VP によって治療計画を立案して唇側や舌側およびマウスピース型矯正装置による治療を行っていた(*図2*).

　矯正治療において VP を用いるメリットは歯の移動における解剖学的な移動限界を知ることである．

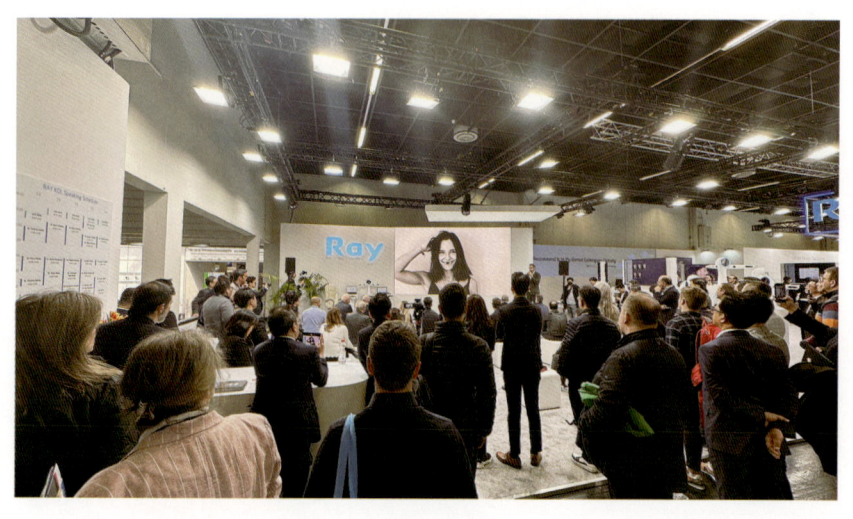

図1　IDS2023での Ray のブース．RAYFace が注目を集め，Key Opinion Leader の講演には多くの聴衆が集まった．

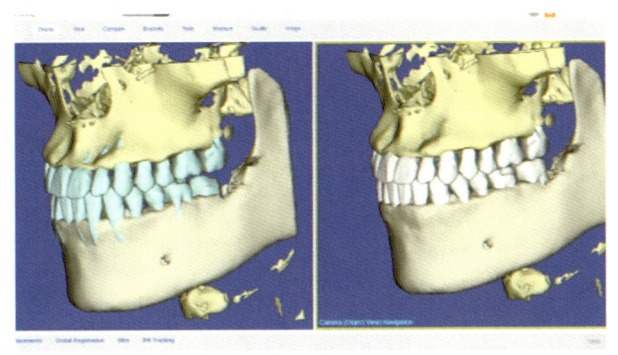

図2 硬組織情報による VP. 発表当時，歯の移動における解剖学的限界を三次元情報で示す画期的なシステムであった SureSmile. 筆者が成人矯正におけるフェノタイプモディフィケーションの重要性を語るうえで SureSmile による診断と治療はメイントピックである.

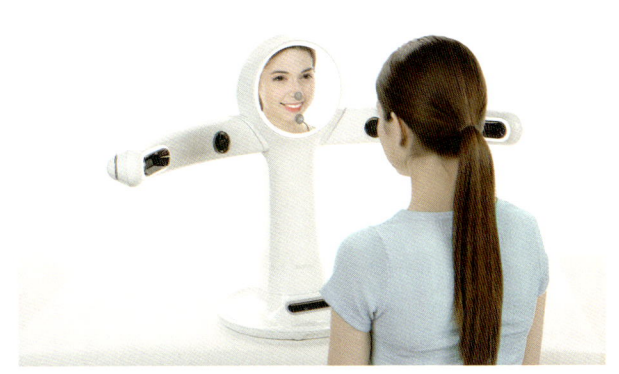

図3 RAYFace と患者撮影時のポジション.

歯の移動による歯槽骨のリモデリングは歯頚部付近と歯根尖付近で異なり，とくに上下顎ともに舌側の皮質骨に歯根尖が接した際に重篤な歯根吸収や歯槽骨からの歯根尖の逸脱といった医原性の後遺症の原因となる．また，歯槽骨の裂開の状況を把握することによって，将来起こりうる歯肉退縮の予防のために歯槽骨内に歯根を位置付けるような歯の移動を計画することもできる．従来の矯正治療は石膏模型の歯冠と二次元エックス線写真から得られる分析値を基準に治療計画を立案していた．ところが，三次元情報を二次元に変換する過程で大量の情報が失われることから誤診を引き起こす可能性があることや[1]，側面セファログラムが治療計画の立案に影響しないという報告がある[2].

このように，三次元情報は矯正治療の診断過程を変化させてきた．しかしながら，三次元診断の統一された診断基準やコンセンサスが得られた標準値がないことから，治療前後の評価における側面セファログラムなどの二次元情報は現在も有効である.

VP は 2 種類データより構築

VP はボリュームスキャンとサーフェススキャンの 2 種類のデータから構築される．すなわち，ボリュームスキャンとは CBCT 撮影によって得られた DICOM データであり，サーフェススキャンとは口腔内スキャナー(Intraoral scanner, IOS)による STL データである.

IDS2023ではその 2 つの基本的なデータから構築された VP に，さらに顔面のサーフェススキャンデータをインテグレーションさせて軟組織情報を含んだ VP を各社のブースで見ることができた．その中でもフェイススキャナーとして一際注目を集めていたものが，RAYFace(RAY，韓国)である(*図3*).

RAYFace

フェイススキャナーにはステレオフォトグラメトリ方式(Stereo Photogrammetry, Structure from Motion 以下，SfM タイプ)とストラクチャードライト方式(Structured light，以下，構造化光タイプ)の 2 種類の撮影方法が主に用いられる[3].

構造化光タイプは，1 台のプロジェクターと 1 台のカメラで構成される(*図4*)．この方式は三次元メッシュデータを正確に捉えることができるが，動きのある(可動)物体を捉えることが困難である．一方，SfM タイプは 2 台のカメラで構成され(*図5*)，可動物体を撮像することができるが，平面的な顔の患者など，構造物上の点が十分な特徴をもたない場合は対応する点をすべて検出することができないため，三次元メッシュデータの精度が低下する．実際にこれらのシステムを比較すると，構造化光タイプでは，複数の画像を高速に撮影するために産業用カメラを使用する必要がある．そのため，肌のテクスチャ(質感)は十分で，三次元メッシュの精度も高く，三次元画像処理の速度も速い．SfM タイプには平面的な顔の対応点を見つけることができないと

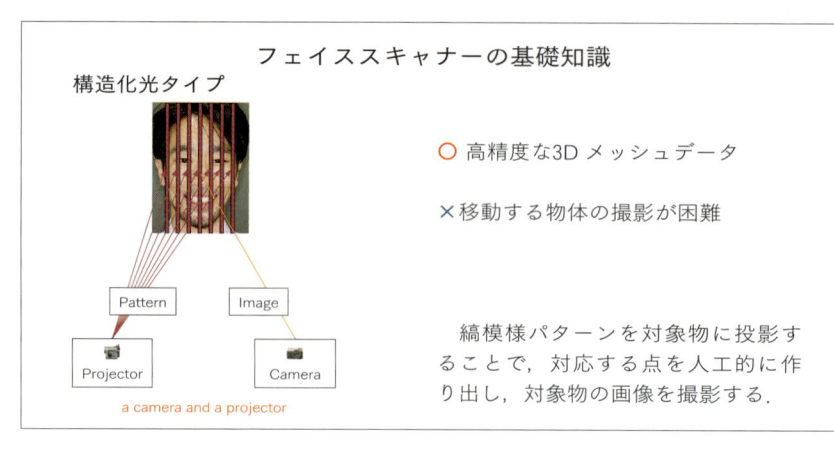

図4 Structured Light type(構造化光タイプ)[3]のフェイススキャナーの基礎知識. 産業用カメラを使用するため, 高額だが高精細な3Dメッシュデータが得られる.

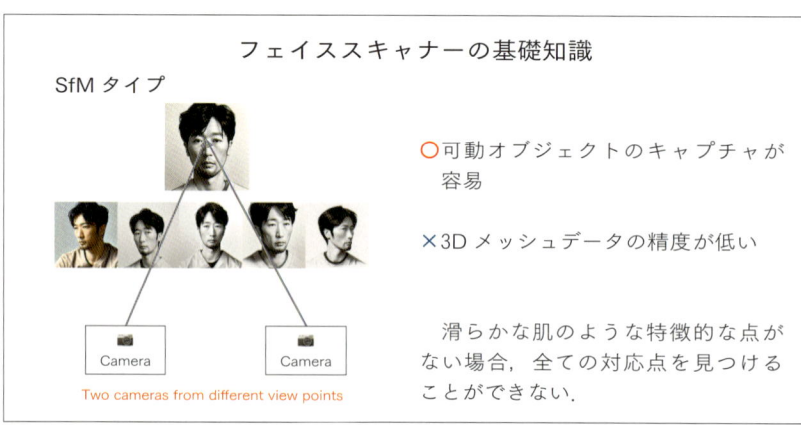

図5 Structure from Motion type(SfMタイプ)[3]のフェイススキャナーの基礎知識. DSLRカメラを使用するためテクスチャの良い画像が得られるが, メッシュデータの精度は構造化光タイプには劣る.

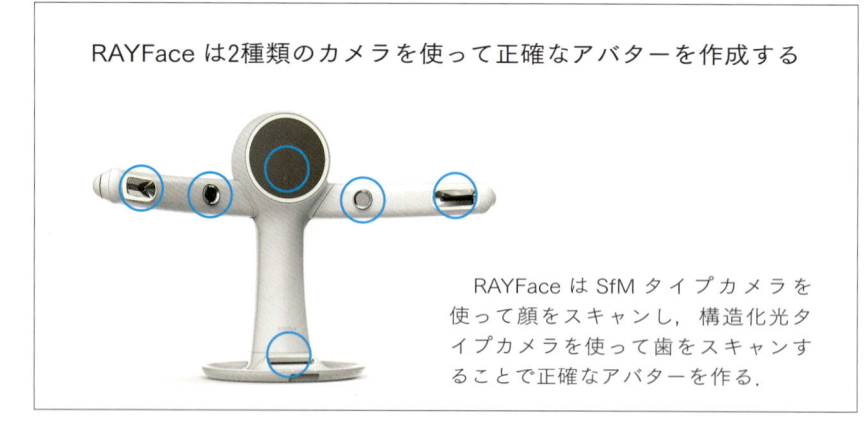

図6 RAYFace のフェイススキャナーとしての強みは6台のカメラによって高精細かつ質感の良いキャプチャ画像が得られることにある.

いう弱点があるため, 高解像度のデジタル一眼レフ(Digital Single-lens Reflex, DSLR)カメラによってこれを補完している. SfM タイプでは DSLR カメラを使用することで非常に質感が高く, 三次元メッシュ精度も満足できる画像を得ることができるが, 三次元画像処理の速度は中程度である. 近年では構造化光タイプで使用される産業用カメラの価格は低下しており, 解像度も向上しているため, テクスチャの質は向上している.

RAYFace の特徴

RAYFace はその特徴的な外観の構造中に6台のカメラを搭載する(図6). 顔面の質感を再現するための SfM タイプと, スマイル時の上顎前歯の正確性を再現するための構造化光タイプの両タイプを0.5秒で同時撮影する高機能のフェイススキャナーである. キャプチャされたスマイルからアバター(RAY では VP をアバターと呼ぶ)の製作は0.5秒で完了し, 上顎前歯のモックアップモデルによるスマイ

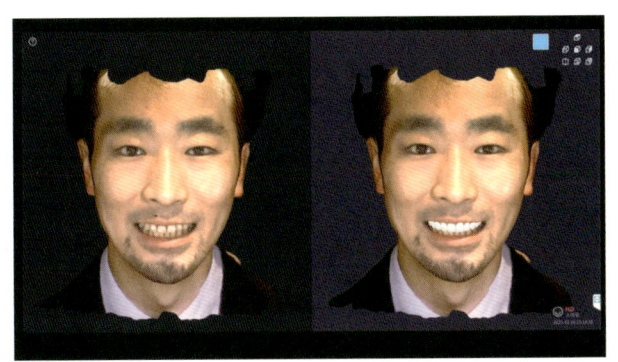

図7　筆者のアバター．右は上顎前歯のモックアップをインテグレーションした様子．筆者は医局員時代に自身でマウスピース型矯正装置による治療を行ったが，途中でドロップアウトした経験がある．空隙歯列や歯冠形態および歯冠色について不満を抱いていた．アバターにモックアップをインテグレーションすることにより，審美性の改善がイメージしやすくなる．

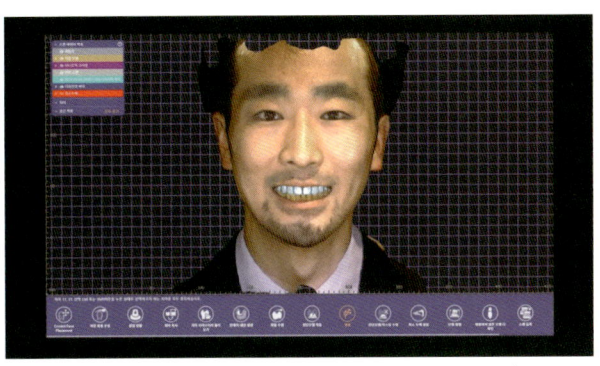

図8　アバターを exocad に取り込み，スマイルに合うラミネートベニアをデザインする．

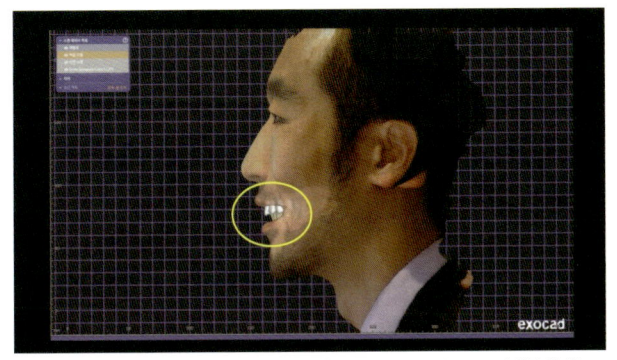

図9　ラミネートベニアセット後のイメージでは上顎前歯の唇側傾斜が目立つ．

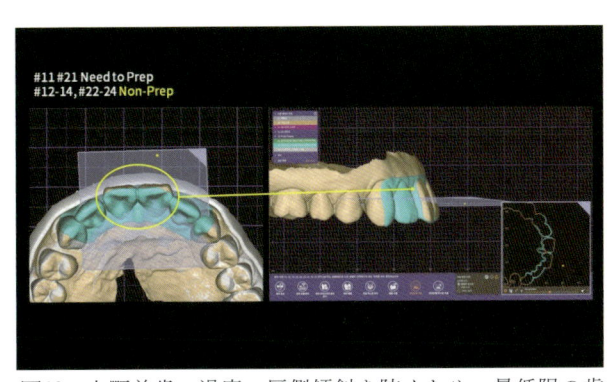

図10　上顎前歯の過度の唇側傾斜を防ぐため，最低限の歯冠切削を行うためのプランニングを行った．

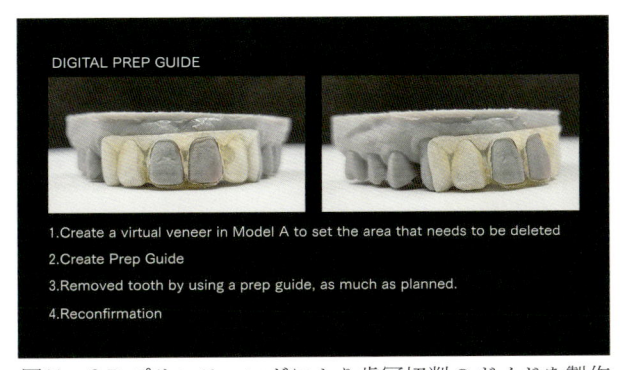

図11　3D プリンティングにより歯冠切削のガイドを製作することも可能である．

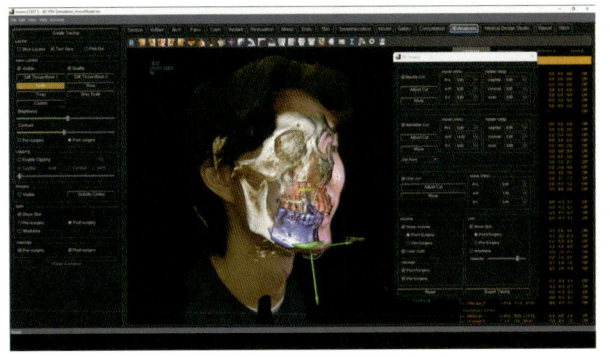

図12　RAYFace で硬組織情報をインテグレーションしたアバターを Invivo 7（Osteoid，米国）に取り込み，顎矯正手術のプランニングを行うことが可能である．

ルシミュレーションまでをその場で行うことが可能である（図7）．他社の VP は企業サーバーにデータをアップロードし，完成した VP が納品されるまで数日必要とするが，RAYFace ではフェイススキャンデータとその他の三次元データは数クリックでイ

ンテグレーション（AI マッチング）し，軟組織と硬組織両方の情報をもったアバター構築が3分程度で完了，また，インテグレーションした軟・硬組織はソフトウェア内で歯根に至るまでセグメンテーションすることが可能である．近年開発された歯科用

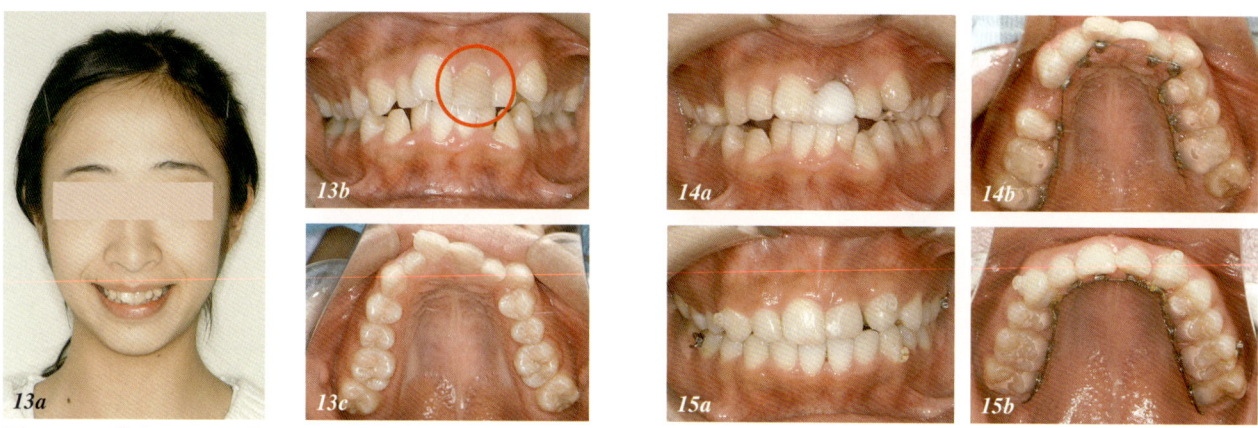

図13a〜c　叢生と口元の突出を主訴に来院した19歳女性．上顎左側中切歯は過去の外傷により失活し，アンキローシスの疑いがあった．
図14a, b　歯の移動が認められなかったことから当該歯の抜歯を決定した．
図15a, b　上顎左側側切歯を中切歯の位置に移動させた．

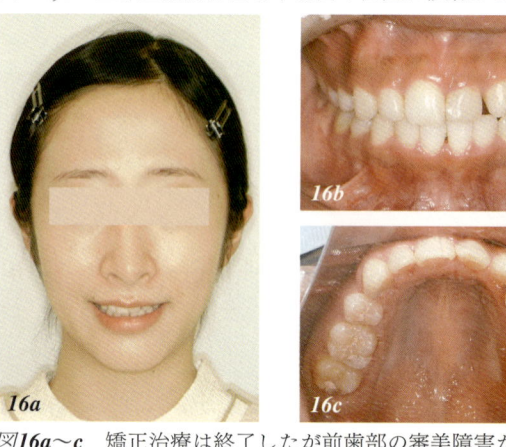

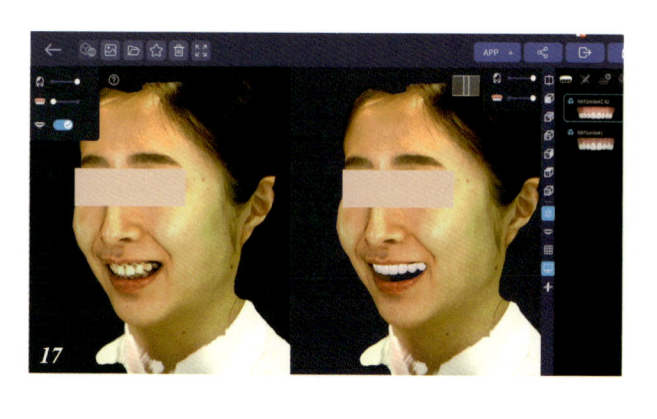

図16a〜c　矯正治療は終了したが前歯部の審美障害が残っている．スマイルも前歯を隠すようにしており，自信がないように見える．
図17　前歯を含んだイレギュラーな抜歯症例では，動的治療終了後に RAYFace によるスマイルシミュレーションを提示する．従来モックアップ作成まで技工作業を必要としていたが，ほんの数分で審美性への訴求効果が高めることが可能である．

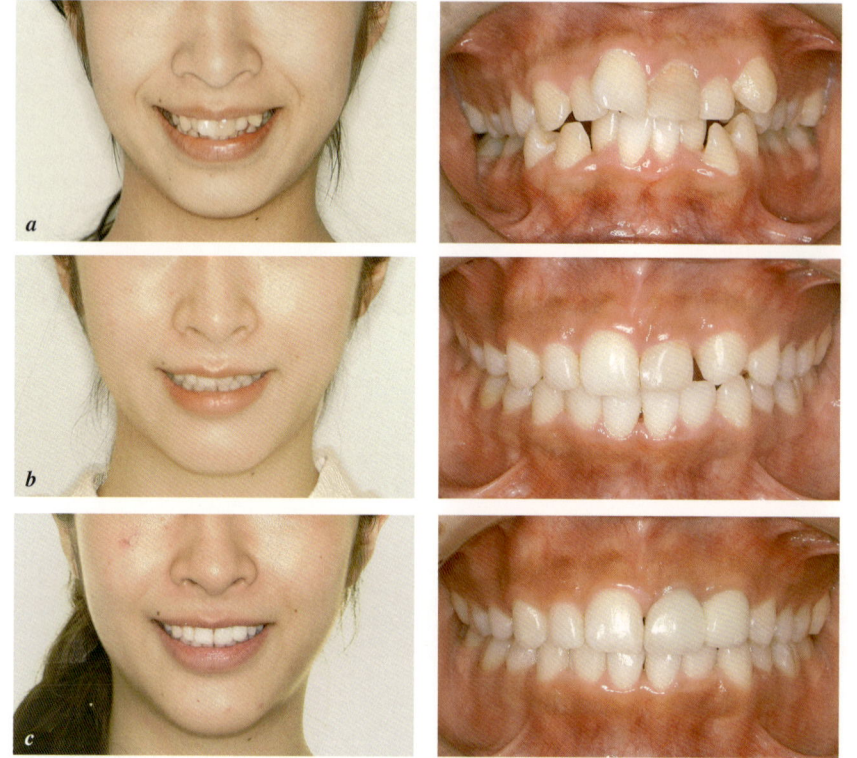

図18a〜c　矯正治療前（a），術中（b），術後（c）のスマイルと口腔内写真．前歯の審美性の回復によって患者はスマイルに自信をもつことができた．

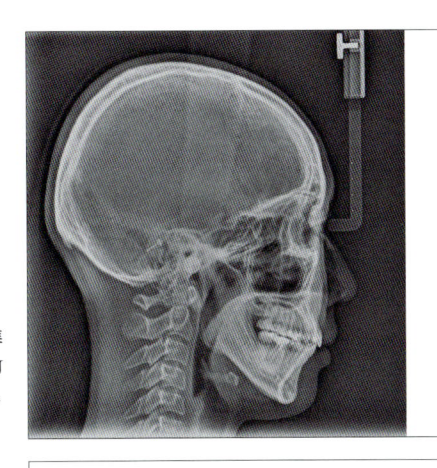

VERTICAL CRITERIA

Incisal margin of maxillary incisors 1.0 to 5.0 mm from the inferior margin of the upper lip when relaxed.

図19　上顎中切歯の垂直的な位置の基準は複数報告(Vig RG 1978, Burstone CJ 2000)[4,5]があるが，切縁が赤唇下縁から 1〜5mm と広い範囲であった．

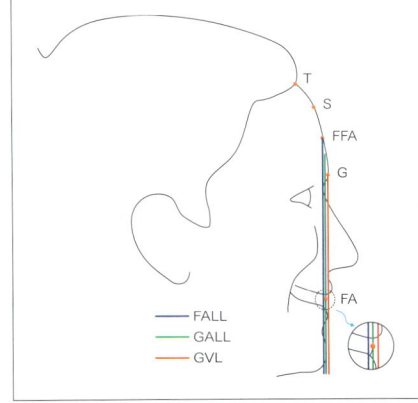

HORIZONTAL CRITERIA BY ANDREWS

AP relationship of the maxillary central incisors to the forehead in adult white females.

図20　Andrews[6]の報告では，自然頭位での眉間からの垂線が上顎中切歯の歯冠中央に接する位置を上顎中切歯の水平的な基準としている．

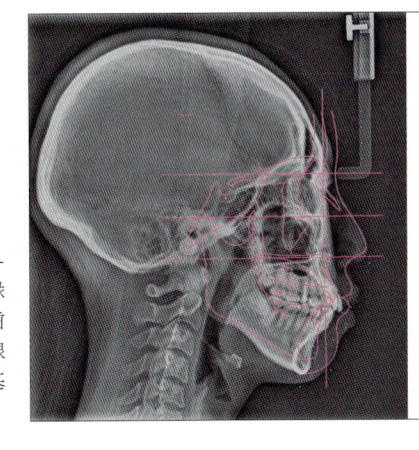

CRANIOFACIAL DRAWING STANDARD

図21　菅原の Craniofacial Drawing Standard(CDS 分析)[7]から，上顎中切歯切縁が赤唇下縁から 2 mm 下方，上顎中切歯歯冠中央が自然頭位での眉間からの垂線から 2 mm 後方にある位置を日本人の基準と仮定した．

ソフトウェアは他社システムへの連携やデータ移行が簡便であるという特徴を有するが，RAYFace でも RAYTeams というアプリケーションを通じて exocad や Medit Link などのサードパーティアプリケーションへのアバターの書き出しは容易に行われ，補綴装置や外科用ステントの製作など実にさまざまな技工目的に応用されている(*図8〜11*)．

RAYFace の矯正歯科への応用の一考察

フェイススキャナーは矯正歯科分野でも抜歯併用矯正の治療前後や顎矯正手術のシミュレーションに用いられてきた(*図12*)．そのメリットは三次元情報のインテグレーションによる診断精度の向上と治療計画の最適化，視覚化と情報の共有化による患者満足度の向上が考えられる．とくに RAYFace はスマイルの撮影がデフォルトであるため，従来の矯正治療が目指してきた平常時の横顔や口元のバランスによる静的な美しさだけでなく，スマイル時の上顎前歯の露出による動的な魅力を考慮した Face Driven Dentistry(顔貌主導の歯科治療)の中心に位置づけることができる(*図13〜18*)．

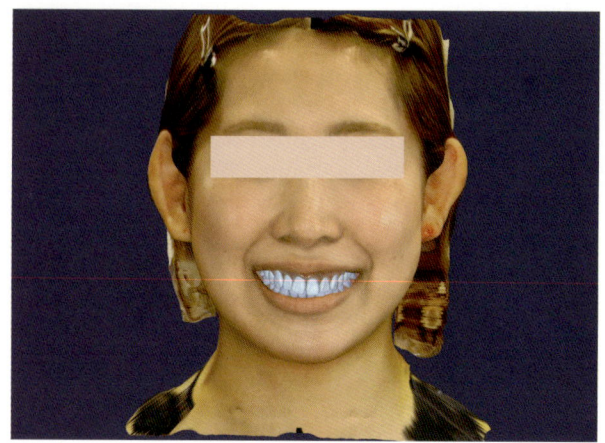

図22　上顎中切歯の位置と歯冠長径，幅径に合わせてモックアップのサイズを調整する.

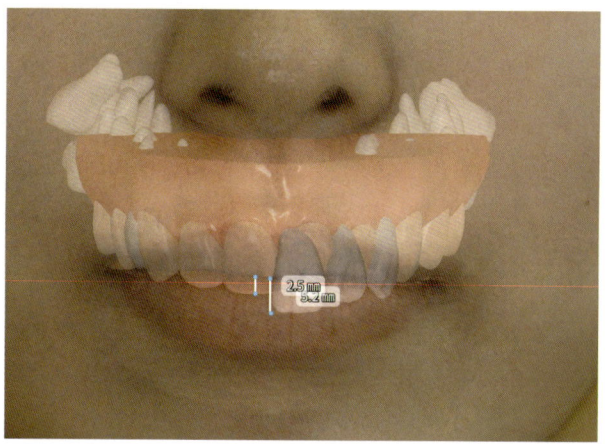

図23　Resting（閉口時）での上唇下縁から上顎中切歯切縁までの距離を計測する．モックアップ切縁は上唇下縁から 2 mm 程度の位置に設定する.

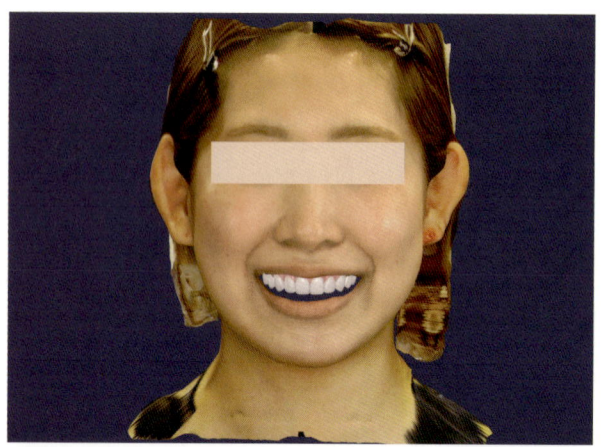

図24　Resting から設定したモックアップの Smile での露出を確認する．歯肉の露出量によってさらに調整を行う.

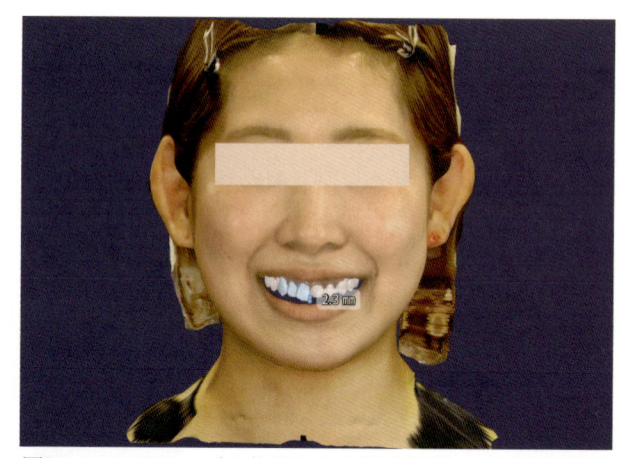

図25　モックアップの位置から上顎中切歯の圧下量を計測する.

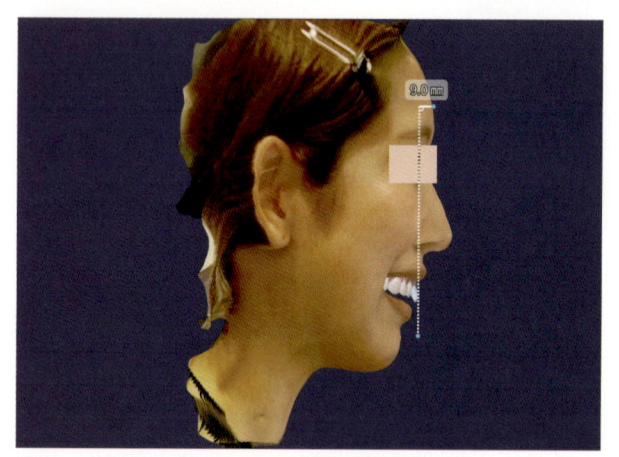

図26　上顎中切歯の垂直的な位置が決定した後に，Andrews や CDS の基準から水平的な位置を設定する.

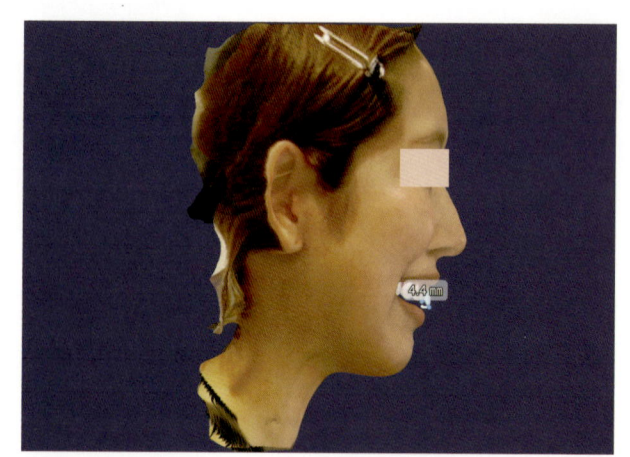

図27　モックアップの位置から上顎中切歯の口蓋側移動量を計測する.

　補綴医や外科医は上顎前歯を基準に治療計画立案を行ってきたことに対して，矯正医は下顎前歯を基準に治療計画を立案してきた．これは矯正治療後の歯列の安定や解剖学的な移動限界を鑑みた結果であるが，成人矯正における Envelope of Discrepancy の概念からフェノタイプに問題のあるケースでは矯

正治療の内容に応じてその改善を行うことが望ましい．スマイルは主に上顎前歯の位置，大きさ，色について考察された報告が多いが，矯正歯科分野では上顎中切歯の垂直(*図19*)および水平的な位置(*図20*)について報告されている．これらは白人の側面セファログラム設定を基準に考察されているため，国民の大多数が平面的な側貌の日本人に同じ基準を当てはめることが適切ではないと考えた．舩木[8]は白人と比較して骨格性上顎前突傾向の日本人は上顎の中切歯が見えやすいため，下顎の歯が見えるスマイルのほうが好まれると報告している．現時点ではCDS分析[7]における上顎中切歯の位置を基準とすることを提案する(*図21〜27*)．

三次元資料の取り扱いについての今後の展望と課題

このように，RAYFace の導入により，矯正治療では顔の審美性や患者の個別ニーズをより詳細に考慮できるようになった．

今後は AI や遠隔モニタリングの統合により，治療プロセスがさらに効率化され，患者へのカスタマイズされたケアが進化すると期待される．歯科矯正治療におけるフェイススキャナーの利点を完全に実現するため，歯科医療における継続的な研究，教育，技術導入のための具体的な指針作成も今後の課題となるだろう．

参考文献

1．DiFranco DE, Cham TJ, Rehg JM. Reconstruction of 3-D Figure Motion from 2-D Correspondences. In: Proceedings of the 2001 IEEE Computer Society conference on computer vision and pattern recognition. CVPR 2001, I-I. IEEE; 2001.

2．Dinesh A, Mutalik S, Feldman J, Tadinada A. Value-addition of lateral cephalometric radiographs in orthodontic diagnosis and treatment planning. Angle Orthod. 2020 Sep 1；90(5)：665-71.

3．Jong-Woo Choi, Jang-Yeol Lee. The Surgery-First Orthognathic Approach, With discussion of occlusal plane-altering orthognathic surgery. SpringerLink. 2021.

4．Vig RG, Brundo GC. The kinetics of anterior tooth display. J Prosthet Dent. 1978 May；39(5)：502-4.

5．Burstone CJ, Marcotte MR. Problem solving in Orthodontics: goal-oriented treatment strategies.Chicago:Quintessence Pub Co, 2000.

6．Andrews WA. AP relationship of the maxillary central incisors to the forehead in adult white females. Angle Orthod. 2008 Jul；78(4)：662-9.

7．菅原準二，曽矢猛美，川村仁，金森吉成．平均顔面頭蓋図形(CDS)を利用した顎顔面頭蓋の形態分析．顎矯正外科症例への適用．日矯歯誌．1988；47(2)：394-408.

8．舩木純三．日本人と白人における好感を与えるスマイル時の口元の形態．国際歯学士日本部会誌．2010；41(1)：36-42.

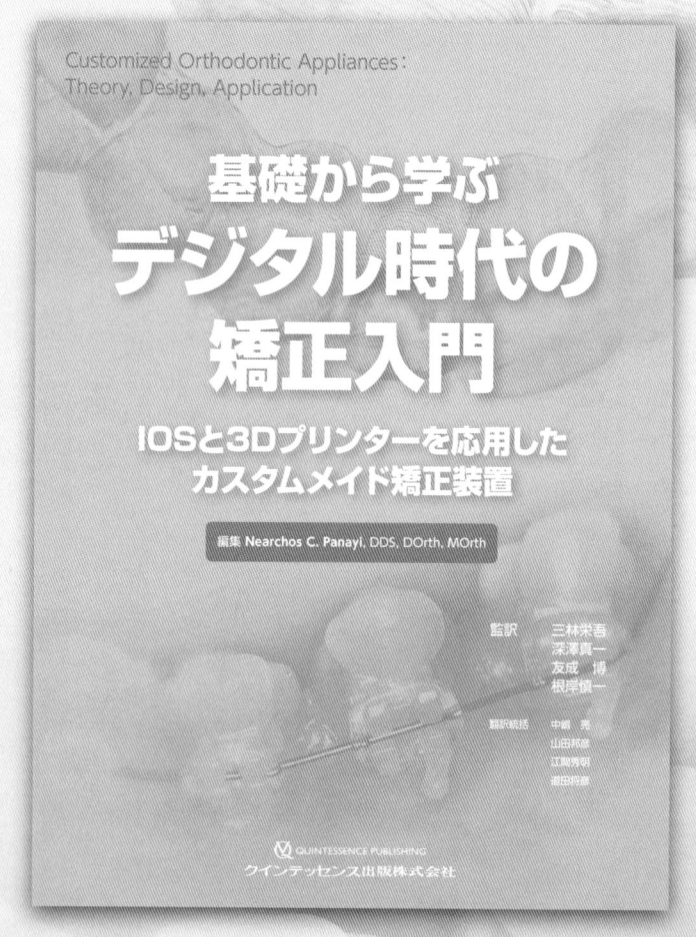
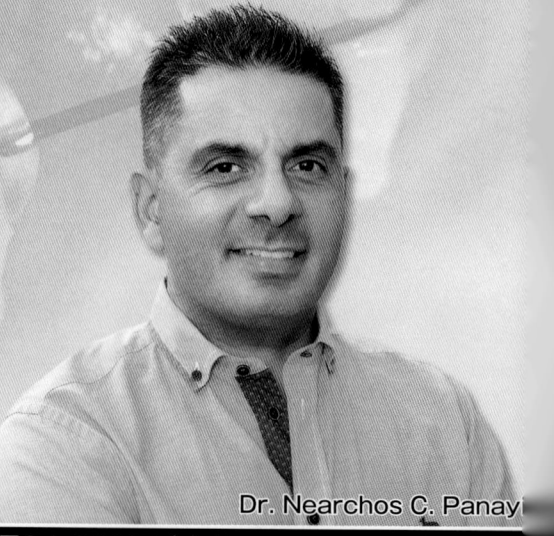

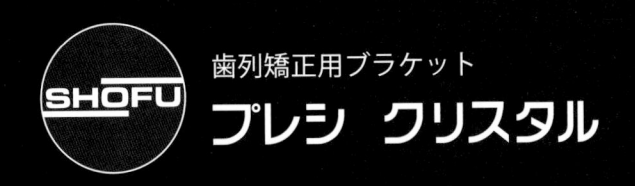
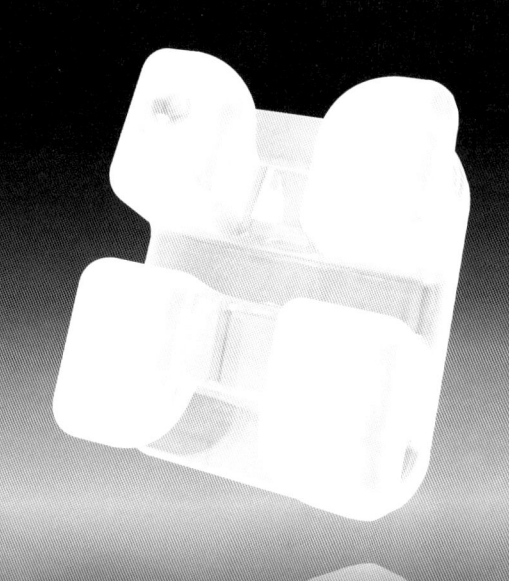
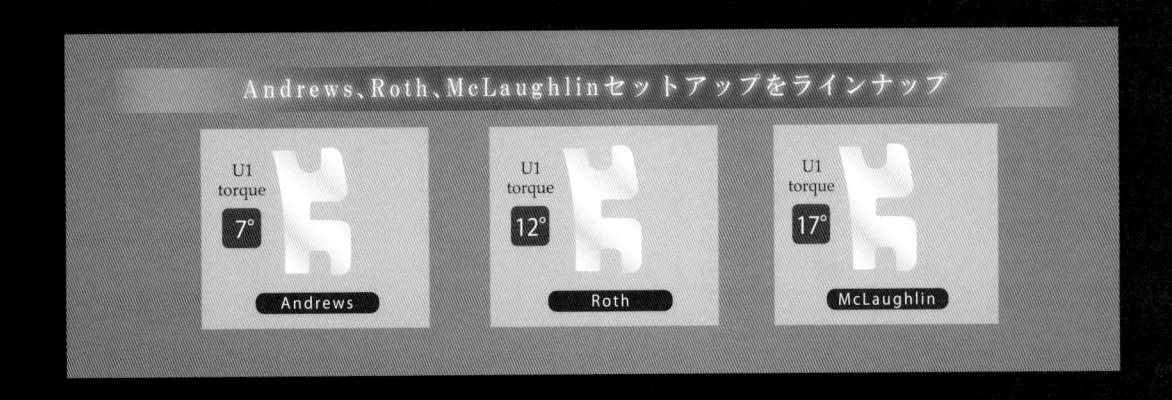

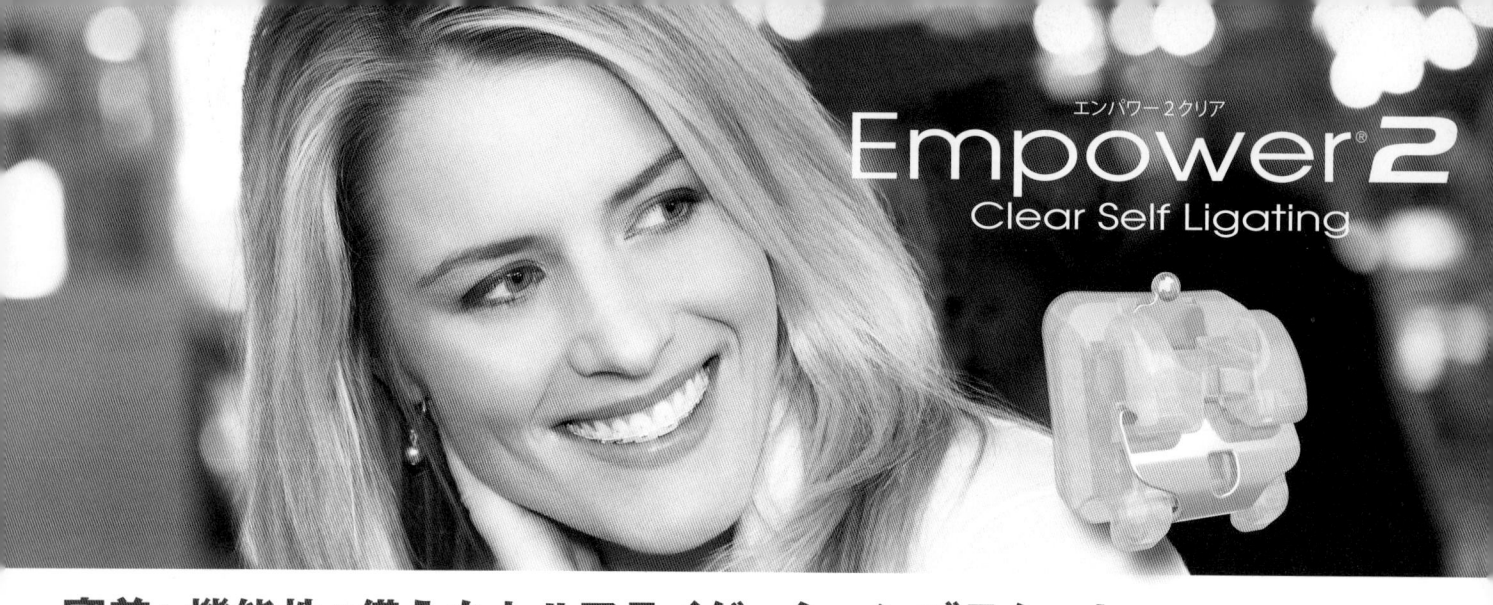

エンパワー2クリア
Empower®2
Clear Self Ligating

審美と機能性を備えたセルフライゲーションブラケット
エンパワーシリーズは世界で100万症例以上の実績のあるブラケットです

■ Dual Activation™ System
2つの機能を自由に選べる新しいセルフライゲーションシステム

インタラクティブ
治療初期にはローフリクションでの治療ができます。
治療中・長期では積極的なトルクコントロールができます。

パッシブ
治療期間中はずっとローフリクションでの治療ができます。

■ 審美的なロジウムコーティングクリップ

■ クアドマットベース™（特許取得済）により簡単ディボンディング

◀ ベースの中央部分のみに、アルミナ粒子を含んでいます。

標準価格　￥8,000/pk（5粒）
新価格　￥8,500/pk（5粒）

| 1症例セットもございます | 標準価格　￥32,000/症例（20粒） |
| | 新価格　￥34,000/症例（20粒） |

商品詳細　　比較・検証動画

管理　認証番号　226AGBZX00057000

クラスIIコレクター
POWER BAR™
CLASS II APPLIANCE
パワーバー

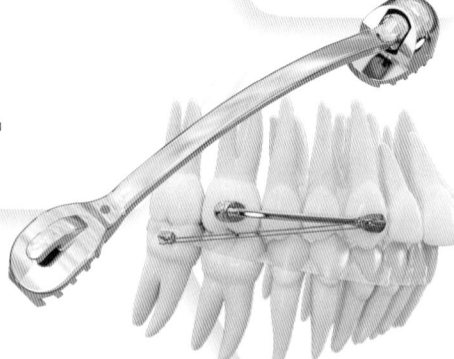

パワーバーはクラスIIの症例を早期に効率的に治療する装置です。

パワーバーのフックにクラスIIエラスティックを掛けることで

大臼歯を遠心にローテーションさせ、前歯部のスペースを確保します。

◆ 左右共通サイズの為、在庫管理が容易

◆ より強いボンディング力を実現したパッドベース

1pk 2本入

1pkに1枚パワーバーセレクションガイド入り

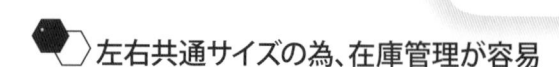

UNIVERSAL POWERBAR™ APPLIANCE

1pk / 2本入		犬歯から大臼歯で日本人に多く使用されるサイズ
商品番号	サイズ	カラーコード
A855-012	12mm	Lime Green
A855-013	13mm	Orange
A855-014	14mm	Teal
A855-015	15mm	Yellow
A855-016	16mm	White
A855-017	17mm	Red
A855-018	18mm	Blue
A855-019	19mm	Green
A855-020	20mm	Pink
A855-021	21mm	Purple
A855-022	22mm	Black
A855-023	23mm	Yellow
A855-024	24mm	White
A855-025	25mm	Red
A855-026	26mm	Blue
A855-027	27mm	Green
A855-028	28mm	Pink
A855-029	29mm	Purple
A855-030	30mm	Black
A855-031	31mm	Teal
A855-032	32mm	Orange
A855-033	33mm	Lime Green
A855-034	34mm	No Color

標準価格　各￥25,000/pk（2本入）
新価格　各￥27,000/pk（2本入）

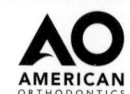

商品詳細　　管理　認証番号　305AGBZX00048000

製造販売元
株式会社バイオデント

〒116-0013 東京都荒川区西日暮里 2-33-19 YDM 日暮里ビル
TEL 03-5604-0980 FAX 03-3801-7560
0120-49-0980　URL http://biodent.co.jp/

AO AMERICAN ORTHODONTICS

3524 Washington Avenue
Sheboygan, Wisconsin, 53081 U.S.A

※表示価格に消費税は含まれておりません。すべての表示価格は、歯科医院様直接販売時の価格となります。　※製品の仕様等は予告なく変更する場合があります。
※2024年12月26日正午12:00より価格改定を予定しており、新価格記載の価格となります。

2024.11

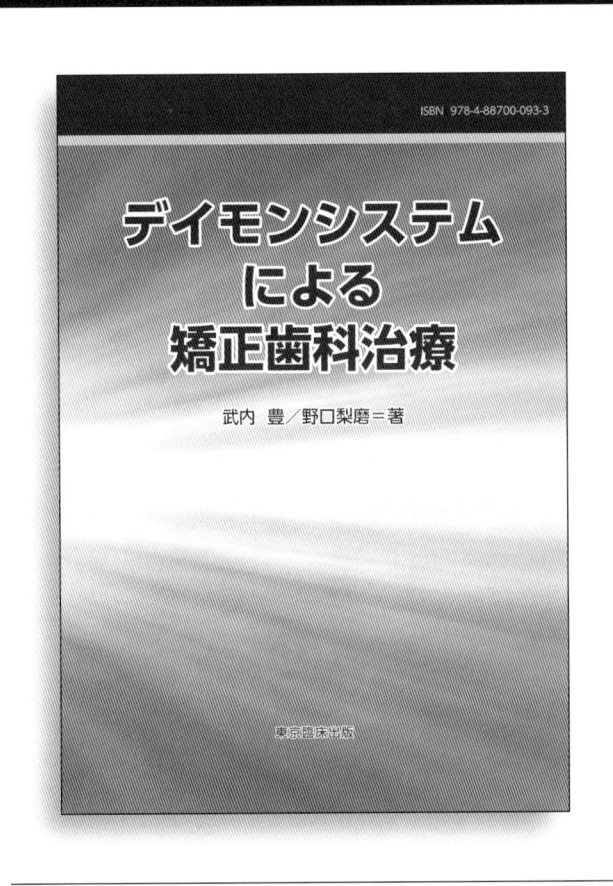
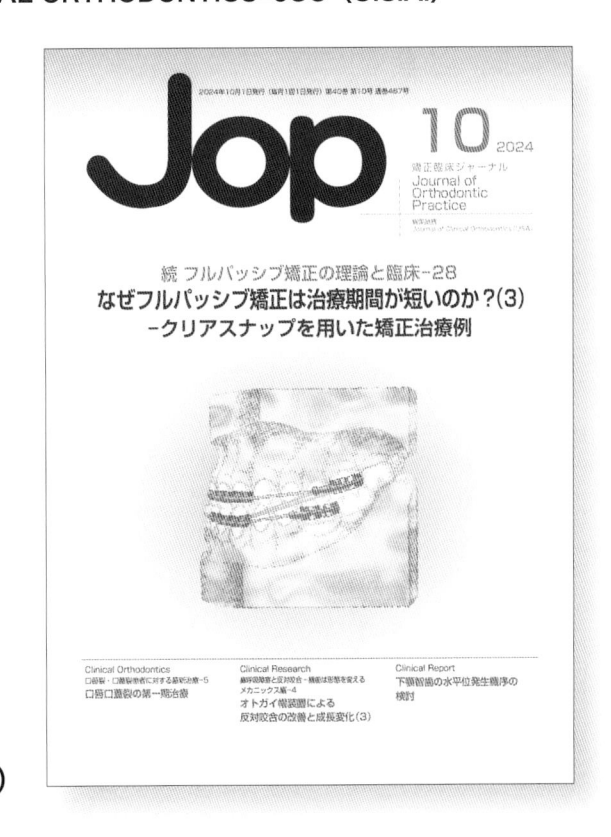

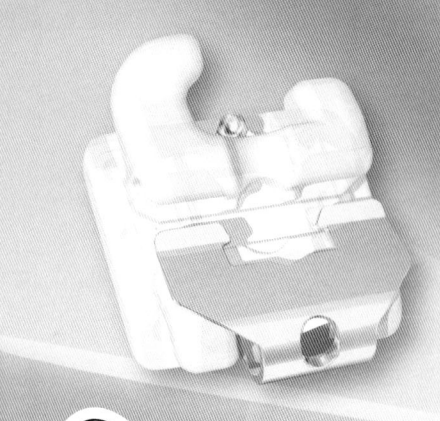
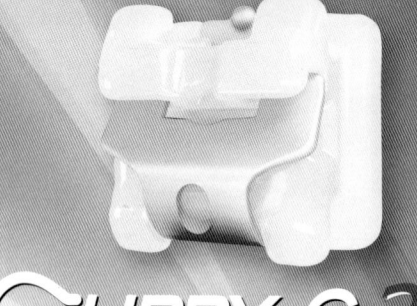
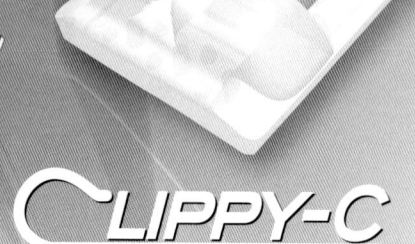
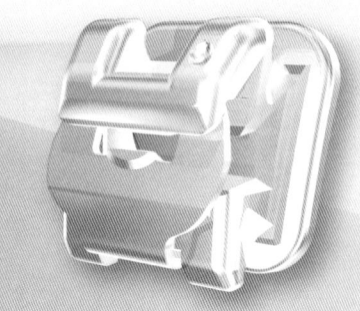
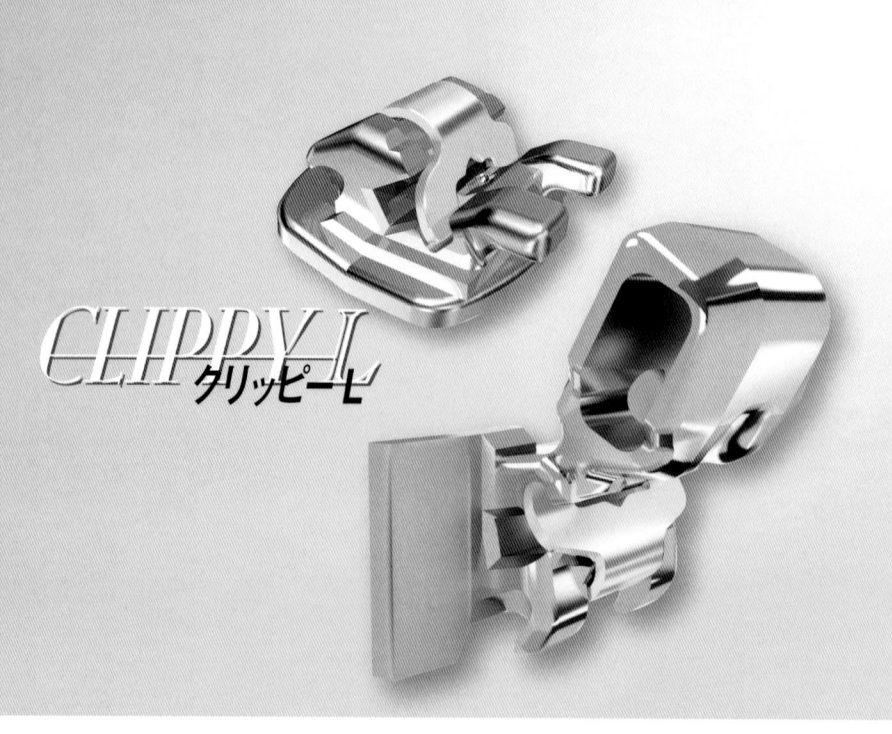
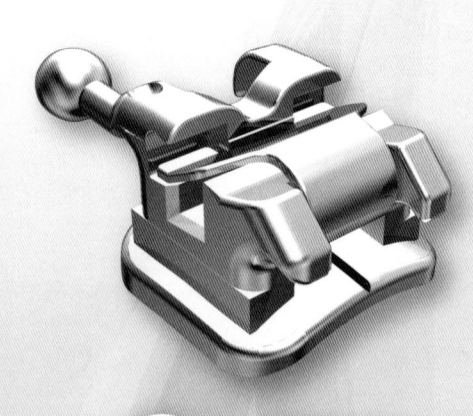
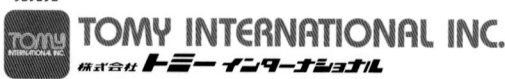

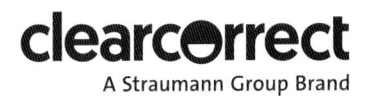

Premier aligner.
Proven results.

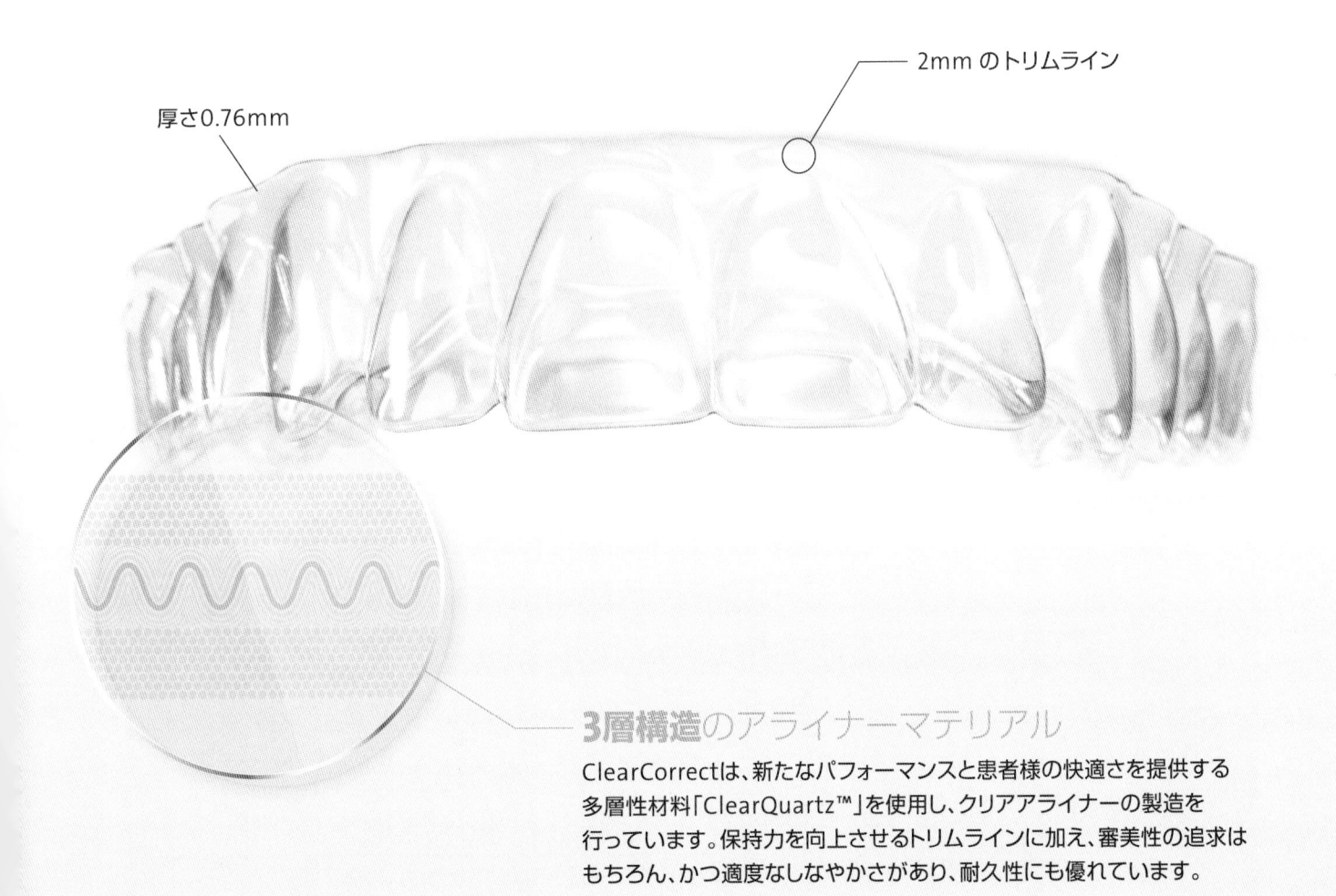

厚さ0.76mm

2mm のトリムライン

3層構造のアライナー マテリアル

ClearCorrectは、新たなパフォーマンスと患者様の快適さを提供する多層性材料「ClearQuartz™」を使用し、クリアアライナーの製造を行っています。保持力を向上させるトリムラインに加え、審美性の追求はもちろん、かつ適度なしなやかさがあり、耐久性にも優れています。

ストローマン	アライナーシートCC	管理医療機器	認証番号	230AKBZX00047000
ストローマン	矯正シミュレーターCC	管理医療機器	承認番号	30300BZX00327000
ストローマン	エンゲージャーテンプレート用シート	一般医療機器	届出番号	13B1X10163000346

ストローマン・ジャパン株式会社
〒108-0014 東京都港区芝5-36-7 三田ベルジュビル 6階

加速矯正による治療期間短縮のコンセプト

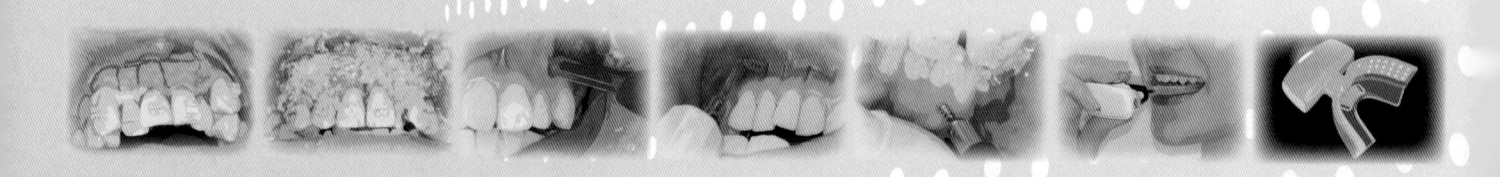

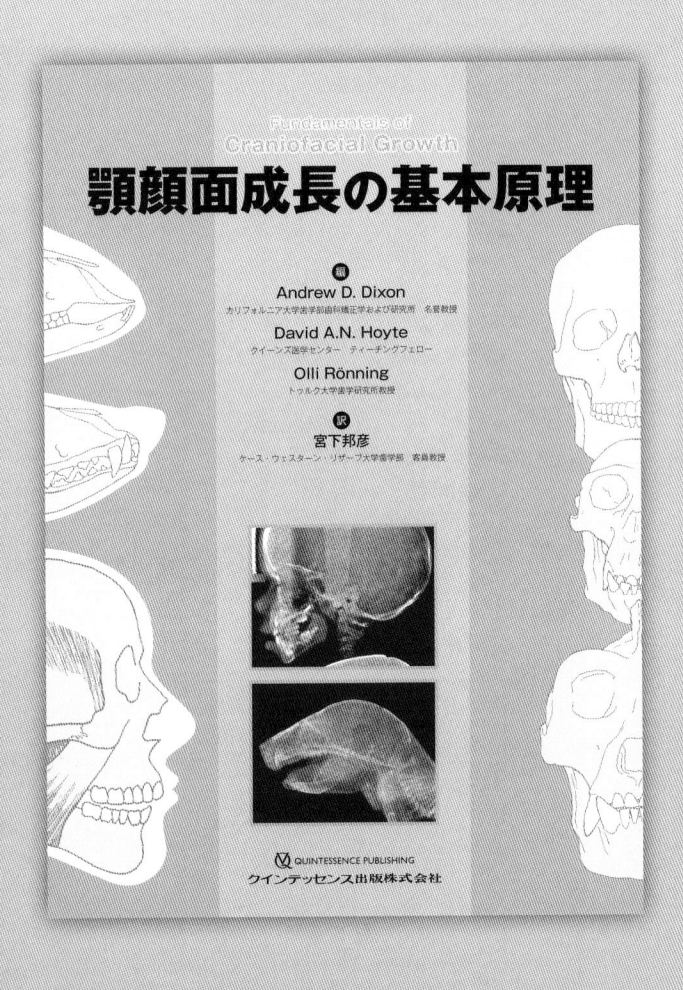

難解な「矯正治療」を，できるだけ明快に，わかりやすく伝えたい！ 多くのイラストを駆使したビジュアルマニュアル！

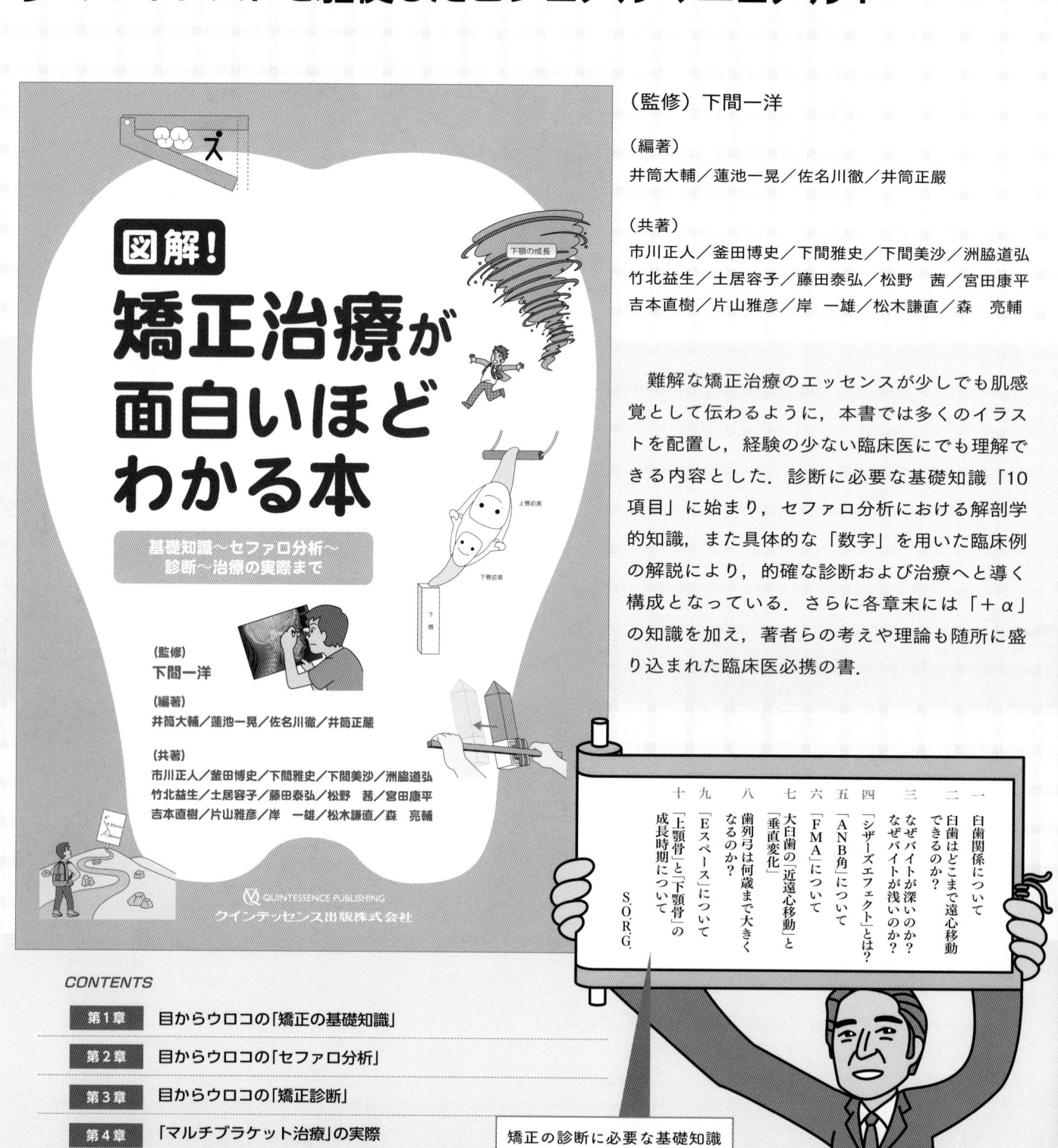

（監修）下間一洋

（編著）
井筒大輔／蓮池一晃／佐名川徹／井筒正巌

（共著）
市川正人／釜田博史／下間雅史／下間美沙／洲脇道弘
竹北益生／土居容子／藤田泰弘／松野　茜／宮田康平
吉本直樹／片山雅彦／岸　一雄／松木謙直／森　亮輔

　難解な矯正治療のエッセンスが少しでも肌感覚として伝わるように，本書では多くのイラストを配置し，経験の少ない臨床医にでも理解できる内容とした．診断に必要な基礎知識「10項目」に始まり，セファロ分析における解剖学的知識，また具体的な「数字」を用いた臨床例の解説により，的確な診断および治療へと導く構成となっている．さらに各章末には「＋α」の知識を加え，著者らの考えや理論も随所に盛り込まれた臨床医必携の書．

矯正の診断に必要な基礎知識「10項目」

一　臼歯関係について
二　臼歯はどこまで遠心移動できるのか？
三　なぜバイトが深いのか？なぜバイトが浅いのか？
四　「シザーズエフェクト」とは？
五　「ANB角」について
六　「FMA」について
七　大臼歯の「近遠心移動」と「垂直変化」
八　歯列弓は何歳まで大きくなるのか？
九　「Eスペース」について
十　「上顎骨」と「下顎骨」の成長時期について
S.O.R.G.

→本文14ページより抜粋

CONTENTS

QUINTESSENCE PUBLISHING 日本　●サイズ：A4判　●272ページ　●定価19,800円（本体18,000円＋税10％）

クインテッセンス出版株式会社

〒113-0033　東京都文京区本郷3丁目2番6号　クイントハウスビル
TEL 03-5842-2272（営業）　FAX 03-5800-7592　https://www.quint-j.co.jp　e-mail mb@quint-j.co.jp

矯正と歯周治療のプロフェッショナルが
知識とスキルを磨くために必読の一冊

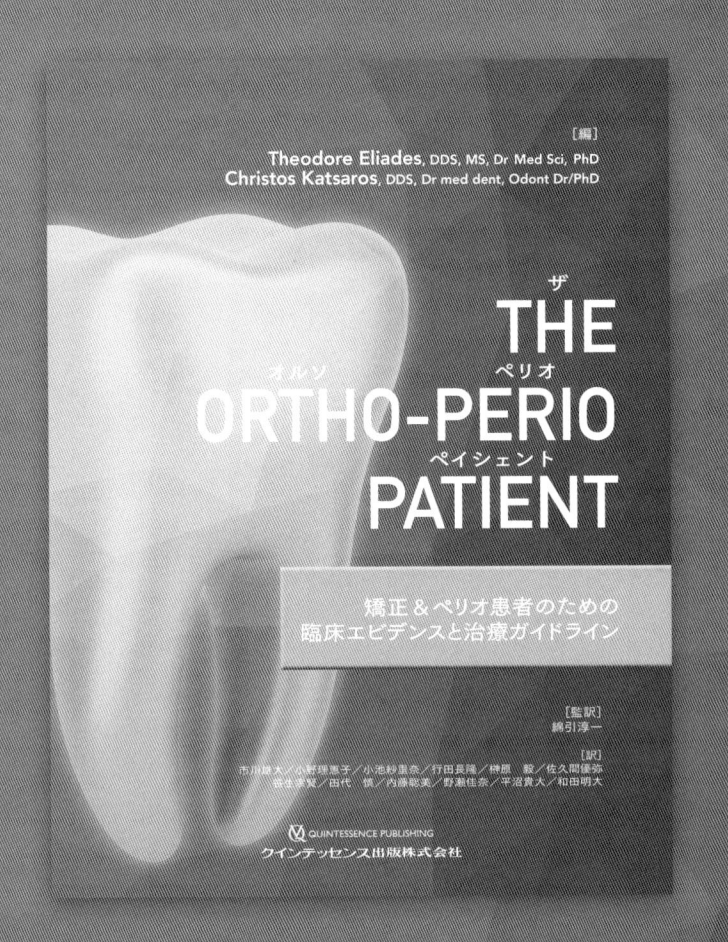

[編] Theodore Eliades
Christos Katsaros

[監訳] 綿引淳一

[訳] 市川雄大／小野理恵子／小池紗理奈
行田長隆／榊原　毅／佐久間優弥
笹生宗賢／田代　慎／内藤聡美
野瀬佳奈／平沼貴大／和田明大

世界中の研究者や臨床医からの寄稿により，矯正歯科治療と歯周治療の2つの専門分野の相互作用を科学的および臨床的観点から分析．本書で紹介されるエビデンスや，矯正歯科治療または歯周治療を必要とするケースシリーズによって，科学・臨床的情報と両治療の介入を含むガイドラインを示す．

Contents

QUINTESSENCE PUBLISHING 日本　●サイズ：A4判変型　●216ページ　●定価16,500円（本体15,000円＋税10%）

クインテッセンス出版株式会社

〒113-0033　東京都文京区本郷3丁目2番6号　クイントハウスビル
TEL 03-5842-2272（営業）　FAX 03-5800-7592　https://www.quint-j.co.jp　e-mail mb@quint-j.co.jp

クインテッセンス出版の書籍・雑誌は,
弊社Webサイトにてご購入いただけます.

PC・スマートフォンからのアクセスは…

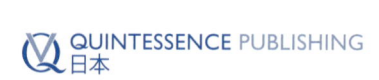

歯学書　検索

弊社Webサイトはこちら

QUINTESSENCE PUBLISHING
日本

別冊 the Quintessence
臨床家のための矯正 YEARBOOK 2024
成人の過蓋咬合を考える

2024年11月10日　第1版第1刷発行

発 行 人　北峯康充

発 行 所　クインテッセンス出版株式会社
　　　　　　東京都文京区本郷3丁目2番6号　〒113-0033
　　　　　　クイントハウスビル　電話(03)5842-2270(代表)
　　　　　　　　　　　　　　　(03)5842-2272(営業部)
　　　　　　　　　　　　　　　(03)5842-2276(編集部)
　　　　　web page address　https://www.quint-j.co.jp

印刷・製本　サン美術印刷株式会社